The Stomatology Volume

Interpretation
of Clinical Pathway
2022年版

U0273397

临床路径释义
INTERPRETATION OF CLINICAL PATHWAY
口腔医学分册

主 编 葛立宏 岳 林

中国协和医科大学出版社
北 京

图书在版编目（CIP）数据

临床路径释义·口腔医学分册 / 葛立宏，岳林主编. —北京：中国协和医科
大学出版社，2022.7
ISBN 978-7-5679-1977-8

Ⅰ.①临… Ⅱ.①葛… ②岳… Ⅲ.①临床医学-技术操作规程 ②口腔疾病-
诊疗-技术操作规程Ⅳ.①R4-65

中国版本图书馆 CIP 数据核字（2022）第 067349 号

临床路径释义·口腔医学分册

主　　编：葛立宏　岳　林
责任编辑：许进力　王朝霞
丛书总策划：张晶晶　冯佳佳
本书策划：边林娜　张晶晶

出版发行：**中国协和医科大学出版社**
（北京市东城区东单三条 9 号　邮编 100730　电话 010-65260431）
网　　址：www. pumcp. com
经　　销：新华书店总店北京发行所
印　　刷：北京天恒嘉业印刷有限公司

开　　本：787mm×1092mm　　1/16
印　　张：25.25
字　　数：670 千字
版　　次：2022 年 7 月第 1 版
印　　次：2022 年 7 月第 1 次印刷
定　　价：148.00 元

ISBN 978-7-5679-1977-8

编委会

闫志敏　北京大学口腔医院

孙　正　首都医科大学附属北京口腔医院

安金刚　北京大学口腔医院

农东晓　广西医科大学第二附属医院

李巍然　北京大学口腔医院

邱　萍　北京大学口腔医院

张　益　北京大学口腔医院

张　雷　北京大学口腔医院

张　磊　北京大学口腔医院

吴亚菲　四川大学华西口腔医学院

陈　伟　中国医学科学院北京协和医院

陈　俐　成都市第三人民医院

陈建钢　武汉大学中南医院

陈谦明　四川大学华西口腔医学院

欧阳翔英　北京大学口腔医院

单小峰　北京大学口腔医院

邹　静　四川大学华西口腔医学院

岳　林　北京大学口腔医院

周彦恒　北京大学口腔医院

秦　满　北京大学口腔医院

秦安京　首都医科大学附属复兴医院

栾庆先　北京大学口腔医院

彭　歆　北京大学口腔医院

葛立宏　北京大学口腔医院

韩　莹　北京大学口腔医院

曾宪涛　武汉大学中南医院

潘亚萍　中国医科大学附属口腔医院

程　斌　中山大学光华口腔医学院·附属口腔医院

胡　敏　中国人民解放军总医院

赵志河　四川大学华西口腔医学院

卢　利　中国医科大学附属口腔医院

序　言

随着我国医疗卫生体制改革的深入，如何在保证医疗服务质量的前提下，合理利用医疗资源，控制医疗费用，成为亟待解决的问题。美国早在1984年就提出了"临床路径"这一新的管理模式，之后传入英、法、日本等26个国家并迅速推广，取得了世人瞩目的成就。

临床路径是指针对某一疾病建立的一套标准化治疗模式与治疗程序，以循证医学的证据和指南为指导来促进治疗和疾病管理的方法，最终起到规范医疗行为，减少变异，提高各医疗机构之间诊治水平的同质性，控制成本，提高整体水平。

国家卫生计生委先后发布了一系列关于临床路径管理工作的文件，提出了推进临床路径管理的基本原则、重点工作内容和工作评价指标，对我国临床路径管理工作提出了明确的要求。

2009年，受国家卫生计生委的委托，中华口腔医学会组织相关专家编写了口腔颌面外科、儿童口腔科、口腔黏膜病科和口腔种植科部分疾病的临床路径，并于2012年先后向社会发布。经过几年的临床试行，2015年由葛立宏教授牵头，组织北京大学口腔医院相关专家编写了《临床路径释义·口腔医学分册》初稿。随后征求了国内40多位相关专业专家的意见，完成了该书的编写，并于2016年出版发行，受到广大读者的普遍欢迎，对于推动我国口腔疾病的临床路径管理发挥了重要作用。根据临床工作发展的需要，2021年组织专家进行了修订，形成了此书的修订版，这些专家具有丰富的临床经验，又活跃在临床第一线，此书是他们集体智慧的结晶。

本书涉及口腔颌面外科、儿童口腔科、口腔黏膜病科、口腔种植科、口腔正畸科、牙周科、颞下颌关节疾病等多个临床专科，共34种常见口腔疾病，涵盖了疾病编码、临床路径检索方法、标准流程、治疗方法、参考文献和病案表单等内容。本书的修订对于其他口腔专业和口腔疾病的临床路径管理来说也将起到引领和示范作用。

临床路径管理对于合理配置医疗资源，规范医疗行为，提高医疗质量，保证医疗安全有着深远的意义。希望全体口腔医护人员和卫生管理者认真学习此书并在实践中执行。有一点需要说明的是，患者的情况可能千变万化，有时会很特殊。因此，具体执行中既要掌握临床路径的基本原则，又要针对患者的特殊情况，进行有针对性的个性化处理。

　　临床路径管理在我国实施了一段时间，取得了不少经验，但还存在一些问题，有待于进一步改进，本书也可能存在不足之处，希望读者提出宝贵意见，以便再次修订时完善。

北京大学口腔医学院　教授
中华口腔医学会　名誉会长

前 言

开展临床路径工作是我国医药卫生改革的重要举措。临床路径在医疗机构中的实施为医院医疗质量管理提供标准和依据，是医院管理的抓手，是实实在在的医院内涵建设的基础，是一场重要的医院管理革命。

为更好地贯彻国务院深化医药卫生体制改革的有关精神，帮助各级医疗机构开展临床路径管理，保证临床路径工作顺利进行，自 2011 年起，受国家卫生健康管理部门委托，中国医学科学院承担了组织编写《临床路径释义》的工作。

在医院管理实践中，提高医疗质量、降低医疗费用、防止过度医疗是世界各国都在努力解决的问题。其重点在于规范医疗行为，控制成本过快增长与有效利用资源。研究与实践证实，临床路径管理是解决上述问题的有效途径，尤其在优化资源利用、节省成本、避免不必要检查与药物应用、建立较好医疗组合、提高患者满意度、减少文书作业、减少人为疏失等诸多方面优势明显。因此，临床路径管理在医改中扮演着重要角色。2016 年 11月，中共中央办公厅、国务院办公厅转发《国务院深化医药卫生体制改革领导小组关于进一步推广深化医药卫生体制改革经验的若干意见》，提出加强公立医院精细化管理，将推进临床路径管理作为一项重要的经验和任务予以强调。国家卫生健康管理部门也提出了临床路径管理"四个结合"的要求，即临床路径管理与医疗质量控制和绩效考核相结合、与医疗服务费用调整相结合、与支付方式改革相结合、与医疗机构信息化建设相结合。2021 年1月，国家卫健委、医保局、财政部等 8 部委联合下发《关于进一步规范医疗行为促进合理医疗检查的指导意见》，明确要求国家卫健委组织制定国家临床诊疗指南、临床技术操作规范、合理用药指导原则、临床路径等；并要求截至 2022 年底前，三级医院 50% 出院患者、二级医院 70% 出院患者要按照临床路径管理。

临床路径管理工作中遇到的问题，既有临床方面的问题，也有管理方面的问题，最主要是对临床路径的理解一致性问题。这就需要统一思想，在实践中探索解决问题的最佳方案。《临床路径释义》是对临床路径的答疑解惑及补充说明，通过解读每一个具体操作流程，提高医疗机构管理人员和医务人员对临床路径管理工作的认识，帮助相关人员准确地理解、把握和正确运用临床路径，合理配置医疗资源，规范医疗行为，提高医疗质量，保证医疗安全。

本书由葛立宏、岳林教授等数位知名专家亲自编写审定。编写前，各位专家认真研讨了临床路径在实施过程中各级医院遇到的普遍性问题，在专业与管理两个层面，从医师、药师、护士、患者多个角度进行了释义和补充，供临床路径管理者和实践者参考。

对于每个病种，我们在临床路径原文基础上补充了"医疗质量控制指标""疾病编码"和"检索方法""国家医疗保障疾病诊断相关分组"四个项目，将临床路径表单细化为"医师表单""护士表单"和"患者表单"，并对临床路径及释义中涉及的"给药方案"进行了详细的解读，即细化为"给药流程图""用药选择""药学提示""注意事项"，同时补充了"护理规范""营养治疗规范""患者健康宣教"等内容。在本书最后，为帮助实现临床路径病案质量的全程监控，我们在附录中增设"病案质量监控表单"，作为医务人员书写病案时的参考，同时作为病案质控人员在监控及评估时评定标准的指导。

"疾病编码"可以看作适用对象的释义，兼具标准化意义，使全国各医疗机构能够有统一标准，明确进入临床路径的范围。对于临床路径公布时个别不准确的编码我们也给予了修正和补充。增加"检索方法"是为了使医院运用信息化工具管理临床路径时，可以全面考虑所有因素，避免漏检、误检数据。这样医院检索获取的数据才能更完整，也有助于卫生行政部门的统计和考核。增加"国家医疗保障疾病诊断相关分组"是将临床路径与DRG有机结合起来，临床路径的实施可为DRG支付方式的实施提供医疗质量与安全保障，弥补其对临床诊疗过程监管的不足。随着更多病例进入临床路径，也有助于DRG支付方式的科学管理，临床路径与DRG支付方式具有协同互促的效应。

依国际惯例，临床路径表单细化为"医师表单""护士表单"和"患者表单"，责权分明，便于使用。这些仅为专家的建议方案，具体施行起来，各医疗机构还需根据实际情况修改。

实施临床路径管理意义重大，但同时也艰巨而复杂。在组织编写这套释义的过程中，我们对此深有体会。本书附录对制定/修订《临床路径释义》的基本方法与程序进行了详细的描述，因时间和条件限制，书中不足之处难免，欢迎同行诸君批评指正。

编　者
2022年2月

目 录

第一章

口腔颌面外科学临床路径释义

第一节 急性下颌智齿冠周炎临床路径释义

【医疗质量控制指标】

指标一、急性下颌智齿冠周炎规范诊断率。

指标二、急性下颌智齿冠周炎局部规范治疗符合率。

一、急性下颌智齿冠周炎编码

1. 原编码

疾病名称及编码：急性下颌智齿冠周炎（ICD-10：K05.201）

2. 修改编码

疾病名称及编码：急性下颌智齿冠周炎（ICD-10：K05.204）

二、临床路径检索方法

K05.204

三、国家医疗保障疾病诊断相关分组（CHS-DRG）

MDCD 头颈、耳、鼻、口、咽疾病及功能障碍

DW1 口腔、牙齿有关疾患

四、急性下颌智齿冠周炎临床路径标准门诊流程

（一）适用对象

第一诊断为急性下颌智齿冠周炎（ICD-10：K05.201）。

> **释义**
>
> ■ 本路径仅适用于下颌阻生第三磨牙冠周炎为急性期表现的患者。
>
> ■ 急性下颌智齿冠周炎定义为覆盖于部分阻生或完全阻生的下颌第三磨牙牙冠周围软组织发生的急性炎症。
>
> ■ 多见于青年患者，特别是在阻生牙萌出年龄段。

（二）诊断依据

根据《临床诊疗指南·口腔医学分册》（中华医学会编著，人民卫生出版社，2005年）。

1. 症状：患处局部肿痛，可伴面部肿胀，及不同程度的张口受限和咀嚼吞咽疼痛。可伴有畏寒、发热、头痛和全身不适。

2. 检查：可发现牙齿萌出不全，冠周有盲袋，牙龈红肿，触痛明显，可有脓液自龈瓣下溢出，可在牙冠远中或颊侧形成脓肿。可伴有同侧颌下淋巴结肿大、压痛。

3. X 线片（牙片、曲面体层片等）有助于阻生牙诊断。

> **释义**
>
> ■ 临床症状以急性期炎症表现为主，初期全身症状不明显。局部明显肿痛，常呈自发性跳痛或放射痛，一般均有不同程度的张口受限。
>
> ■ 临床检查可见覆盖于牙冠表面的龈瓣充血肿胀，边缘可有糜烂，触痛明显。龈瓣与牙冠之间形成的盲袋内可有脓性分泌物溢出。严重者则形成冠周脓肿。
>
> ■ 冠周炎导致的颊部肿胀要与颊间隙或咬肌间隙感染的颊部肿胀相鉴别。前者为反应性水肿，后者为可凹性水肿，炎性浸润明显。本路径适用于急性冠周炎尚未引起相应间隙感染时。
>
> ■ X 线片检查有助于除外因囊肿、肿瘤等其他疾病导致的感染急性期表现。

（三）治疗方案的选择

根据《临床诊疗指南·口腔医学分册》（中华医学会编著，人民卫生出版社，2005 年），对急性下颌智齿冠周炎的治疗指征为：符合以上症状者；临床检查除外可以引起局部肿痛的其他疾病。

1. 局部治疗

（1）以生理盐水，或者与下列药物之一：1%～3%过氧化氢溶液、0.02%高锰酸钾溶液或0.1%氯己定溶液，交替冲洗盲袋，至溢出液清亮为止。

（2）擦干局部，盲袋内置入下列药物之一：碘锌甘油、1%碘甘油或碘酚溶液。

（3）如有牙冠周脓肿形成应切开引流。

（4）温热水或含漱剂含漱每日 1～3 次。

（5）物理治疗：局部肿痛、开口受限时可采用超短波、红外线在下颌角区理疗。

2. 全身治疗

（1）结合患者全身情况给予抗生素和解热镇痛药物。

（2）必要时全身支持及输液治疗。

3. 根据治疗效果在复诊时再次局部及全身治疗。

4. 健康教育：如果牙齿已无萌出可能建立正常咬合关系应择期拔除。

> **释义**
>
> ■ 应对冠周盲袋进行彻底有效地冲洗，将口腔冲洗器针头尽量插入盲袋深部，冲洗出分泌物、食物残渣、细菌等。
>
> ■ 可选择不同的药液冲洗，选用过氧化氢溶液冲洗时，应配合生理盐水进行交替冲洗。冲洗擦干后用牙科镊或探针头将碘酚或碘甘油置入盲袋和龈沟内证明有效。冲洗上药次数视局部炎症状况而定，肿胀明显分泌物多时，可采取每日冲洗上药；肿胀消退分泌物减少时，可采取每周 2 次或一次冲洗上药。
>
> ■ 如有冠周脓肿切开引流的指征，视脓肿发生的部位行颊、舌侧切开引流，要保证引流通畅。脓液建议行细菌培养+药敏试验。
>
> ■ 如需用药，可选择使用抗菌谱广和抗厌氧菌类药物口服或静脉输液。

（四）标准治疗疗程为 2~3 次

> **释义**
>
> ■ 根据炎症急性期的转归和冠周炎局部冲洗换药治疗疗程的选择，一般通过 2~3 次治疗，急性炎症均能得以缓解和改善。

（五）进入路径标准

1. 第一诊断符合 ICD-10：K05.201 急性下颌智齿冠周炎疾病编码。
2. 若患者同时具有其他疾病诊断，但在治疗期间不需要特殊处理也不影响第一诊断的临床路径流程实施，可以进入路径。

> **释义**
>
> ■ 根据临床和影像学检查判定发生在下颌阻生第三磨牙冠周软组织，并符合急性炎症表现的即进入此路径。
>
> ■ 根据病史及检查判定因反复多次冠周脓肿形成的面颊皮下瘘者出现的炎症急性发作不进入本入径。
>
> ■ 患者因全身抵抗力低下（如血液病骨髓移植前）发生的急性智齿冠周炎不进入此入径。

（六）治愈标准或疗效好转标准

1. 治愈：患牙无自觉症状，功能良好。
2. 未愈：肿痛未缓解；炎症加重引起邻近组织器官或筋膜间隙的感染。

> **释义**
>
> ■ 治愈标准解释为局部肿痛缓解，冠周软组织龈瓣消肿，脓性分泌物消失，张口受限已改善。
>
> ■ 通过治疗，症状改善不明显，或未能控制出现迁延，或继续发展发生间隙感染则归入未愈标准。

（七）变异及原因分析

1. 患者未能配合，感染迁延、慢性化。
2. 初期治疗效果不理想，需更换或增加抗菌药物。常由于病原菌复杂或患者特殊体质引起。
3. 炎症加重，向邻近组织和间隙扩散，形成间隙感染、颌骨骨髓炎等。
4. 如患者需要在冠周炎治疗期间拔除患牙，则退出路径。

> **释义**
>
> ■ 患者未能及时按疗程要求持续治疗而导致感染未能有效控制，形成慢性感染，拖延了治疗周期，应视为变异。

■ 由于患者全身状况改变而需加强或改换全身用药，应视为变异。

■ 虽经治疗，但未明显改善症状，或未经控制继而发展出现间隙感染，应视为变异。

■ 在治疗周期内，症状已有改善，拔除患牙不会导致病变加重者，应视为变异。

五、急性下颌智齿冠周炎临床路径治疗方案

1. 局部冲洗、上药是控制下颌急性智齿冠周炎的首选方法。遵循龈瓣擦干、盲袋冲洗、盲袋和上药。优先选择有杀菌和抑菌作用的冲洗液，使用过氧化氢时应配合生理盐水交替冲洗，盲袋内上药通常选用碘类制剂。

2. 伴有脓肿形成的应及时切开引流，单纯冲洗、上药不能缓解急性症状。

3. 首选口服抗生素、解热镇痛药，含漱剂含漱。

4. 加强口腔护理，减少刺激性食物摄入，注意休息，全身支持。

5. 炎症消退后，视智齿位置，局部咬合关系等情况，尽早拔除患牙或切除盲袋等相应治疗。

六、急性下颌智齿冠周炎患者护理规范

1. 准备口腔检查器、口杯、吸引器管、三用枪、干棉球或干棉签等常规器物；冲洗器、冲洗液、上药液、双碟等冲洗上药器物；医用防护用具等。

2. 递无菌棉球擦干龈瓣，抽取冲洗液递予医生，并在冲洗时将吸引器管置于冲洗针头下方及时吸走冲洗药液。

3. 取少量上药液于双碟或检查盘上，用探针或镊尖蘸取后递予医师，及时擦拭探针或镊尖以备再次蘸取，协助医师用无菌棉球擦拭多余的药液。

4. 嘱治疗结束后半小时内避免喝水和漱口，减少上药液流失。

七、急性下颌智齿冠周炎患者营养治疗规范

避免食用辛辣、刺激性、肉类食物，建议清淡饮食。

八、急性下颌智齿冠周炎患者健康宣教

1. 饮食调整、生活规律、注意休息。

2. 按医嘱要求规范服用抗菌药物。

3. 定时漱口，保持口腔卫生。

4. 按约复诊，持续冠周冲洗上药。

5. 嘱炎症消退后，尽早拔除阻生智齿。

九、推荐表单

急性下颌智齿冠周炎临床路径表单

适用对象：第一诊断为急性下颌智齿冠周炎（ICD-10：K05.201）

姓名：	性别：	出生日期： 年 月 日	年龄：
门诊号：	就诊日期： 年 月 日		标准治疗次数：2~3 次

时间	诊疗第 1 次	诊疗第 2 次 （治疗 3~5 天后）	诊疗第 3 次 （必要时）
主要诊疗工作	□ 询问病史，完成临床检查，明确诊断 □ 向患者交代诊疗过程 □ 盲袋冲洗，局部上药 □ 如有脓肿需行切开引流 □ 抗菌药物，漱口药剂 □ 如需复诊告知患者	□ 询问疗效、病史，完成临床检查 □ 向患者交代诊疗过程 □ 盲袋冲洗，局部上药 □ 如已切开脓肿需冲洗 □ 抗菌药物，漱口药剂 □ 如需复诊告知患者	□ 询问疗效、病史，完成临床检查 □ 向患者交代诊疗过程 □ 盲袋冲洗，局部上药 □ 如已切开脓肿需冲洗 □ 抗菌药物，漱口药剂 □ 如需复诊告知患者
重点医嘱	**长期医嘱：** □ 口腔卫生宣教 □ 建议炎症消除后拔除不能建立咬合关系的阻生牙 **临时医嘱：** □ 按所用药物交代术后注意事项 □ 交代复诊时间及要求	**长期医嘱：** □ 口腔卫生宣教 □ 建议炎症消除后拔除不能建立咬合关系的阻生牙 **临时医嘱：** □ 按所用药物交代术后注意事项 □ 交代复诊时间及要求	**长期医嘱：** □ 口腔卫生宣教 □ 建议炎症消除后拔除不能建立咬合关系的阻生牙 **临时医嘱：** □ 按所用药物交代术后注意事项 □ 交代复诊时间及要求
主要护理工作	□ 协助医师完成准备药品器械 □ 协助交代术后医嘱及口腔卫生宣教	□ 协助医师完成准备药品器械 □ 协助交代术后医嘱及口腔卫生宣教	□ 协助医师完成准备药品器械 □ 协助交代术后医嘱及口腔卫生宣教
病情变异记录	□ 无 □ 有，原因： 1. 2.	□ 无 □ 有，原因： 1. 2.	□ 无 □ 有，原因： 1. 2.
护士签名			
医师签名			

附：原表单（2016 年版）

急性下颌智齿冠周炎临床路径表单

适用对象：第一诊断为急性下颌智齿冠周炎（ICD-10：K05.201）

姓名：	性别：	出生日期： 年 月	年龄：
门诊号：	就诊日期： 年 月 日		标准治疗次数：2~3 次

时间	诊疗第 1 次	诊疗第 2 次 （治疗 5 天后）	诊疗第 3 次 （必要时）
主要诊疗工作	□ 询问病史，完成临床检查，明确诊断 □ 向患者交代诊疗过程 □ 盲袋冲洗，上碘酚 □ 如有脓肿需行切开引流 □ 抗菌药物，漱口药剂 □ 如需复诊告知患者	□ 询问疗效、病史，完成临床检查 □ 向患者交代诊疗过程 □ 盲袋冲洗，上碘酚 □ 如已切开脓肿需冲洗 □ 抗菌药物，漱口药剂 □ 如需复诊告知患者	□ 询问疗效、病史，完成临床检查 □ 向患者交代诊疗过程 □ 盲袋冲洗，上碘酚 □ 如已切开脓肿需冲洗 □ 抗菌药物，漱口药剂 □ 如需复诊告知患者
重点医嘱	长期医嘱： □ 口腔卫生宣教 □ 建议炎症消除后拔除不能建立咬合关系的阻生牙 临时医嘱： □ 按所用药物交代术后注意事项 □ 交代复诊时间及要求	长期医嘱： □ 口腔卫生宣教 □ 建议炎症消除后拔除不能建立咬合关系的阻生牙 临时医嘱： □ 按所用药物交代术后注意事项 □ 交代复诊时间及要求	长期医嘱： □ 口腔卫生宣教 □ 建议炎症消除后拔除不能建立咬合关系的阻生牙 临时医嘱： □ 按所用药物交代术后注意事项 □ 交代复诊时间及要求
主要护理工作	□ 协助医师完成准备药品器械 □ 协助交代术后医嘱及口腔卫生宣教	□ 协助医师完成准备药品器械 □ 协助交代术后医嘱及口腔卫生宣教	□ 协助医师完成准备药品器械 □ 协助交代术后医嘱及口腔卫生宣教
病情变异记录	□ 无 □ 有，原因： 1. 2.	□ 无 □ 有，原因： 1. 2.	□ 无 □ 有，原因： 1. 2.
护士签名			
医师签名			

第二节　上颌骨骨折临床路径释义

【医疗质量控制指标】

指标一、术后伤口感染的发生率。

指标二、术后咬合紊乱的发生率。

指标三、术后面部畸形的发生率。

一、上颌骨骨折编码

1. 原编码

疾病名称及编码：上颌骨骨折（ICD-10：S02.403）

手术操作名称及编码：上颌骨骨折切开复位内固定术（ICD-9-CM-3：76.76）

2. 修改编码

疾病名称及编码：上颌骨骨折（ICD-10：S02.400）

手术操作名称及编码：上颌骨骨折切开复位内固定术（ICD-9-CM-3：76.74）

二、临床路径检索方法

S02.400 伴 76.74

三、国家医疗保障疾病诊断相关分组（CHS-DRG）

MDCD　头颈、耳、鼻、口、咽疾病及功能障碍

DU1　头颈、外耳、口鼻的创伤及变形

四、上颌骨骨折临床路径标准住院流程

（一）适用对象

第一诊断为上颌骨骨折（ICD-10：S02.403）

行上颌骨骨折切开复位内固定术（ICD-9-CM-3：76.76）。

> 释义
>
> ■ 本路径适用对象为上颌骨骨折，但不包括上颌骨粉碎或缺损骨折、上颌骨陈旧性骨折、上颌骨 Le Fort Ⅲ型骨折、上颌骨骨折合并其他面中部骨折或下颌骨骨折的情况。
>
> ■ 本路径仅适用于上颌骨骨折切开复位内固定术，这是目前临床上治疗上颌骨骨折的主要手段。

（二）诊断依据

根据《临床诊疗指南·口腔医学分册》（中华医学会编著，人民卫生出版社，2005 年）。

1. 有明确的外伤史。

2. 临床检查存在上颌骨骨折的临床表现。

3. 影像学检查可见明确的骨折影像。

■ 上颌骨位于面中部的中央，容易遭受来自前方的外力而发生骨折。损伤的原因多为交通事故、暴力致伤、摔伤、工伤及运动损伤。接诊患者时应问清受伤原因、受伤部位和伤后的临床表现，重点了解致伤力的大小、方向和作用部位，伤后是否有意识丧失，这有助于判断骨折的部位和类型以及是否合并颅脑损伤。

■ 上颌骨发生骨折后，上颌骨可出现整体异常动度；上颌骨骨折后咬合错乱典型的表现是后牙早接触，前牙开𬌗或反𬌗；上颌骨骨折后可出现语言障碍、吞咽困难以及咀嚼障碍。当上颌骨整体骨折向后下明显移位时，可出现呼吸困难甚至窒息；上颌骨低位骨折面部畸形可不明显，高位骨折常表现为面中部凹陷，呈"盘状脸"外形；高位水平骨折常波及眶周以及眼眶骨性结构，出现眶周肿胀、青紫瘀斑、结膜下出血，呈现典型的"眼镜征"。

■ 平片中，华特位和头颅侧位片可用来诊断上颌骨骨折，多在没有 CT 检查手段的情况下使用，缺点是无法看清骨折的细节；对面中部进行轴位和冠状位 CT 扫描以及三维重建，可以清晰显示上颌窦各壁骨折情况，上颌窦是否积液。

（三）治疗方案的选择

根据《临床诊疗指南·口腔医学分册》（中华医学会编著，人民卫生出版社，2005 年），选择上颌骨骨折切开复位内固定术，其适应证为：

1. 有外伤史，上颌骨骨折诊断明确。

2. 全身情况可耐受麻醉和手术，危及生命的全身合并损伤已经得到有效处置，生命体征稳定。

3. 上颌骨骨折段错位明显，出现咬合关系紊乱和面部畸形。

■ 有明确的外伤史，临床上有上颌骨骨折症状和体征（如上颌骨存在整体动度、咬合关系错乱），影像学检查明确显示有骨折的患者，可行上颌骨骨折切开复位内固定术。

■ 上颌骨骨折切开复位内固定术可选用口内入路（前庭沟切口）和口外入路（睑缘下切口或结膜切口）。对于上颌骨低位骨折（Le Fort Ⅰ型骨折），采用上颌前庭沟切口，依据正常的咬合关系，复位骨折，分别于双侧梨状孔边缘和颧牙槽嵴部位 4 点固定，而对于上颌骨高位骨折（Le Fort Ⅱ型骨折），视骨折具体情况，除上颌前庭沟切口之外，联合睑缘下或结膜切口行眶下缘骨折固定。

■ 上颌骨骨折患者应尽早进行治疗，以避免骨折错位愈合。但当患者合并颅脑或其他重要脏器或肢体的严重损伤，全身情况较差时，则应首先抢救患者的生命，待全身情况稳定或好转后，再行上颌骨骨折的处理。

（四）标准住院日 ≤14 天

> **释义**
>
> ■ 上颌骨骨折患者入院后，常规检查，包括影像学检查等术前准备 1~2 天，手术后恢复 4~7 天，总住院时间不超过 14 天均符合本路径要求。

（五）进入路径标准

1. 第一诊断必须符合 ICD-10：S02.403 上颌骨骨折疾病编码。
2. 若患者同时有其他疾病诊断，住院期间不需要特殊处理也不影响第一诊断的临床路径流程实施，可以进入路径。

> **释义**
>
> ■ 本路径适用于上颌骨骨折，但不包括上颌骨粉碎或缺损骨折、上颌骨陈旧性骨折、上颌骨 Le Fort Ⅲ 型骨折、上颌骨骨折合并其他面中部骨折或下颌骨骨折的情况。
>
> ■ 患者如果合并高血压、糖尿病、冠心病、脑梗死等其他慢性疾病，需要术前对症治疗时，如果不影响麻醉和手术，不影响术前准备的时间，可进入本临床路径。上述慢性疾病如果需要经治疗稳定后才能手术，术前准备过程先进入其他相应内科疾病的诊疗路径。

（六）术前准备（术前评估）2 天

必须检查的项目：
1. 血常规、尿常规、大便常规、血型、凝血功能、肝功能、肾功能。
2. 感染性疾病筛查（乙型肝炎、丙型肝炎、梅毒、艾滋病等）。
3. 心电图。
4. 影像学检查（颅颌面及全身影像检查）。

> **释义**
>
> ■ 必查项目是确保手术治疗安全、有效开展的基础，术前必须完成。要认真分析检查结果，以便及时发现异常情况并采取对应处置。
>
> ■ 高龄患者或心肺功能异常患者，术前根据病情可增加超声心动图、肺功能、血气分析等检查。

（七）预防性抗菌药物选择与使用时机

1. 抗菌药物：按照《抗菌药物临床应用指导原则（2015 年版）》（国卫办医发〔2015〕43 号）执行。
2. 选用第一、第二代头孢菌素类或其他类抗菌药物，预防性用药时间为术前 30 分钟（另可根据是否为开放性损伤以及感染的程度决定抗菌药物的选用和预防性应用的时间）。

> **释义**
>
> ■ 上颌骨骨折切开复位内固定术常采用口内切口，属Ⅱ类切口。如有开放创口，属Ⅲ类切口。口腔是有菌环境，因此有必要按要求在术前、术中和术后应用抗菌药物。预防性用药时间开始为术前30分钟，术中是否再次用药，应根据手术时间（是否大于3小时）或术中出血量（是否超过1500ml）决定，一般术后预防性用药时间不超过24小时，严重者不超过48小时。如果术后发生感染，可视具体情况决定抗菌药物的选用和用药时间。

（八）手术日为入院第3~5天

1. 麻醉方式：全身麻醉。
2. 手术内固定物：骨折接骨板、钉和其他类骨折内固定物。
3. 术中用药：第一、第二代头孢菌素类或其他类抗菌药物。
4. 输血：视术中出血情况而定，一般不考虑输血。

> **释义**
>
> ■ 本路径规定的手术均在全身麻醉下进行。
> ■ 上颌骨骨折可采用钛金属或可吸收材料的接骨板进行固定。
> ■ 参考《抗菌药物临床应用指导原则（2015年版）》（国卫办医发〔2015〕43号）应用抗菌药物。
> ■ 手术中是否输血需依照术中出血量而定，通常不需要输血。在医院条件允许的情况下，可采用自体血回输。

（九）术后住院恢复5~7天

1. 必须复查的检查项目：血细胞分析和影像学检查。
2. 术后选用第一、第二代头孢菌素类或其他类抗菌药物，用药时间根据骨折及感染的程度决定。

> **释义**
>
> ■ 术后可根据患者恢复情况检查必须复查的检查项目，并根据病情变化增加检查的频次。术中出血较多的患者建议术后第2天复查血常规，出院前可行影像学检查。
> ■ 术后可按规定预防性应用抗菌药物。如果发生感染，可根据病情决定抗菌药物的选用和用药时间。
> ■ 上颌骨骨折术后一般均需要进行咬合调整，可在术后第2天检查患者的咬合情况，并进行颌间弹力牵引，并在术后住院恢复期间观察咬合恢复情况。经过调整，咬合恢复正常，可在出院前拆除牵引装置。

（十）出院标准

1. 全身一般情况稳定。
2. 切口Ⅰ/甲（口外切口）或/和Ⅱ/甲（口内或开放性伤口）愈合。
3. 咬合关系和面部外形恢复。
4. 影像学检查显示骨折复位固定良好。

> 释义
>
> ■ 根据术后复查的各项检查结果并结合患者恢复情况决定能否出院。如果出现术后创口感染或咬合关系恢复不佳等需要继续留院治疗的情况，超出了临床路径所规定的时间，应先处理并发症，待符合出院条件后方准许患者出院。

（十一）变异及原因分析

1. 上颌骨骨折合并面中部其他骨折或合并下颌骨骨折不进入该路径。
2. 上颌骨粉碎或缺损骨折不进入该路径。
3. 上颌骨 Lefort Ⅲ型骨折不进入该路径。
4. 上颌骨陈旧性骨折不进入该路径。
5. 急诊手术患者不进入该路径。

> 释义
>
> ■ 变异是指入选临床路径的患者未能按路径流程完成医疗行为或未达到预期的医疗质量控制目标。
>
> ■ 医师认可的变异原因主要指患者入选路径后，医师在检查及治疗过程中发现患者合并存在一些可预知的对本路径治疗可能产生影响的情况，需要终止执行路径或者是延长治疗时间、增加治疗费用。
>
> ■ 因患者方面的主观原因导致执行路径出现变异，也需要医师在表单中予以说明。

五、上颌骨骨折临床路径治疗方案

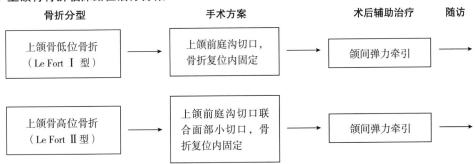

六、上颌骨骨折患者护理规范

1. 术前

（1）健康宣教。

（2）心理疏导及支持。

（3）口腔洁治，保持口腔清洁，必要时漱口水含漱。

（4）口周备皮，必要时剪睫毛。

2. 术后

（1）观察生命体征。

（2）密切观察伤口渗血、面部肿胀以及视力变化情况。

（3）及时评估患者呼吸情况，必要时吸氧、床旁备气管切开包，如果出现面部肿胀、出血，影响呼吸，及时处理。

（4）口腔清洁：定时口腔冲洗护理，并指导患者漱口液漱口，保持口腔清洁。

（5）指导饮食：术后进流质饮食，3~5天后进半流质饮食，逐渐过度到普通饮食。单纯上颌骨骨折手术术后无需经胃管鼻饲流食。

七、上颌骨骨折患者营养治疗规范

1. 上颌骨骨折患者围手术期以高热量、高蛋白饮食为主。

2. 营养途径以胃肠内营养为主，不能经口进食者，可放置鼻胃管，鼻饲流食。

3. 围手术期短期进食少者，可适量补液治疗。

4. 严重营养不良者，应予术前先行营养支持治疗，纠正水、电解质失衡和营养不良，必要时可行胃肠外营养治疗。

八、上颌骨骨折患者健康宣教

1. 保持良好的口腔卫生习惯。

2. 遵医嘱定期复查。

3. 出现不明原因疼痛、肿胀、口内固定材料暴露，及时就医。

九、推荐表单

上颌骨骨折临床路径表单

适用对象：第一诊断为上颌骨骨折（ICD-10：S02.403）

行上颌骨骨折切开复位内固定术（ICD-9-CM-3：76.76）

患者姓名：	性别： 年龄： 门诊号：	住院号：
住院日期： 年 月 日	出院日期： 年 月 日	标准住院日：≤14 天

时间	住院第 1 天	住院第 2 天	住院第 3~5 天（手术日）
主要诊疗工作	□ 询问病史及体格检查 □ 完成病历书写 □ 开术前化验单、影像检查单、心电图检查单、会诊单（根据病情需要） □ 上级医师查房，初步确定手术方式和日期 □ 向患者或家属交代诊疗过程和住院事项 □ 开放性骨折按照急诊诊疗程序处理	□ 上级医师查房，确认治疗（手术）方案 □ 开术前医嘱、完成术前准备 □ 牙齿洁治（视情况而定） □ 取牙模型（视情况而定） □ 术前讨论（视情况而定） □ 完成必要的相关科室会诊 □ 签署手术知情同意书、自费用品协议书、输血同意书 □ 签署手术麻醉知情同意书 □ 向患者及家属交代病情及围手术期注意事项 □ 完成术前小结和上级医师查房记录	□ 完成手术 □ 开术后医嘱 □ 术者完成手术记录 □ 住院医师完成术后病程 □ 术者查房 □ 向患者/家属交代病情及术后注意事项
重点医嘱	**长期医嘱：** □ 外科一级/二级/三级护理 □ 饮食：普通饮食/半流质饮食/流质饮食/糖尿病饮食 **临时医嘱：** □ 血常规、尿常规、大便常规、血型、凝血功能、肝功能、肾功能、感染性疾病筛查 □ 心电图（12岁以上患者） □ 超声心动图（视情况而定） □ 正位胸片 □ 颅面 CT+三维重建片	**临时医嘱：** □ 拟明日在___麻醉下行上颌骨切开复位内固定术 □ 术前 6 小时禁食、禁水 □ 常规皮肤准备、口腔清洁 □ 抗菌药物（术前 30 分钟使用） □ 备血（视情况而定） □ 患者既往基础用药 □ 其他特殊医嘱	**复苏室** **长期医嘱：** □ 全身麻醉术后护理常规 □ 外科一级护理 □ 禁食、禁水 12~24 小时 **临时医嘱：** □ 心电监测（视情况而定） □ 持续/间断吸氧_____小时（视情况而定） □ 补液+抗菌药物 **病房** **长期医嘱：** □ 一级护理 □ 饮食 □ 陪住 1 人 □ 心电监测（视情况而定） **临时医嘱：** □ 持续/间断吸氧__小时（视情况而定） □ 补液+抗菌药物

续　表

时间	住院第 1 天	住院第 2 天	住院第 3~5 天 （手术日）
主 要 护 理 工 作	□ 介绍病房环境、设施及设备 □ 入院护理评估 □ 执行入院后医嘱 □ 指导进行化验、心电图、影 　像学检查等 □ 协助生活护理 □ 安全护理	□ 晨起静脉取血 □ 卫生知识及手术知识宣教 □ 手术区域皮肤准备及口腔清洁 □ 嘱患者禁食、禁水时间及肠 　道准备 □ 药敏试验 □ 协助生活护理 □ 安全护理	□ 术前更衣、遵医嘱插胃 　管、给药 □ 观察生命体征及术后病情 　变化 □ 观察伤口出血情况 □ 保持各种管路通畅 □ 给予术后饮食指导 □ 指导并协助术后活动 □ 协助生活护理 □ 安全护理
病情 变异 记录	□ 无　□ 有，原因： 1. 2.	□ 无　□ 有，原因： 1. 2.	□ 无　□ 有，原因： 1. 2.
护士 签名			
医师 签名			

时间	住院第 4~6 天 （术后第 1 天）	住院第 5~7 天 （术后第 2~4 天）	住院第 8~14 天 （术后第 5~9 天，出院日）
主要诊疗工作	□ 上级医师查房，观察病情 □ 住院医师常规病历记录 □ 观察引流量（视情况而定） □ 观察体温、血压 □ 观察伤口 □ 观察咬合关系，如果发现咬合错乱，做颌间牵引或重新手术复位	□ 上级医师查房，观察病情 □ 住院医师常规病历记录 □ 撤除引流（视引流量而定） □ 检查咬合关系 □ 拍摄 CT 或华特位片	□ 上级医师查房，评估手术效果和伤口愈合，明确是否出院 □ 住院医师完成出院记录、病案首页、出院证明书等，向患者交代出院后的注意事项，如返院复诊的时间、地点，发生紧急情况时的处理等
重点医嘱	长期医嘱： □ 一级护理 □ 流质饮食（未留置胃管者） □ 陪住 1 人 □ 雾化吸入 3 天，2 次/日 □ 口腔冲洗（颌间牵引者）2 次/日 □ 抗菌药物 □ 补液（视术后进食情况）	长期医嘱： □ 停一级护理（第 2 天） □ 二级护理（第 2 天） 临时医嘱： □ 拍术后 X 线片（原则上应与术前所拍的片位相同）	出院医嘱： □ 出院前应改为三级护理 □ 流质饮食（未留置胃管者） □ 停陪住 1 人（术后第 4 天） □ 停口腔冲洗（术后 5~7 天打开咬合后） □ 抗菌药物（术后 5~7 天停） 临时医嘱： □ 明日出院（出院前 1 天）
主要护理工作	□ 观察患者生命体征及病情变化 □ 观察伤口出血情况 □ 遵医嘱口腔冲洗，保持口腔清洁 □ 保持各种管路通畅 □ 观察进食情况并给予指导 □ 心理与生活护理 □ 安全护理	□ 观察病情变化及饮食情况 □ 心理与生活护理 □ 指导口腔功能锻炼 □ 安全护理	□ 协助生活护理 □ 安全护理 □ 指导办理出院手续 □ 指导复查时间及注意事项 □ 宣教保持口腔清洁、避免面部外伤、3 个月内禁咬硬物、开口训练等
病情变异记录	□ 无 □ 有，原因： 1. 2.	□ 无 □ 有，原因： 1. 2.	□ 无 □ 有，原因： 1. 2.
护士签名			
医师签名			

附：原表单（2016 年版）

上颌骨骨折临床路径表单

适用对象：第一诊断为上颌骨骨折（ICD-10：S02.403）
行上颌骨骨折切开复位内固定术（ICD-9-CM-3：76.76）

患者姓名：		性别：	年龄：	门诊号：	住院号：
住院日期： 年 月 日		出院日期： 年 月 日			标准住院日：≤14 天

时间	住院第 1 天	住院第 2 天	住院第 3~5 天 （手术日）
主要诊疗工作	□ 询问病史及体格检查 □ 完成病历书写 □ 开术前化验单、影像检查单、心电图检查单、会诊单（根据病情需要） □ 上级医师查房，初步确定手术方式和日期 □ 向患者或家属交代诊疗过程和住院事项 □ 开放性骨折按照急诊诊疗程序处理	□ 上级医师查房，确认治疗（手术）方案 □ 开术前医嘱、完成术前准备 □ 牙齿洁治（视情况而定） □ 取牙模型（视情况而定） □ 术前讨论（视情况而定） □ 完成必要的相关科室会诊 □ 签署手术知情同意书、自费用品协议书、输血同意书 □ 签署手术麻醉知情同意书 □ 向患者及家属交代病情及围手术期注意事项 □ 完成术前小结和上级医师查房记录	□ 完成手术 □ 开术后医嘱 □ 术者完成手术记录 □ 住院医师完成术后病程 □ 术者查房 □ 向患者/家属交代病情及术后注意事项
重点医嘱	**长期医嘱：** □ 外科一级/二级/三级护理 □ 饮食：普通饮食/半流质饮食/流质饮食/糖尿病饮食 **临时医嘱：** □ 血常规、尿常规、大便常规、血型、凝血功能、肝功能、肾功能、感染性疾病筛查 □ 心电图（12 岁以上患者） □ 超声心动图（视情况而定） □ 正位胸片 □ 颅面 CT □ 华氏位（视情况而定）	**临时医嘱：** □ 拟明日在____ 麻醉下行上颌骨切开复位内固定术 □ 术前 6 小时禁食、禁水 □ 术前留置胃管（视情况而定） □ 术中留置尿管 □ 常规皮肤准备、口腔清洁 □ 抗菌药物（术前 30 分钟使用） □ 备血（视情况而定） □ 患者既往基础用药 □ 其他特殊医嘱	**复苏室** **长期医嘱：** □ 全身麻醉术后护理常规 □ 外科一级护理 □ 禁食、禁水 12~24 小时 □ 留置胃管（视情况而定） □ 留置尿管（视情况而定） **临时医嘱：** □ 心电监测（视情况而定） □ 持续/间断吸氧____ 小时（视情况而定） □ 补液+抗菌药物 **病房** **长期医嘱：** □ 一级护理 □ 饮食 □ 陪住 1 人 □ 心电监测（视情况而定） □ 保留胃管（视情况而定） □ 保留尿管（视情况而定） **临时医嘱：** □ 持续/间断吸氧 __ 小时（视情况而定） □ 补液+抗菌药物

续　表

时间	住院第 1 天	住院第 2 天	住院第 3~5 天 （手术日）
主要护理工作	□ 介绍病房环境、设施及设备 □ 入院护理评估 □ 执行入院后医嘱 □ 指导进行化验、心电图、影像学检查等 □ 协助生活护理 □ 安全护理	□ 晨起静脉取血 □ 卫生知识及手术知识宣教 □ 手术区域皮肤准备及口腔清洁 □ 嘱患者禁食、禁水时间及肠道准备 □ 药敏试验 □ 协助生活护理 □ 安全护理	□ 术前更衣、遵医嘱插胃管、给药 □ 观察生命体征及术后病情变化 □ 观察创口出血情况 □ 保持各种管路通畅 □ 给予术后饮食指导 □ 指导并协助术后活动 □ 协助生活护理 □ 安全护理
病情变异记录	□ 无　□ 有，原因： 1. 2.	□ 无　□ 有，原因： 1. 2.	□ 无　□ 有，原因： 1. 2.
护士签名			
医师签名			

时间	住院第 4~6 天 （术后第 1 天）	住院第 5~8 天 （术后第 2~3 天）	住院第 9~14 天 （术后第 4~9 天，出院日）
主要诊疗工作	□ 上级医师查房，观察病情 □ 住院医师常规病历记录 □ 观察引流量（视情况而定） □ 观察体温、血压 □ 观察伤口 □ 观察咬合关系，如果发现咬合错乱，做颌间牵引或重新手术复位	□ 上级医师查房，观察病情 □ 住院医师常规病历记录 □ 撤除引流（视引流量而定） □ 检查咬合关系 □ 拍摄 CT 或华氏位片	□ 上级医师查房，评估手术效果和伤口愈合，明确是否出院 □ 住院医师完成出院记录、病案首页、出院证明书等，向患者交代出院后的注意事项，如返院复诊的时间、地点，发生紧急情况时的处理等
重点医嘱	长期医嘱： □ 一级护理 □ 流质饮食（未留置胃管者） □ 保留胃管（留置胃管者） □ 鼻饲流食（留置胃管者） □ 陪住 1 人 □ 雾化吸入 3 天，2 次/日 □ 口腔冲洗（颌间牵引者）2 次/日 □ 抗菌药物 □ 补液（视术后进食情况）	长期医嘱： □ 停一级护理（第 2 天） □ 二级护理（第 2 天） 临时医嘱： □ 拍术后 X 线片（原则上应与术前所拍的片位相同）	出院医嘱： □ 出院前应改为三级护理 □ 流质饮食（未留置胃管者） □ 保留胃管（术后 5~7 天拔出胃管后停医嘱） □ 鼻饲流食（留置胃管者，拔出胃管后改为流质饮食） □ 停陪住 1 人（术后第 4 天） □ 停口腔冲洗（术后 5~7 天打开咬合后） □ 抗菌药物（术后 5~7 天停） 临时医嘱： □ 明日出院（出院前 1 天）
主要护理工作	□ 观察患者生命体征及病情变化 □ 观察创口出血情况 □ 遵医嘱口腔冲洗，保持口腔清洁 □ 保持各种管路通畅 □ 观察进食情况并给予指导 □ 心理与生活护理 □ 安全护理	□ 观察病情变化及饮食情况 □ 心理与生活护理 □ 指导口腔功能锻炼 □ 安全护理	□ 协助生活护理 □ 安全护理 □ 指导办理出院手续 □ 指导复查时间及注意事项 □ 宣教保持口腔清洁、避免面部外伤、3 个月内禁咬硬物、开口训练等
病情变异记录	□ 无 □ 有，原因： 1. 2.	□ 无 □ 有，原因： 1. 2.	□ 无 □ 有，原因： 1. 2.
护士签名			
医师签名			

第三节　下颌骨骨折临床路径释义

【医疗质量控制指标】

指标一、术后伤口感染的发生率。

指标二、术后咬合紊乱的发生率。

指标三、术后面部畸形的发生率。

一、下颌骨骨折编码

疾病名称及编码：下颌骨骨折（ICD-10：S02.6）

手术操作名称及编码：下颌骨骨折切开复位内固定术（ICD-9-CM-3：76.76）

二、临床路径检索方法

S02.6 伴 76.76

三、国家医疗保障疾病诊断相关分组（CHS-DRG）

MDCD　头颈、耳、鼻、口、咽疾病及功能障碍

DU1　头颈、外耳、口鼻的创伤及变形

四、下颌骨骨折临床路径标准住院流程

（一）适用对象

第一诊断为下颌骨骨折（ICD-10：S02.6）

行下颌骨骨折切开复位内固定术（ICD-9-CM-3：76.76）。

> 释义
>
> ■ 本路径适用对象为下颌骨骨折，但不包括下颌骨髁突骨折、下颌骨粉碎性骨折、下颌骨病理性骨折及下颌骨骨折合并面中部骨折等情况。
>
> ■ 下颌骨骨折治疗方法有多种，如单颌固定、颌间牵引固定等。本路径仅适用于下颌骨骨折手术切开复位内固定术，这是目前临床上治疗下颌骨骨折的主要手段。

（二）诊断依据

根据《临床诊疗指南·口腔医学分册（2016 修订版）》（中华口腔医学会编著，人民卫生出版社，2016 年）。

1. 有明确的外伤史。

2. 临床检查存在下颌骨骨折的临床表现。

3. 影像学检查可见明确的骨折影像。

> 释义
>
> ■ 下颌骨位置突出，容易遭受损伤而发生骨折。损伤的原因多为交通事故、工伤事故、跌打损伤及运动损伤，也有少数是医源性损伤。接诊患者时应问清受伤原因、受伤部位和伤后的临床表现，重点了解致伤力的大小、方向和作用部位，这有助于判断骨折的部位和类型。

> ■ 下颌骨发生骨折后，由于外力的作用及咀嚼肌的牵引发生骨折段移位；咬合错乱是下颌骨骨折最常见的体征；骨折后下颌骨会出现骨折段的异常动度；如有下牙槽神经损伤，还会出现下唇麻木；此外，由于疼痛和肌痉挛，多数患者有张口受限。
>
> ■ 通过投照曲面体层片、CT检查可了解骨折的部位、数目、方向、类型、骨折段移位情况，不仅对诊断有重要作用，也对骨折的治疗有辅助作用。

（三）治疗方案的选择

根据《临床诊疗指南·口腔医学分册（2016修订版）》（中华口腔医学会编著，人民卫生出版社，2016年）。

选择下颌骨骨折切开复位内固定术，其适应证为：

1. 有外伤史，下颌骨骨折诊断明确。
2. 全身情况可耐受麻醉和手术，危及生命的全身合并损伤已经得到有效处置，生命体征稳定。
3. 下颌骨骨折段错位明显，咬合关系紊乱。

> **释义**
>
> ■ 有明确的外伤史，临床上有下颌骨骨折症状和体征（如下颌骨骨折段错位明显、咬合关系错乱），影像学检查明确显示有骨折的患者，可行下颌骨骨折切开复位内固定术。
>
> ■ 颌面部手术的入路选择应兼顾显露和美观要求。下颌骨骨折切开复位内固定术可选用口外入路（下颌下切口）和口内入路（前庭沟切口）。对于下颌骨颏部、体部和下颌角骨折目前多主张采用口内前庭沟和外斜线黏膜切口进行复位和固定，以减少面部瘢痕。
>
> ■ 下颌骨骨折患者应尽早进行治疗，以避免骨折错位愈合或骨折部位发生感染甚至出现骨髓炎，使后期处理复杂化。但如果患者合并颅脑或其他重要脏器或肢体的严重损伤，全身情况较差，则应首先抢救患者的生命，待全身情况稳定或好转后，再行骨折的处理。

（四）标准住院日≤14天

> **释义**
>
> ■ 下颌骨骨折患者入院后，常规检查，包括影像学检查等术前准备1~2天，手术后恢复4~7天，总住院时间不超过14天均符合本路径要求。

（五）进入路径标准

1. 第一诊断必须符合 ICD-10：S02.6 下颌骨骨折疾病编码。
2. 若患者同时具有其他疾病诊断，如在住院期间不需要特殊处理也不影响第一诊断的临床路径流程实施时，可以进入路径。

> **释义**
>
> ■ 本路径适用于下颌骨骨折，但不包括下颌骨髁突骨折、下颌骨粉碎性骨折、下颌病理性骨折及下颌骨骨折合并面中部骨折等较复杂的情形。
>
> ■ 患者如果合并高血压、糖尿病、冠心病、脑梗死等其他慢性疾病，需要术前对症治疗，在不影响麻醉和手术，不影响术前准备的时间，可进入本临床路径。上述慢性疾病如果需要经治疗稳定后才能手术，术前准备过程先进入其他相应内科疾病的诊疗路径。

（六）术前准备（术前评估）2 天

必须检查的项目：

1. 血常规、尿常规、大便常规、血型、凝血功能、肝功能、肾功能。
2. 感染性疾病筛查（乙型肝炎、丙型肝炎、梅毒、艾滋病等）。
3. 心电图。
4. 影像学检查（颅颌面及全身影像检查）。

> **释义**
>
> ■ 必查项目是确保手术治疗安全、有效开展的基础，术前必须完成。要认真分析检查结果，以便及时发现异常情况并采取对应处置。
>
> ■ 高龄患者或心肺功能异常患者，术前根据病情可增加超声心动图、肺功能、血气分析等检查。
>
> ■ 必要时行 CT 检查进一步明确骨折部位及移位情况。

（七）预防性抗菌药物选择与使用时机

1. 抗菌药物：按照《抗菌药物临床应用指导原则（2015 年版）》（国卫办医发〔2015〕43 号）执行。
2. 选用青霉素类或其他类抗菌药物，预防性用药时间为术前 30 分钟（另可根据是否为开放性损伤以及感染的程度决定抗菌药物的选用和应用的时间）。

> **释义**
>
> ■ 下颌骨骨折切开复位内固定术常采用口内切口，属Ⅱ类切口。如有开放创口，属Ⅲ类切口。口腔是有菌环境，因此有必要按要求在术前、术中和术后应用抗菌药物。预防性用药时间开始为术前 30 分钟，术中是否再次用药，应根据手术时间（是否大于 3 小时）或术中出血量（是否超过 1000ml）决定，一般术后预防性用药时间不超过 24 小时，严重者不超过 48 小时。如果术后发生感染，可视具体情况决定抗菌药物的选用和用药时间。

（八）手术日为入院第 2~5 天

1. 麻醉方式：全身麻醉或局部麻醉。
2. 手术内固定物：骨折接骨板、钉和其他类骨折内固定物，颌间固定螺钉等。
3. 术中用药：青霉素类或其他类抗菌药物。
4. 输血：视术中出血情况而定，一般不考虑输血。

> **释义**
>
> ■ 本路径规定的手术视患者情况（如骨折部位、单发多发、手术复杂程度、患者全身情况、耐受程度等）在全身麻醉或局部麻醉下进行。
> ■ 下颌骨骨折固定可采用接骨板、螺钉等固定材料。
> ■ 参考《抗菌药物临床应用指导原则（2015 年版）》（国卫办医发〔2015〕43号）应用抗菌药物。
> ■ 手术中是否输血需依照术中出血量而定，通常不需要输血。在医院条件允许的情况下，可采用自体血回输。

（九）术后住院恢复 5~7 天

1. 必须复查的检查项目：血细胞分析和影像学检查。
2. 术后选用青霉素类或其他类抗菌药物，用药时间根据骨折及感染的严重程度决定。
3. 术后骨折固定效果的影像学评估：如曲面体层片、CT 检查。

> **释义**
>
> ■ 术后可根据患者恢复情况检查必须复查的检查项目，并根据病情变化增加检查的频次。术中出血较多的患者建议术后第 2 天复查血常规，出院前可行影像学检查。
> ■ 术后可按规定预防性应用抗菌药物。如果发生感染，可根据病情决定抗菌药物的选用和用药时间。

（十）出院标准

1. 全身一般情况稳定。
2. 切口Ⅰ/甲（口外切口）和/或Ⅱ/甲（口内伤口）和/或Ⅲ/甲（开放性伤口）愈合。
3. 咬合关系恢复。
4. 影像学检查显示骨折复位固定良好。

> **释义**
>
> ■ 根据术后复查的各项检查结果并结合患者恢复情况决定能否出院。如果出现术后创口感染或咬合关系恢复不佳等需要继续留院治疗的情况，超出了临床路径所规定的时间，应先处理并发症，待符合出院条件后方准许患者出院。

（十一）变异及原因分析

1. 需手术治疗的下颌髁突骨折，下颌粉碎性骨折，下颌骨骨折合并面中部骨折，下颌骨病理性骨折不进入该路径。

2. 急诊患者不进入该路径。

> **释义**
>
> ■ 变异是指入选临床路径的患者未能按路径流程完成医疗行为或未达到预期的医疗质量控制目标。
>
> ■ 医师认可的变异原因主要指患者入选路径后，医师在检查及治疗过程中发现患者合并存在一些可预知的对本路径治疗可能产生影响的情况，需要终止执行路径或者是延长治疗时间、增加治疗费用。
>
> ■ 因患者方面的主观原因导致执行路径出现变异，也需要医师在表单中予以说明。

五、下颌骨骨折临床路径治疗方案

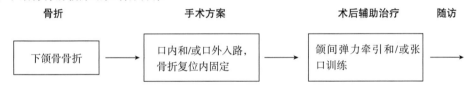

六、下颌骨骨折患者护理规范

1. 术前

（1）健康宣教。

（2）心理疏导及支持。

（3）口腔洁治，保持口腔清洁，必要时漱口水含漱。

（4）口周备皮。

2. 术后

（1）观察生命体征。

（2）密切观察伤口渗血、面部及口底肿胀情况。

（3）及时评估患者呼吸情况，必要时吸氧、床旁备气管切开包，如果出现面颈部和口底肿胀、出血，影响呼吸，及时处理。

（4）口腔清洁：定时口腔冲洗护理，并指导患者漱口液漱口，保持口腔清洁。

（5）指导饮食：术后流质饮食，3~5 天后半流质饮食，逐渐过度到普通饮食。单纯下颌骨骨折手术术后无须经胃管鼻饲流食。

七、下颌骨骨折患者营养治疗规范

1. 下颌骨骨折患者围手术期以高热量、高蛋白饮食为主。

2. 营养途径以胃肠内营养为主，不能经口进食者，可放置鼻胃管，鼻饲流食。

3. 围手术期短期进食少者，可适量补液治疗。

4. 严重营养不良者，应予术前先行营养支持治疗，纠正水、电解质失衡和营养不良，必要时可行胃肠外营养治疗。

八、下颌骨骨折患者健康宣教

1. 保持良好的口腔卫生习惯。
2. 张口受限患者遵医嘱进行功能训练。
3. 遵医嘱定期复查。
4. 出现不明原因疼痛、肿胀、口内固定材料暴露，及时就医。

九、推荐表单

(一) 医师表单

下颌骨骨折临床路径医师表单

适用对象: 第一诊断为下颌骨骨折 (ICD-10: S02.6)

行下颌骨骨折切开复位内固定术 (ICD-9-CM-3: 76.76)

患者姓名:	性别: 年龄: 门诊号:	住院号:
住院日期: 年 月 日	出院日期: 年 月 日	标准住院日: ≤14 天

时间	住院第 1 天	住院第 2 天	住院第 3~5 天 (手术日)
主要诊疗工作	□ 询问病史及体格检查 □ 完成病历书写 □ 开术前化验单、影像检查单、心电图检查单、会诊单 (根据病情需要) □ 上级医师查房, 初步确定手术方式和日期 □ 向患者或家属交代诊疗过程和住院事项 □ 开放性骨折按照急诊诊疗程序处理	□ 上级医师查房, 确认治疗 (手术) 方案 □ 开术前医嘱, 完成术前准备 □ 牙齿洁治 (视情况而定) □ 取牙模型 (视情况而定) □ 术前讨论 (视情况而定) □ 完成必要的相关科室会诊 □ 签署手术知情同意书、自费用品协议书、输血同意书 □ 签署手术麻醉知情同意书 □ 向患者及家属交代病情及围手术期注意事项 □ 完成术前小结和上级医师查房记录	□ 完成手术 □ 开术后医嘱 □ 术者完成手术记录 □ 住院医师完成术后病程记录 □ 术者查房 □ 向患者/家属交代病情及术后注意事项
重点医嘱	**长期医嘱:** □ 外科一级/二级/三级护理 □ 饮食: 普通饮食/半流质饮食/流质饮食/糖尿病饮食 **临时医嘱:** □ 血常规、尿常规、大便常规、血型、凝血功能、肝功能、肾功能、感染性疾病筛查 □ 心电图 □ 超声心动图 (视情况而定) □ 正位 X 线胸片 □ 下颌曲面体层片＋下颌正位片 □ 颅面 CT (视情况而定)	**临时医嘱:** □ 拟明日在＿＿＿麻醉下行下颌骨切开复位内固定术 □ 术前 8 小时禁食、禁水 □ 术前留置胃管 (视情况而定) □ 术前留置尿管 (视情况而定) □ 常规皮肤准备、口腔清洁 □ 抗菌药物 (术前 30 分钟使用) □ 备血 (视情况而定) □ 患者既往基础用药 □ 其他特殊医嘱	**长期医嘱:** □ 麻醉术后护理常规 □ 外科一级护理 □ 醒后 6 小时流质饮食 **临时医嘱:** □ 今日在＿＿＿麻醉下行下颌骨切开复位内固定术 □ 心电监测 (视情况而定) □ 持续/间断吸氧＿＿＿小时 (视情况而定) □ 留置胃管 (视情况而定) □ 留置尿管 (视情况而定) □ 输液＋抗菌药物
病情变异记录	□ 无 □ 有, 原因: 1. 2.	□ 无 □ 有, 原因: 1. 2.	□ 无 □ 有, 原因: 1. 2.
医师签名			

时间	住院第 4~6 天 （术后第 1 天）	住院第 5~8 天 （术后第 2~3 天）	住院第 9~14 天 （术后第 4~7 天，出院日）
主要诊疗工作	□ 上级医师查房，观察病情 □ 住院医师常规病历记录 □ 观察引流量（视情况而定） □ 观察体温、血压 □ 观察伤口 □ 观察咬合关系，如果发现咬合错乱，做颌间牵引或重新手术复位	□ 上级医师查房，观察病情 □ 住院医师常规病历记录 □ 撤除引流（视引流量而定） □ 检查咬合关系 □ 拍摄曲面断层片或 CT	□ 上级医师查房，评估手术效果和伤口愈合，明确是否出院 □ 住院医师完成出院记录、病案首页、出院证明书等，向患者交代出院后的注意事项，如返院复诊的时间、地点，发生紧急情况时的处理等
重点医嘱	长期医嘱： □ 一级护理 □ 流质饮食（未留置胃管者） □ 保留胃管（留置胃管者） □ 鼻饲流食（留置胃管者） □ 陪住 1 人 □ 口腔冲洗（颌间牵引者）每日 2 次 □ 抗菌药物 □ 补液（视术后进食情况） □ 换药	长期医嘱： 同术后第 1 天 临时医嘱： □ 拍术后 X 线片（原则上应与术前所拍的片位相同） □ 换药	出院医嘱： □ 停一级护理（术后第 4 天） □ 二级护理（术后第 4 天），出院前应改为三级护理 □ 流质饮食（未留置胃管者） □ 保留胃管（术后 5~7 天拔出胃管后停医嘱） □ 鼻饲流食（留置胃管者，拔出胃管后改为流质饮食） □ 停陪住 1 人（第 4 天） □ 停口腔冲洗（术后 5~7 天打开咬合后） □ 抗菌药物（术后 5~7 天停） 临时医嘱： □ 明日出院（出院前 1 天） □ 今日出院（治愈）
病情变异记录	□ 无　□ 有，原因： 1. 2.	□ 无　□ 有，原因： 1. 2.	□ 无　□ 有，原因： 1. 2.
医师签名			

（二）护士表单

下颌骨骨折临床路径护士表单

适用对象：第一诊断为下颌骨骨折（ICD-10：S02.6）
行下颌骨骨折切开复位内固定术（ICD-9-CM-3：76.76）

| 患者姓名： | 性别： 年龄： 门诊号： | 住院号： |
| 住院日期： 年 月 日 | 出院日期： 年 月 日 | 标准住院日：≤14天 |

时间	住院第1天 （入院日）	住院第2~4天 （手术准备日）	住院第3~5天 （手术日）
健康宣教	□ 入院宣教：介绍主管医师、护士，介绍环境、设施，介绍住院注意事项	□ 术前宣教：疾病知识、术前准备及手术过程 □ 告知准备物品、沐浴 □ 告知术后饮食、活动及探视注意事项 □ 主管护士与患者沟通，了解并指导心理应对	□ 告知家属等候区位置 □ 术后当日宣教：告知饮食、体位要求，告知术后可能出现情况的应对方式 □ 给予患者及家属心理支持 □ 再次明确探视陪伴须知
护理处理	□ 核对患者，佩戴腕带 □ 建立入院护理病历 □ 卫生处置：剪指（趾）甲、沐浴、更换病号服	□ 协助医师完成术前检查化验 □ 术前准备 □ 通知术前禁食、禁水	□ 术晨剃须、漱口 □ 送手术：摘除患者各种活动物品，核对患者资料及携带药品，填写手术交接单，签字确认 □ 接手术：核对患者及资料，签字确认
基础护理	□ 三级护理 □ 晨晚间护理 □ 患者安全管理	□ 三级护理 □ 晨晚间护理 □ 患者安全管理	□ 一级护理 □ 晨晚间护理 □ 患者安全管理 □ 遵医嘱吸氧及监护治疗 □ 协助及指导进食
专科护理	□ 护理查体 □ 需要时，填写跌倒及压疮防范表 □ 需要时，请家属陪伴 □ 指导饮食及喂养方法 □ 心理护理	□ 遵医嘱完成相关检查 □ 心理护理	□ 病情观察，观察伤口情况 □ 如保留引流管，宣教注意事项 □ 如保留胃管，宣教注意事项 □ 书写护理记录 □ 遵医嘱予抗感染治疗 □ 口腔清洁 □ 心理护理
重点医嘱	□ 详见医嘱执行单	□ 详见医嘱执行单	□ 详见医嘱执行单
病情变异记录	□ 无 □ 有，原因： 1. 2.	□ 无 □ 有，原因： 1. 2.	□ 无 □ 有，原因： 1. 2.
护士签名			

时间	住院第4~6天 （术后第1天）	住院第5~8天 （术后第2~3天）	住院第9~14天 （术后第4~7天，出院日）
健康宣教	□ 术后宣教：药物作用及频率，饮食、活动 □ 复查患者对宣教内容的掌握程度 □ 告知疾病恢复期注意事项	□ 术后宣教 □ 饮食指导 □ 告知疾病恢复期注意事项	□ 出院宣教：复查时间，服药方法，活动休息，饮食 □ 指导办理出院手续
护理处置	□ 遵医嘱完成相关治疗	□ 遵医嘱完成相关治疗	□ 办理出院手续 □ 书写出院记录
基础护理	□ 二级护理 □ 晨晚间护理 □ 协助或指导进食 □ 患者安全管理	□ 二级护理 □ 晨晚间护理 □ 协助或指导进食 □ 患者安全管理	□ 二级护理 □ 晨晚间护理 □ 协助及指导进食 □ 患者安全管理
专科护理	□ 病情观察，写护理记录 □ 遵医嘱抗感染治疗 □ 需要时，联系主管医师给予相关治疗及用药 □ 心理护理	□ 病情观察 □ 遵医嘱抗感染治疗 □ 需要时，联系主管医师给予相关治疗及用药 □ 心理护理	□ 病情观察，写出院记录 □ 心理护理 □ 指导口腔清洁
重点医嘱	□ 详见医嘱执行单	□ 详见医嘱执行单	□ 详见医嘱执行单
病情变异记录	□ 无　□ 有，原因： 1. 2.	□ 无　□ 有，原因： 1. 2.	□ 无　□ 有，原因： 1. 2.
护士签名			

（三）患者表单

下颌骨骨折临床路径患者表单

适用对象：第一诊断为下颌骨骨折（ICD-10：S02.6）

行下颌骨骨折切开复位内固定术（ICD-9-CM-3：76.76）

患者姓名：		性别： 年龄： 门诊号：	住院号：
住院日期： 年 月 日		出院日期： 年 月 日	标准住院日：≤14 天

时间	入院日	手术前	手术日
医患配合	□ 配合询问病史、收集资料，请务必详细告知既往史、用药史、过敏史 □ 如服用抗凝药，请明确告知 □ 配合进行体格检查 □ 有任何不适请告知医师	□ 配合完善术前相关检查、化验，如采血、留尿、心电图、X 线胸片等 □ 医师向患者及家属介绍病情并进行手术谈话、术前签字 □ 麻醉师对患者进行术前访视	□ 接受手术治疗 □ 如术后需要，配合监护及检查、治疗 □ 交流手术情况及术后注意事项 □ 有任何不适请告知医师
护患配合	□ 配合测量体温、脉搏、呼吸、血压、体重 □ 配合完成入院护理评估（简单询问病史、过敏史、用药史） □ 接受入院宣教（环境介绍、病室规定、订餐制度、贵重物品保管等） □ 有任何不适请告知护士	□ 配合测量体温、脉搏、呼吸 □ 接受术前宣教 □ 接受术前准备 □ 准备好必要用物	□ 清晨测量体温、脉搏、呼吸 □ 术晨剃须、漱口 □ 取下义齿、饰品等，贵重物品交家属保管 □ 送手术室前，协助完成核对，带齐影像资料，脱去衣物，上手术车 □ 返回病房后，协助完成核对，配合过病床 □ 配合输液治疗 □ 需要时配合术后吸氧，监护仪监测 □ 有任何不适请告知护士
饮食	□ 普通饮食	□ 术前 6 小时禁食、禁水	□ 术前禁食、禁水 □ 术后 4 小时少量饮水 □ 术后 6 小时，无恶心不适，可进流质饮食
排泄	□ 正常排尿便	□ 正常排尿便	□ 正常排尿便
活动	□ 正常活动	□ 正常活动	□ 术后 4 小时内去枕平卧，可床上翻身 □ 术后 4 小时可垫枕，可半坐位，床上活动 □ 术后 6 小时无不适，可下地活动，注意安全

时间	手术后	出院日
医患配合	□ 配合术后检查 □ 配合术后治疗 □ 配合术后换药 □ 如保留引流管，宣教注意事项 □ 如保留胃管，宣教注意事项	□ 接受出院前指导 □ 知道复查程序 □ 获取出院诊断书
重点医嘱	□ 配合定时测量生命体征，每日询问排便情况 □ 接受输液、服药等治疗 □ 接受饮食宣教 □ 接受用药及治疗宣教 □ 如保留引流管，宣教注意事项 □ 如保留胃管，宣教注意事项 □ 注意活动安全，避免坠床或跌倒 □ 配合执行探视及陪伴制度	□ 接受出院宣教 □ 办理出院手续 □ 获取出院携带药品 □ 知道药品的服用方法、作用、注意事项 □ 术后禁烟酒 □ 知道复印病历的方法
饮食	□ 由冷流质饮食逐渐过度到正常饮食，禁辛辣刺激性饮食	□ 软食，禁辛辣刺激性饮食
排泄	□ 正常排尿便 □ 避免便秘	□ 正常排尿便 □ 避免便秘
活动	□ 病房内活动，避免剧烈活动	□ 病房内活动，避免剧烈活动

附：原表单（2019 年版）

下颌骨骨折临床路径表单

适用对象：第一诊断为下颌骨骨折（ICD-10：S02.6）

行下颌骨骨折切开复位内固定术（ICD-9-CM-3：76.76）

患者姓名：		性别：　　年龄：　　门诊号：		住院号：
住院日期：　　年　月　日		出院日期：　　年　月　日		标准住院日：≤14 天

时间	住院第 1 天	住院第 2 天	住院第 3~5 天 （手术日）
主要诊疗工作	□ 询问病史及体格检查 □ 完成病历书写 □ 开术前实验室检查单、影像检查单、心电图检查单、会诊单（根据病情需要） □ 上级医师查房，初步确定手术方式和日期 □ 向患者或家属交代诊疗过程和住院事项 □ 开放性骨折按照急诊诊疗程序处理	□ 上级医师查房，确认治疗（手术）方案 □ 开术前医嘱、完成术前准备 □ 牙齿洁治（视情况而定） □ 取牙模型（视情况而定） □ 术前讨论（视情况而定） □ 完成必要的相关科室会诊 □ 签署手术知情同意书、自费用品协议书、输血同意书 □ 签署手术麻醉知情同意书 □ 向患者及家属交代病情及围手术期注意事项 □ 完成术前小结和上级医师查房记录	□ 完成手术 □ 开术后医嘱 □ 术者完成手术记录 □ 住院医师完成术后病程 □ 术者查房 □ 向患者/家属交代病情及术后注意事项
重点医嘱	**长期医嘱：** □ 外科一级/二级护理 □ 饮食：流质饮食 **临时医嘱：** □ 血常规、尿常规、大便常规、血型、凝血功能、肝功能、肾功能、感染性疾病筛查 □ 心电图（12 岁以上患者） □ 超声心动图（视情况而定） □ 正位 X 线胸片 □ 下颌曲面体层片+下颌正位片 □ 颅面螺旋 CT 或 CBCT 检查（视情况而定）	**临时医嘱：** □ 拟明日在_____麻醉下行下颌骨开复位内固定术 □ 术前 6 小时禁食、禁水 □ 术前留置胃管（视情况而定） □ 术前留置尿管（视情况而定） □ 常规皮肤准备、口腔清洁 □ 抗菌药物（术前 30 分钟使用） □ 备血（视情况而定） □ 患者既往基础用药 □ 其他特殊医嘱	**长期医嘱：** □ 全身麻醉术后护理常规 □ 外科一级护理 □ 禁食、禁水 12~24 小时 **临时医嘱：** □ 今日在_____麻醉下行下颌骨切开复位内固定术 □ 心电监测（视情况而定） □ 持续/间断吸氧_____小时（视情况而定） □ 留置胃管（视情况而定） □ 留置尿管（视情况而定） □ 输液+抗菌药物
主要护理工作	□ 介绍病房环境、设施及设备 □ 入院护理评估 □ 执行入院后医嘱 □ 指导进行心电图、影像学检查等	□ 晨起静脉取血 □ 卫生知识及手术知识宣教 □ 手术区域皮肤准备及口腔清洁 □ 嘱患者禁食、禁水时间 □ 药敏试验	□ 术前更衣、遵医嘱插胃管、给药 □ 观察术后病情变化 □ 观察创口出血情况 □ 保持各种管路通畅 □ 给予术后饮食指导 □ 指导并协助术后活动

续　表

时间	住院第 1 天	住院第 2 天	住院第 3~5 天（手术日）
病情变异记录	□无　□有，原因： 1. 2.	□无　□有，原因： 1. 2.	□无　□有，原因： 1. 2.
护士签名			
医师签名			

时间	住院第 4~6 天 （术后第 1 天）	住院第 5~8 天 （术后第 2~3 天）	住院第 9~14 天 （术后第 4~7 天，出院日）
主要诊疗工作	□ 上级医师查房，观察病情 □ 住院医师常规病历记录 □ 观察引流量（视情况而定） □ 观察体温、血压 □ 观察伤口 □ 观察咬合关系，如果发现咬合错乱，做颌间牵引或重新手术复位	□ 上级医师查房，观察病情 □ 住院医师常规病历记录 □ 撤除引流（视引流量而定） □ 检查咬合关系 □ 拍摄曲面断层片或 CT	□ 上级医师查房，评估手术效果和伤口愈合，明确是否出院 □ 住院医师完成出院记录、病案首页、出院证明书等，向患者交代出院后的注意事项，如返院复诊的时间、地点，发生紧急情况时的处理等
重点医嘱	长期医嘱： □ 一级护理 □ 流质饮食（未留置胃管者） □ 保留胃管（留置胃管者） □ 鼻饲流食（留置胃管者） □ 陪住 1 人 □ 口腔冲洗（颌间牵引者）2 次/日 □ 抗菌药物 □ 补液（视术后进食情况）	长期医嘱： 同术后第 1 天 临时医嘱： □ 摄术后 X 线片（原则上应与术前所摄片位相同）	出院医嘱： □ 停一级护理（第 4 天） □ 二级护理（第 4 天），出院前应改为三级护理 □ 流质饮食（未留置胃管者） □ 保留胃管（术后 5~7 天拔出胃管后停医嘱） □ 鼻饲流食（留置胃管者，拔出胃管后改为流质饮食） □ 停陪住 1 人（第 4 天） □ 停口腔冲洗（术后 5~7 天打开咬合后） □ 抗菌药物（术后 5~7 天停） 临时医嘱： □ 明日出院（出院前 1 天）
主要护理工作	□ 观察患者病情变化 □ 观察创口出血情况 □ 遵医嘱口腔冲洗，保持口腔清洁 □ 保持各种管路通畅 □ 观察进食情况并给予指导 □ 心理与生活护理	□ 观察病情变化及饮食情况 □ 心理与生活护理 □ 指导口腔功能锻炼	□ 指导办理出院手续 □ 指导复查时间及注意事项 □ 宣教保持口腔清洁、避免面部外伤、3 个月内禁咬硬物、开口训练等
病情变异记录	□ 无 □ 有，原因： 1. 2.	□ 无 □ 有，原因： 1. 2.	□ 无 □ 有，原因： 1. 2.
护士签名			
医师签名			

第四节　颧骨骨折临床路径释义

【医疗质量控制指标】
指标一、术后伤口感染的发生率。
指标二、术后面部畸形的发生率。

一、颧骨骨折编码
1. 原编码
疾病名称及编码：颧骨骨折（ICD-10：S02.402）
手术操作名称及编码：颧骨骨折切开复位内固定术（ICD-9-CM-3：76.76）
2. 修改编码
疾病名称及编码：颧骨骨折（ICD-10：S02.401）
手术操作名称及编码：颧骨骨折切开复位内固定术（ICD-9-CM-3：76.72）

二、临床路径检索方法
S02.401 伴 76.72

三、国家医疗保障疾病诊断相关分组（CHS-DRG）
MDCD　头颈、耳、鼻、口、咽疾病及功能障碍
DU1　头颈、外耳、口鼻的创伤及变形

四、颧骨骨折临床路径标准住院流程
（一）适用对象
第一诊断为颧骨骨折（ICD-10：S02.402）
行颧骨骨折切开复位内固定术（ICD-9-CM-3：76.76）。

> **释义**
> ■ 本路径适用对象为颧骨骨折，但不包括颧骨陈旧性骨折、颧骨粉碎性骨折、颧骨骨折合并其他面中部骨折或者合并下颌骨骨折的情况。
> ■ 根据骨折的严重程度，颧骨骨折治疗可以选择保守治疗或者手术治疗。本路径仅适用颧骨骨折切开复位内固定术，这是目前临床上治疗颧骨骨折的主要手段。

（二）诊断依据
根据《临床诊疗指南·口腔医学分册》（中华医学会编著，人民卫生出版社，2005 年）。
1. 有明确的外伤史。
2. 临床检查存在颧骨骨折的临床表现。
3. 影像学检查可见明确的骨折影像。

释义

■ 颧骨位于面中部的侧方，位置突出，容易遭受损伤而发生骨折。损伤的原因多为交通事故、暴力致伤、摔伤、工伤及运动损伤。接诊患者时应详细询问受伤原因、受伤部位和伤后的临床表现。重点了解致伤力的大小、方向和作用部位，是否存在昏迷史，这有助于判断颧骨骨折的具体类型，是否合并其他面中部骨折，是否存在颅脑损伤。

■ 颧骨骨折后，由于外力的作用导致颧骨移位而出现面部畸形，通常向后内移位，出现面部塌陷畸形。少数情况下，骨折向后外移位，出现面侧方隆突畸形；颧骨移位，压迫颞肌和咬肌，阻碍喙突运动，可导致张口疼痛和张口受限；颧骨移位可继发眼球内陷畸形，如果骨折损伤眼外肌或眶内容物嵌在骨折裂隙内，出现眼球运动障碍，可出现复视；眶下神经损伤，可造成神经支配区麻木。

■ CT 扫描是颧骨骨折影像学检查的理想手段。轴位和冠状位 CT 可以显示颧骨各骨缝骨折移位情况，并可以观察眶壁骨折以及眼眶软组织损伤的情况。CT 的三维重建影像可以从整体上观察骨折的特点，确定骨折的类型、移位和粉碎的程度。

（三）治疗方案的选择

根据《临床诊疗指南·口腔医学分册》（中华医学会编著，人民卫生出版社，2005 年），选择颧骨骨折切开复位内固定术，其适应证为：

1. 有外伤史，颧骨骨折诊断明确。

2. 全身情况可耐受麻醉和手术，危及生命的全身合并损伤已经得到有效处置，生命体征稳定。

3. 颧骨骨折错位明显，影响功能和外形。

释义

■ 有明确的外伤史，临床上有颧骨骨折症状和体征（如眶下区麻木，颧突点明显塌陷），影像学检查明确显示有骨折的患者，可行颧骨骨折切开复位内固定术。

■ 颧骨骨折切开复位内固定术可选用面部小切口（眉弓外切口、下睑缘下切口、结膜切口联合或不联合外眦切开）和口内切口（前庭沟切口）。在骨折断面充分暴露，骨折块充分松解的情况下，进行多点协同复位颧骨骨折。最终根据骨折类型用接骨板进行坚固内固定，一般在颧牙槽嵴、颧额缝和眶下缘这三个部位进行固定。

■ 颧骨骨折患者应尽早进行治疗，以避免骨折错位愈合。但当患者合并颅脑或其他重要脏器或肢体的严重损伤，全身情况较差时，则应首先抢救患者的生命，待全身情况稳定或好转后，再行骨折的处理。

（四）标准住院日≤14 天

释义

■ 颧骨骨折患者入院后，常规检查，包括影像学检查等术前准备 1~2 天，手术后恢复 4~7 天，总住院时间不超过 14 天均符合本路径要求。

(五) 进入路径标准

1. 第一诊断必须符合 ICD-10：S02.402 颧骨骨折疾病编码。
2. 若患者同时有其他疾病诊断，住院期间不需要特殊处理也不影响第一诊断的临床路径流程实施，可以进入路径。

> **释义**
>
> ■ 本路径适用于颧骨骨折，但不包括颧骨陈旧性骨折、颧骨粉碎性骨折、颧骨骨折合并其他面中部骨折或者合并下颌骨骨折等情况。
>
> ■ 患者如果合并高血压、糖尿病、冠心病、脑梗死等其他慢性疾病，需要术前对症治疗时，如果不影响麻醉和手术，不影响术前准备的时间，可进入本路径。上述慢性疾病如果需要经治疗稳定后才能手术，术前准备过程先进入其他相应内科疾病的诊疗路径。

(六) 术前准备 (术前评估) 2 天

必须检查的项目：
1. 血常规、尿常规、大便常规、血型、凝血功能、肝功能、肾功能。
2. 感染性疾病筛查 (乙型肝炎、丙型肝炎、梅毒、艾滋病等)。
3. 心电图。
4. 影像学检查 (颅颌面及全身影像检查)。

> **释义**
>
> ■ 必查项目是确保手术治疗安全有效开展的基础，术前必须完成。要认真分析检查结果，以便及时发现异常情况并采取对应处置。
>
> ■ 高龄患者或心肺功能异常患者，术前根据病情可增加超声心动图、肺功能、血气分析等检查。

(七) 预防性抗菌药物选择与使用时机

1. 抗菌药物：按照《抗菌药物临床应用指导原则 (2015 年版)》(国卫办医发〔2015〕43 号) 执行。
2. 选用第一、第二代头孢菌素类或其他类抗菌药物，预防性用药时间为术前 30 分钟 (另可根据是否为开放性损伤以及感染的程度决定抗菌药物的选用和预防性应用的时间)。

> **释义**
>
> ■ 颧骨骨折切开复位内固定术常需采用口内切口，属Ⅱ类切口。如有开放创口，属Ⅲ类切口。口腔是有菌环境，因此有必要按要求在术前、术中和术后应用抗菌药物。预防性用药时间开始为术前 30 分钟，术中是否再次用药，应根据手术时间 (是否大于 3 小时) 或术中出血量 (是否超过 1500ml) 决定，一般术后预防性用药时间不超过 24 小时，严重者不超过 48 小时。如果术后发生感染，可视具体情况决定抗菌药物的选用和用药时间。

（八）手术日为入院第3~5天

1. 麻醉方式：全身麻醉。
2. 手术内固定物：骨折接骨板、钉和其他类型骨折内固定物。
3. 术中用药：青霉素类或其他类抗菌药物。
4. 输血：视术中出血情况而定，一般不考虑输血。

> **释义**
>
> ■ 本路径规定的颧骨骨折手术一般均在全身麻醉下进行。
> ■ 颧骨骨折固定可采用钛金属或可吸收材料的接骨板等固定装置。
> ■ 参考《抗菌药物临床应用指导原则（2015年版）》（国卫办医发〔2015〕43号）应用抗菌药物。
> ■ 手术中是否输血需依照术中出血量而定，通常不需要输血。在医院条件允许的情况下，可采用自体血回输。

（九）术后住院恢复5~7天

1. 必须复查的检查项目：血细胞分析和影像学检查。
2. 术后选用青霉素类或其他类抗菌药物，用药时间根据骨折及感染的程度决定。

> **释义**
>
> ■ 术后可根据患者恢复情况检查必须复查的检查项目，并根据病情变化增加检查的频次。术中出血较多的患者建议术后第2天复查血常规，出院前可行影像学检查。
> ■ 术后可按规定预防性应用抗菌药物。如果发生感染，可根据病情决定抗菌药物的选用和用药时间。

（十）出院标准

1. 全身一般情况稳定。
2. 切口Ⅰ/甲（口外切口）或/和Ⅱ/甲（口内或开放性伤口）愈合。
3. 面形和咬合关系恢复。
4. 影像学检查显示骨折复位固定良好。

> **释义**
>
> ■ 根据术后复查的各项检查结果并结合患者恢复情况决定能否出院。如果出现术后创口感染等需要继续留院治疗的情况，超出了本路径所规定的时间，应先处理并发症，待符合出院条件后方准许患者出院。

（十一）变异及原因分析

1. 颧骨骨折合并面中部其他骨折或合并下颌骨骨折不进入该路径。
2. 颧骨粉碎或缺损骨折不进入该路径。

3. 颧骨陈旧性骨折不进入该路径。

4. 急诊手术患者不进入该路径。

> **释义**
>
> ■ 变异是指入选临床路径的患者未能按路径流程完成医疗行为或未达到预期的医疗质量控制目标。
>
> ■ 医师认可的变异原因主要指患者入选路径后，医师在检查及治疗过程中发现患者合并存在一些可预知的对本路径治疗可能产生影响的情况，需要终止执行路径或者是延长治疗时间、增加治疗费用。
>
> ■ 因患者方面的主观原因导致执行路径出现变异，也需要医师在表单中予以说明。

五、颧骨骨折临床路径治疗方案

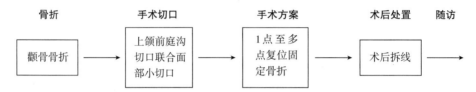

六、颧骨骨折患者护理规范

1. 术前

（1）健康宣教。

（2）心理疏导及支持。

（3）口腔洁治，保持口腔清洁，必要时漱口水含漱。

（4）口周备皮，剪鼻毛，必要时剪睫毛。

2. 术后

（1）观察生命体征。

（2）密切观察伤口渗血、术区肿胀以及视力变化情况。

（3）及时评估患者呼吸情况，必要时遵医嘱给予吸氧、床旁备气管切开包，如果出现面部肿胀、出血，影响呼吸，及时处理。

（4）口腔清洁：定时口腔冲洗护理，并指导患者漱口液漱口，保持口腔清洁。

（5）指导饮食：术后流质饮食，3~5天后半流质饮食，逐渐过度到普通饮食。单纯颧骨骨折手术术后无插胃管鼻饲流食。

七、颧骨骨折患者营养治疗规范

1. 上颌骨骨折患者围手术期应以高热量、高蛋白饮食为主。

2. 营养途径以胃肠内营养为主，不能经口进食者，可放置鼻胃管，鼻饲流食。

3. 围手术期短期进食少者，可适量补液治疗。

4. 严重营养不良者，应予术前先行营养支持治疗，纠正水电失衡和营养不良，必要时可行胃肠外营养治疗。

八、颧骨骨折患者健康宣教

1. 保持良好的口腔卫生习惯。

2. 遵医嘱定期复查。

3. 出现不明原因疼痛、肿胀、口内固定材料暴露，及时就医。

九、推荐表单

颧骨骨折临床路径表单

适用对象：第一诊断为颧骨骨折（ICD-10：S02.402）

行颧骨骨折切开复位内固定术（ICD-9-CM-3：76.76）

患者姓名：	性别：	年龄：	门诊号：	住院号：

住院日期：	年 月 日	出院日期：	年 月 日	标准住院日：≤14 天

时间	住院第 1 天	住院第 2 天	住院第 3~5 天 （手术日）
主要诊疗工作	□ 询问病史及体格检查 □ 完成病历书写 □ 开术前化验单、影像检查单、心电图检查单、会诊单（根据病情需要） □ 上级医师查房，初步确定手术方式和日期 □ 向患者或家属交代诊疗过程和住院事项 □ 开放性骨折按照急诊诊疗程序处理	□ 上级医师查房，确认治疗（手术）方案 □ 开术前医嘱、完成术前准备 □ 牙齿洁治（视情况而定） □ 取牙模型（视情况而定） □ 术前讨论（视情况而定） □ 完成必要的相关科室会诊 □ 签署手术知情同意书、自费用品协议书、输血同意书 □ 签署手术麻醉知情同意书 □ 向患者及家属交代病情及围手术期注意事项 □ 完成术前小结和上级医师查房记录	□ 完成手术 □ 开术后医嘱 □ 术者完成手术记录 □ 住院医师完成术后病程 □ 术者查房 □ 向患者/家属交代病情及术后注意事项
重点医嘱	长期医嘱： □ 外科一级/二级/三级护理 □ 饮食：普通饮食/半流质饮食/流质饮食/糖尿病饮食 临时医嘱： □ 血常规、尿常规、大便常规、血型、凝血功能、肝功能、肾功能、感染性疾病筛查 □ 心电图（12 岁以上患者） □ 超声心动图（视情况而定） □ 正位胸片 □ 头颅 CT+三维重建 □ 华氏位+改良颅底位（或颧弓轴位）（视情况而定）	临时医嘱： □ 拟明日在_____麻醉下行颧骨骨折切开复位内固定术 □ 术前 6 小时禁食、禁水 □ 常规皮肤准备、口腔清洁 □ 抗菌药物（术前 30 分钟使用） □ 备血（视情况而定） □ 患者既往基础用药 □ 其他特殊医嘱	复苏室 长期医嘱： □ 全身麻醉术后护理常规 □ 禁食、禁水 12~24 小时 临时医嘱： □ 心电监测（视情况而定） □ 持续/间断吸氧_____小时（视情况而定） □ 补液+抗菌药物 病房 长期医嘱： □ 一级护理 □ 饮食 □ 陪住 1 人 □ 心电监测（视情况而定） □ 保留胃管（视情况而定） 临时医嘱： □ 持续/间断吸氧_____小时（视情况而定） □ 补液+抗菌药物

续　表

时间	住院第 1 天	住院第 2 天	住院第 3~5 天 （手术日）
主要护理工作	□ 介绍病房环境、设施及设备 □ 入院护理评估 □ 执行入院后医嘱 □ 指导进行化验、心电图、影像学检查等 □ 协助生活护理 □ 安全护理	□ 晨起静脉取血 □ 卫生知识及手术知识宣教 □ 手术区域皮肤准备及口腔清洁 □ 嘱患者禁食、禁水时间及肠道准备 □ 药敏试验 □ 协助生活护理 □ 安全护理	□ 术前更衣、遵医嘱插胃管、给药 □ 观察生命体征及术后病情变化 □ 观察伤口出血情况 □ 保持各种管路通畅 □ 给予术后饮食指导 □ 指导并协助术后活动 □ 协助生活护理 □ 安全护理
病情变异记录	□ 无　□ 有，原因： 1. 2.	□ 无　□ 有，原因： 1. 2.	□ 无　□ 有，原因： 1. 2.
护士签名			
医师签名			

时间	住院第 4~6 天 （术后第 1 天）	住院第 5~7 天 （术后第 2~4 天）	住院第 8~14 天 （术后第 5~9 天，出院日）
主要诊疗工作	□ 上级医师查房，观察病情 □ 住院医师常规病历记录 □ 观察引流量（视情况而定） □ 观察体温、血压 □ 观察伤口 □ 观察面部外形、咬合关系	□ 上级医师查房，观察病情 □ 住院医师常规病历记录 □ 撤除引流（视引流量而定） □ 检查面部外形、咬合关系 □ 头颅 CT+三维重建	□ 上级医师查房，评估手术效果和伤口愈合，明确是否出院 □ 住院医师完成出院记录、病案首页、出院证明书等，向患者交代出院后的注意事项，如返院复诊的时间、地点，发生紧急情况时的处理等
重点医嘱	长期医嘱： □ 一级护理 □ 流质饮食（未留置胃管者） □ 鼻饲流食（留置胃管者） □ 陪住 1 人 □ 雾化吸入 3 天，2 次/日 □ 眼睛冲洗（视情况而定）2 次/日 □ 抗菌药物 □ 补液（视术后进食情况）	长期医嘱： □ 停一级护理（第 2 天） □ 二级护理（第 2 天） 临时医嘱： □ 摄术后 X 线片（原则上应与术前所摄的片位相同）	出院医嘱： □ 出院前应改为三级护理 □ 流质饮食（未留置胃管者） □ 停陪住 1 人（术后第 4 天） □ 停眼睛冲洗（视情况而定） □ 抗菌药物（术后 5~7 天停） 临时医嘱： □ 明日出院（出院前 1 天）
主要护理工作	□ 观察患者生命体征、病情变化 □ 观察伤口出血情况 □ 保持口腔清洁 □ 保持各种管路通畅 □ 观察进食情况并给予指导 □ 心理与生活护理 □ 安全护理	□ 观察病情变化及饮食情况 □ 指导口腔功能锻炼 □ 心理与生活护理 □ 安全护理	□ 协助生活护理 □ 安全护理 □ 指导办理出院手续 □ 指导复查时间及注意事项 □ 宣教保持口腔清洁、避免面部外伤、3 个月内禁咬硬物、开口训练等
病情变异记录	□ 无　□ 有，原因： 1. 2.	□ 无　□ 有，原因： 1. 2.	□ 无　□ 有，原因： 1. 2.
护士签名			
医师签名			

附：原表单（2016年版）

颧骨骨折临床路径表单

适用对象：第一诊断为颧骨骨折（ICD-10：S02.402）
行颧骨骨折切开复位内固定术（ICD-9-CM-3：76.76）

患者姓名：	性别：	年龄：	门诊号：	住院号：
住院日期： 年 月 日	出院日期： 年 月 日		标准住院日：≤14天	

时间	住院第1天	住院第2天	住院第3~5天（手术日）
主要诊疗工作	□ 询问病史及体格检查 □ 完成病历书写 □ 开术前化验单、影像检查单、心电图检查单、会诊单（根据病情需要） □ 上级医师查房，初步确定手术方式和日期 □ 向患者或家属交代诊疗过程和住院事项 □ 开放性骨折按照急诊诊疗程序处理	□ 上级医师查房，确认治疗（手术）方案 □ 开术前医嘱、完成术前准备 □ 牙齿洁治（视情况而定） □ 取牙模型（视情况而定） □ 术前讨论（视情况而定） □ 完成必要的相关科室会诊 □ 签署手术知情同意书、自费用品协议书、输血同意书 □ 签署手术麻醉知情同意书 □ 向患者及家属交代病情及围手术期注意事项 □ 完成术前小结和上级医师查房记录	□ 完成手术 □ 开术后医嘱 □ 术者完成手术记录 □ 住院医师完成术后病程 □ 术者查房 □ 向患者/家属交代病情及术后注意事项
重点医嘱	**长期医嘱：** □ 外科一级/二级/三级护理 □ 饮食：普通饮食/半流质饮食/流质饮食/糖尿病饮食 **临时医嘱：** □ 血常规、尿常规、大便常规、血型、凝血功能、肝功能、肾功能、感染性疾病筛查 □ 心电图（12岁以上患者） □ 超声心动图（视情况而定） □ 正位胸片 □ 颅面CT □ 华氏位+改良颅底位（或颧弓轴位）（视情况而定）	**临时医嘱：** □ 拟明日在＿＿＿麻醉下行颧骨骨折切开复位内固定术 □ 术前6小时禁食、禁水 □ 术前留置胃管（视情况而定） □ 术中留置尿管（视情况而定） □ 常规皮肤准备、口腔清洁 □ 抗菌药物（术前30分钟使用） □ 备血（视情况而定） □ 患者既往基础用药 □ 其他特殊医嘱	**复苏室** **长期医嘱：** □ 全身麻醉术后护理常规 □ 禁食、禁水12~24小时 □ 留置胃管（视情况而定） □ 留置尿管（视情况而定） **临时医嘱：** □ 心电监测（视情况而定） □ 持续/间断吸氧＿＿＿小时（视情况而定） □ 补液+抗菌药物 **病房** **长期医嘱：** □ 一级护理 □ 饮食 □ 陪住1人 □ 心电监测（视情况而定） □ 保留胃管（视情况而定） □ 保留尿管（视情况而定） **临时医嘱：** □ 持续/间断吸氧＿＿＿小时（视情况而定） □ 补液+抗菌药物

时间	住院第1天	住院第2天	住院第3~5天 （手术日）
主要护理工作	□ 介绍病房环境、设施及设备 □ 入院护理评估 □ 执行入院后医嘱 □ 指导进行化验、心电图、影像学检查等 □ 协助生活护理 □ 安全护理	□ 晨起静脉取血 □ 卫生知识及手术知识宣教 □ 手术区域皮肤准备及口腔清洁 □ 嘱患者禁食、禁水时间及肠道准备 □ 药敏试验 □ 协助生活护理 □ 安全护理	□ 术前更衣、遵医嘱插胃管、给药 □ 观察生命体征及术后病情变化 □ 观察创口出血情况 □ 保持各种管路通畅 □ 给予术后饮食指导 □ 指导并协助术后活动 □ 协助生活护理 □ 安全护理
病情变异记录	□ 无　□ 有，原因： 1. 2.	□ 无　□ 有，原因： 1. 2.	□ 无　□ 有，原因： 1. 2.
护士签名			
医师签名			

时间	住院第 4~6 天 （术后第 1 天）	住院第 5~8 天 （术后第 2~3 天）	住院第 9~14 天 （术后第 4~9 天，出院日）
主要诊疗工作	□ 上级医师查房，观察病情 □ 住院医师常规病历记录 □ 观察引流量（视情况而定） □ 观察体温、血压 □ 观察伤口 □ 观察面部外形、咬合关系	□ 上级医师查房，观察病情 □ 住院医师常规病历记录 □ 撤除引流（视引流量而定） □ 检查面部外形、咬合关系 □ 拍摄 CT 或华氏位片+改良颅底位	□ 上级医师查房，评估手术效果和伤口愈合，明确是否出院 □ 住院医师完成出院记录、病案首页、出院证明书等，向患者交代出院后的注意事项，如返院复诊的时间、地点，发生紧急情况时的处理等
重点医嘱	长期医嘱： □ 一级护理 □ 流质饮食（未留置胃管者） □ 保留胃管（留置胃管者） □ 鼻饲流食（留置胃管者） □ 陪住 1 人 □ 雾化吸入 3 天，2 次/日 □ 眼睛冲洗（视情况而定） 　2 次/日 □ 抗菌药物 □ 补液（视术后进食情况）	长期医嘱： □ 停一级护理（第 2 天） □ 二级护理（第 2 天） 临时医嘱： □ 摄术后 X 线片（原则上应与术前所摄的片位相同）	出院医嘱： □ 出院前应改为三级护理 □ 流质饮食（未留置胃管者） □ 保留胃管（术后 5~7 天拔出胃管后停医嘱） □ 鼻饲流食（留置胃管者，拔出胃管后改为流质饮食） □ 停陪住 1 人（术后第 4 天） □ 停眼睛冲洗（视情况而定） □ 抗菌药物（术后 5~7 天停） 临时医嘱： □ 明日出院（出院前 1 天）
主要护理工作	□ 观察患者生命体征、病情变化 □ 观察创口出血情况 □ 保持口腔清洁 □ 保持各种管路通畅 □ 观察进食情况并给予指导 □ 心理与生活护理 □ 安全护理	□ 观察病情变化及饮食情况 □ 指导口腔功能锻炼 □ 心理与生活护理 □ 安全护理	□ 协助生活护理 □ 安全护理 □ 指导办理出院手续 □ 指导复查时间及注意事项 □ 宣教保持口腔清洁、避免面部外伤、3 个月内禁咬硬物、开口训练等
病情变异记录	□ 无　□ 有，原因： 1. 2.	□ 无　□ 有，原因： 1. 2.	□ 无　□ 有，原因： 1. 2.
护士签名			
医师签名			

第五节　上颌骨囊肿临床路径释义

【医疗质量控制指标】
指标一、颌面部 CT 影像学检查率。
指标二、术后血肿发生率。
指标三、切口感染率。
指标四、瘘口发生率。
指标五、囊肿复发率。

一、上颌骨囊肿编码

1. 原编码
疾病名称及编码：上颌骨囊肿（ICD-10：S02. 402）
手术操作名称及编码：上颌骨囊肿刮治术（ICD-9-CM-3：76. 76）
2. 修改编码
疾病名称及编码：上颌骨囊肿（ICD-10：K09. 0-K09. 2）
手术操作名称及编码：上颌骨囊肿刮治术（ICD-9-CM-3：76. 2x04）

二、临床路径检索方法

（K09. 0-K09. 2）伴 76. 2x04

三、国家医疗保障疾病诊断相关分组（CHS-DRG）

MDCD　头颈、耳、鼻、口、咽疾病及功能障碍
DV1　头颈、耳、鼻、咽、口非恶性增生性疾患

四、上颌骨囊肿临床路径标准住院流程

（一）适用对象
第一诊断为颌骨囊肿包括上颌骨囊肿（包括含牙囊肿、角化囊肿、根端囊肿、正中囊肿）
（ICD-10：S02. 402）
行上颌骨囊肿刮治术（ICD-9-CM-3：76. 76）。

> **释义**
> ■ 本路径仅适用于发生在上颌骨的囊肿，拟行囊肿刮治术的患者。
> ■ 本路径适用的上颌骨囊肿类型包括：根端囊肿（或残余囊肿）、含牙囊肿、牙源性角化囊肿（又称牙源性角化囊性瘤）、正中囊肿（包含鼻腭囊肿）。
> ■ 本路径适用于初发的上颌骨囊肿患者，也适用于复发的拟行刮治术的上颌骨囊肿患者。
> ■ 本路径适用于单发的上颌骨囊肿患者，也适用于多发的上颌骨囊肿患者。

（二）诊断依据
根据《临床诊疗指南·口腔医学分册》（中华医学会编著，人民卫生出版社，2005 年）。
1. 临床检查存在上颌骨囊肿的临床表现。
2. 影像学检查可见明确的上颌骨囊肿影像。

> **释义**
>
> ■ 上颌骨囊肿一般生长缓慢，早期无症状，逐渐增大可使颌骨膨隆造成面部畸形，同时骨质受压变薄，触诊时可有骨性、乒乓球样、牛皮纸样及波动等不同触感。病变区牙齿可出现移位、松动、倾斜。囊肿较大时可进入上颌窦、鼻腔，导致邻近器官压迫移位并出现相应症状。囊肿有时会继发感染，可出现典型红、肿、热、痛等感染表现。
>
> ■ 上颌骨囊肿典型的 X 线表现为：上颌骨内圆形或卵圆形透光影像，可为单房或多房，周围有一白色骨质反应线（骨白线）围绕。
>
> ■ 根端囊肿为最常见的牙源性囊肿，为根尖的慢性炎症刺激所致。囊腔一般较小，口腔内可查及深龋、残根或死髓牙等病灶牙；病灶牙被拔除后，残留在颌骨内的根端囊肿又叫残余囊肿。
>
> ■ 含牙囊肿为牙源性发育性囊肿，囊腔内含有阻生牙或多生牙的牙冠为其特征，多为单房性，少数为多房性。
>
> ■ 牙源性角化囊肿又称牙源性角化囊性瘤。与一般的颌骨囊肿不同，囊内含白色或黄色角化物或皮脂样物质，囊壁较薄，具有侵袭性生长特点，手术刮治不彻底较易复发，还可能发生恶变。牙源性角化囊肿还有多发现象，若同时伴发皮肤基底细胞痣或基底细胞癌，分叉肋、眶距增宽、颅骨异常、小脑镰钙化等症状时，称为"痣样基底细胞癌综合征"。临床上牙源性角化囊肿的部分病例不易与成釉细胞瘤区别，需要病理检查确诊。
>
> ■ 正中囊肿和鼻腭囊肿属非牙源性发育性囊肿，二者均发生于上腭正中。鼻腭囊肿位于切牙管内或附近，正中囊肿位于切牙管之后。

（三）进入路径标准

1. 第一诊断必须符合 ICD-10：S02.402 上颌骨囊肿疾病编码。

2. 患者同时具有其他疾病诊断，如在住院期间不需要特殊处理也不影响第一诊断的临床路径流程实施时，可以进入路径。

> **释义**
>
> ■ 第一诊断为上颌骨囊肿者即可进入路径。对于大部分上颌骨囊肿，通过临床或影像学检查基本可以确诊；对于部分诊断有疑问的病例，需经病理确诊。
>
> ■ 上颌骨囊肿最常见于青少年或青壮年，患者一般无基础疾病史。对于有伴随疾病的患者，如必需于术前治疗或调整，否则会增大手术风险，增加并发症出现概率，延长术前准备时间及住院时间，影响患者预后，则不宜进入路径。例如囊肿继发明显感染；中老年患者伴有未控制的高血压、糖尿病，心肺功能不全、凝血功能异常等。

（四）标准住院日 5~7 天

> **释义**
>
> ■ 患者入院后，术前评估和准备通常需要 2 天，手术日一般为入院第 3 天，术后住院恢复需要 2~4 天，总住院时间应不超过 7 天。上述天数为工作日时间，如遇

周末双休日或节假日，不应计入标准住院日内。各医疗机构根据本科室实际操作流程，在此时间范围内完成诊治均属符合路径要求。

为了优化住院时间，需要配合根管治疗的牙齿应在入院前完成治疗；需要术前诊疗的伴随疾病（如未控制的糖尿病、未控制的高血压或心脑血管疾病等）和调整的用药方案（如抗凝药）也应在入院前进行。

（五）住院期间的检查项目

1. 必须检查的项目

（1）血常规、尿常规、大便常规、血型。

（2）凝血功能。

（3）血生化。

（4）感染性疾病筛查（乙型肝炎、丙型肝炎、梅毒、艾滋病等）。

（5）胸片、心电图。

（6）曲面断层及 CT 检查。

2. 根据患者病情进行的检查项目

（1）诊断有疑问时可行活检术。

（2）必要时行囊肿累及牙齿的根管治疗。

> 释义
>
> ■ 必须检查的项目是术前进行风险评估，排除手术禁忌，保障麻醉和手术安全的基本前提，术前必须完成，不可或缺。临床主管医师应及时收集、分析检查结果。对某些明显异常指标，必要时可复查明确，并采取相应处置措施直至符合手术要求。
>
> ■ 对于老年患者，或常规心电图异常，或既往存在心脏疾患的患者可以补充心肌酶谱、血清肌钙蛋白、动脉心电图、超声心动图检查；对于长期吸烟者，既往肺部疾患者可以补充肺功能检查。
>
> ■ 对于上颌骨囊肿，CT 检查更有利于观察病变的位置、数目、范围以及毗邻关系等解剖学信息，有利于疾病的准确诊断和制定更为妥善的手术方案。
>
> ■ 对于诊断有疑问的病例，应先期行活检术明确病理诊断。
>
> ■ 根端囊肿的病灶牙若要保留，应在术前完成根管治疗；其他类型囊肿累及的牙齿，可根据情况选择术前或术后进行根管治疗。

（六）治疗方案的选择

根据《临床诊疗指南·口腔医学分册》（中华医学会编著，人民卫生出版社，2005 年），选择上颌骨囊肿刮治术，其适应证为：

1. 上颌骨囊肿诊断明确。

2. 全身情况可耐受麻醉和手术，危及生命的全身合并损伤已经得到有效处置，生命体征稳定。

> **释义**
>
> ■ 对于一般的上颌骨囊肿，单纯刮治术即可治愈。对于牙源性角化囊肿，因其较易复发，要求手术刮除更彻底。在刮除囊壁后可用苯酚或硝酸银等腐蚀剂涂抹骨创，或加用冷冻疗法，以消灭子囊，减少复发。必要时还可以考虑在囊肿外围切除部分骨质。
>
> ■ 某些诊断有疑问的病例，术前一定要明确诊断，避免将成釉细胞瘤、黏液瘤等易混淆的疾病误诊为上颌骨囊肿。
>
> ■ 对于根端囊肿，术前应请牙体牙髓科会诊，确定患牙是否保留，计划保留的牙齿应于术前行完善的根管治疗。其他类型囊肿累及的牙齿，要尽量保留，不能保留者可拔除，保留的牙齿应于术后监测牙髓活力，对于牙髓坏死者择期行根管治疗。儿童的颌骨囊肿治疗以保留恒牙胚为原则，允许残留部分囊壁，也可选择开窗术。囊肿内包含的多生牙或阻生牙，应连同囊肿一并摘除。
>
> ■ 囊肿进入上颌窦者，若上颌窦黏膜被囊肿累及或有炎性增生时可一并刮除。
>
> ■ 骨腔内一般不必填塞生物材料，骨腔较大止血不完善者，可填塞碘仿纱条。

（七）预防性抗菌药物选择与使用时机

1. 抗菌药物：按照《抗菌药物临床应用指导原则（2015年版）》（国卫办医发〔2015〕43号）执行。

2. 选用非限制级抗菌药物，预防性用药时间为术前0.5~1个小时。上颌骨囊肿继发感染者按照治疗性用药原则使用。

> **释义**
>
> ■ 上颌骨囊肿手术切口为Ⅱ类切口，术后有发生感染的风险，按照规定于围手术期可预防性使用抗菌药物治疗。
>
> ■ 首选的预防药物为β内酰胺类抗生素，如青霉素类，头孢霉素第一代或第二代抗生素。
>
> ■ 首剂给药时机应在手术前0.5~1个小时内静脉滴注给药。

（八）手术日为入院第3天

1. 麻醉方式：局部麻醉或全身麻醉。
2. 术前用药：非限制级抗菌药物。

> **释义**
>
> ■ 较简单的上颌骨囊肿手术可在局部麻醉下进行；较复杂的上颌骨囊肿手术尽量安排在全身麻醉下进行。
>
> ■ 术中用药主要为麻醉药品，也包括静脉给予抗菌药物。
>
> ■ 根据患者意愿，术后可安装镇痛装置。

（九）术后恢复住院 2~4 天

1. 必须复查的检查项目：血细胞分析和影像学检查。
2. 术后选用非限制级抗菌药物，预防性用药不超过 48 小时。

> **释义**
>
> ■ 患者麻醉完全清醒后，可经口腔进流质饮食，保持口腔清洁，一般无须鼻饲。
> ■ 术后应密切观察伤口肿胀和渗血情况，伤口区域可配合加压包扎。
> ■ 骨腔内若填塞有碘仿纱条，可在术后 72 小时后 1 次或分次撤除。
> ■ 术后继续预防性使用抗菌药物治疗，总的用药时间应控制在 48 小时内。
> ■ 术后必要时，复查血常规；出院前可复查曲面体层或 CT 检查。
> ■ 伤口缝线应于术后 7 天左右拆除，也可任其自行脱落。
> ■ 术后及时收集病理结果，并告知患者。

（十）出院标准

1. 生命体征平稳。
2. 手术切口无红、肿、热、痛等炎症表现，无新鲜渗血。
3. 无须要住院治疗的并发症发生。

> **释义**
>
> ■ 根据上颌骨囊肿刮治手术的复杂程度，出院通常可安排在术后第 2~4 天。
> ■ 出院前，骨腔内填塞的碘仿纱条应撤除，伤口无新鲜渗血。
> ■ 出院时，患者无发热等需要继续留院观察治疗的情况。
> ■ 伤口拆线应安排在出院后。
> ■ 出院证明材料中，应包括累及牙齿的进一步治疗建议和定期复查等内容。

（十一）变异及原因分析

1. 有影响手术的全身疾病或合并症，需要进行相关的诊断和治疗。
2. 上颌骨囊肿行开窗引流术治疗不纳入路径。

> **释义**
>
> ■ 围手术期伴随的疾病，住院期间必须给予治疗或调整改善，否则增加手术风险或并发症发生率。如先天性心脏病，凝血功能异常，未控制的高血压、糖尿病，严重的心脑血管疾病等，导致术前准备时间及住院时间延长，应视为变异情况。
> ■ 上颌骨囊肿继发明显感染，需要先抗感染治疗再择期手术者，应视为变异情况。
> ■ 同时伴有下颌骨囊肿的多发囊肿者，应视为变异情况。
> ■ 痣样基底细胞癌综合征患者，应视为变异情况。
> ■ 需要行开窗引流术的儿童患者，应视为变异情况。

■ 术中探查或病理证实不是囊肿者，应视为变异情况。

■ 囊肿伴有癌变者，应视为变异情况。

■ 术后出现较严重并发症，包括感染、出血等，需要进一步治疗观察，导致住院时间延长者，应视为变异情况。

■ 对于因某些检查或操作未能及时完成而延长至第二天，且不会对最终结果产生重大改变者，可不出路径。

五、上颌骨囊肿患者护理规范

1. 术前

（1）口周皮肤准备。

（2）保持口腔清洁，术晨用漱口水含漱。

2. 术后

（1）观察生命体征，管理气道。

（2）观察伤口肿胀、渗血情况。

（3）口腔护理：使用漱口水含漱，口腔内血渍较多不易清洁者给予口腔冲洗。

（4）指导饮食：术后第1周内流质饮食，第2周内半流质饮食；之后恢复正常饮食。

六、上颌骨囊肿患者营养治疗规范

1. 治疗期间，饮食宜清淡，忌食热、硬、辛辣、肥腻食物。

2. 进食少者，适量补液。

七、上颌骨囊肿患者健康宣教

1. 保持良好的口腔卫生习惯。

2. 患有龋齿时，应及时治疗。

3. 阻生的智齿尽早预防性拔除。

4. 定期进行口腔健康检查。

5. 出现不明原因面部隆起或肿胀时，应及时就诊。

八、推荐表单

上颌骨囊肿临床路径表单

适用对象：第一诊断为上颌骨囊肿（ICD-10：S02.402）

行上颌骨囊肿刮治术（ICD-9-CM-3：76.76）

患者姓名：	性别： 年龄： 门诊号：	住院号：
住院日期： 年 月 日	出院日期： 年 月 日	标准住院日：5~7 天

时间	住院第 1 天	住院第 2 天	住院第 3 天（手术日）
主要诊疗工作	□ 询问病史及体格检查 □ 完成病历书写 □ 开术前化验单、影像检查单、心电图检查单、会诊单（根据病情需要）上级医师查房，初步确定手术方式和日期 □ 向患者或家属交代诊疗过程和住院事项	□ 上级医师查房，确认治疗（手术）方案 □ 开术前医嘱、完成术前准备 □ 牙齿洁治（视情况而定） □ 取牙模型（视情况而定） □ 术前讨论（视情况而定） □ 完成必要的相关科室会诊 □ 签署手术知情同意书、自费用品协议书、输血同意书 □ 签署手术麻醉知情同意书 □ 向患者及家属交代病情及围手术期注意事项 □ 完成术前小结和上级医师查房记录 □ 完成囊肿累及牙齿的根管治疗	□ 完成手术 □ 开术后医嘱 □ 术者完成手术记录 □ 住院医师完成术后病程 □ 术者查房 □ 向患者/家属交代病情及术后注意事项
重点医嘱	**长期医嘱：** □ 外科一级/二级/三级护理 □ 饮食：普通饮食/半流质饮食/流质饮食/糖尿病饮食 **临时医嘱：** □ 血常规、尿常规、大便常规、血型、凝血功能、肝功能、肾功能、感染性疾病筛查 □ 心电图（12 岁以上患者） □ 超声心动图（视情况而定） □ 正位胸片 □ 颅面 CT	**临时医嘱：** □ 拟明日在_____麻醉下行上颌骨囊肿刮治术 □ 术前 6 小时禁食、禁水 □ 常规皮肤准备、口腔清洁 □ 抗菌药物（术前 0.5~1 个小时） □ 患者既往基础用药 □ 其他特殊医嘱	**复苏室** **长期医嘱：** □ 全身麻醉术后护理常规 □ 禁食、禁水 12~24 小时 **临时医嘱：** □ 心电监测（视情况而定） □ 持续/间断吸氧_____小时（视情况而定） □ 补液+抗菌药物 **病房** **长期医嘱：** □ 一级护理 □ 饮食 □ 陪住 1 人 □ 心电监测（视情况而定） **临时医嘱：** □ 持续/间断吸氧_____小时（视情况而定） □ 补液+抗菌药物

续　表

时间	住院第 1 天	住院第 2 天	住院第 3 天 （手术日）
主要护理工作	□ 介绍病房环境、设施及设备 □ 入院护理评估 □ 执行入院后医嘱 □ 指导进行化验、心电图、影像学检查等 □ 协助生活护理 □ 安全护理	□ 晨起静脉取血 □ 卫生知识及手术知识宣教 □ 手术区域皮肤准备及口腔清洁 □ 嘱患者禁食、禁水时间及肠道准备 □ 药敏试验 □ 协助生活护理 □ 安全护理	□ 术前更衣、遵医嘱插胃管、给药 □ 观察生命体征及术后病情变化 □ 观察创口出血情况 □ 保持各种管路通畅 □ 给予术后饮食指导 □ 指导并协助术后活动 □ 协助生活护理 □ 安全护理
病情变异记录	□ 无　□ 有，原因： 1. 2.	□ 无　□ 有，原因： 1. 2.	□ 无　□ 有，原因： 1. 2.
护士签名			
医师签名			

时间	住院第 4 天 （术后第 1 天）	住院第 5~7 天 （术后第 2~3 天，出院日）
主要诊疗工作	□ 上级医师查房，观察病情 □ 住院医师常规病历记录 □ 观察引流情况 □ 观察体温、血压 □ 观察伤口 □ 观察面部外形、咬合关系	□ 上级医师查房，评估手术效果和伤口愈合，明确是否出院 □ 撤除引流（视引流量而定） □ 检查面部外形、咬合关系 □ 拍摄 CT 或全景片 □ 住院医师完成出院记录、病案首页、出院证明书等，向患者交代出院后的注意事项，如返院复诊的时间、地点，发生紧急情况时的处理等
重点医嘱	**长期医嘱：** □ 一级护理 □ 流质饮食 □ 陪住 1 人 □ 雾化吸入 3 天，2 次/日 □ 眼睛冲洗（视情况而定）2 次/日 □ 抗菌药物 □ 补液（视术后进食情况）	**长期医嘱：** □ 停一级护理（第 2 天） □ 二级护理（第 2 天） □ 抗菌药物（术后 2~3 天停） **临时医嘱：** □ 拍术后 X 线片（原则上应与术前所拍的片位相同） **出院医嘱：** □ 出院前应改为三级护理 □ 流质饮食 □ 酌情口服抗菌药物 □ 术后 7~9 天拆线 □ 术后 7 天普食
主要护理工作	□ 观察患者生命体征、病情变化 □ 观察创口出血情况 □ 保持口腔清洁 □ 保持各种管路通畅 □ 观察进食情况并给予指导 □ 心理与生活护理 □ 安全护理	□ 观察病情变化及饮食情况 □ 指导口腔功能锻炼 □ 心理与生活护理 □ 安全护理 □ 指导办理出院手续 □ 指导复查时间及注意事项 □ 宣教保持口腔清洁、避免面部外伤、3 个月内禁咬硬物、开口训练等
病情变异记录	□ 无　□ 有，原因： 1. 2.	□ 无　□ 有，原因： 1. 2.
护士签名		
医师签名		

附：原表单（2016 年版）

上颌骨囊肿临床路径表单

适用对象：第一诊断为上颌骨囊肿（ICD-10：S02.402）
行上颌骨囊肿刮治术（ICD-9-CM-3：76.76）

患者姓名：	性别：　年龄：　门诊号：	住院号：
住院日期：　　年　月　日	出院日期：　　年　月　日	标准住院日：5~7 天

时间	住院第 1 天	住院第 2 天	住院第 3 天（手术日）
主要诊疗工作	□ 询问病史及体格检查 □ 完成病历书写 □ 开术前化验单、影像检查单、心电图检查单、会诊单（根据病情需要） □ 上级医师查房，初步确定手术方式和日期 □ 向患者或家属交代诊疗过程和住院事项	□ 上级医师查房，确认治疗（手术）方案 □ 开术前医嘱、完成术前准备 □ 牙齿洁治（视情况而定） □ 取牙模型（视情况而定） □ 术前讨论（视情况而定） □ 完成必要的相关科室会诊 □ 签署手术知情同意书、自费用品协议书、输血同意书 □ 签署手术麻醉知情同意书 □ 向患者及家属交代病情及围手术期注意事项 □ 完成术前小结和上级医师查房记录 □ 完成囊肿累及牙齿的根管治疗	□ 完成手术 □ 开术后医嘱 □ 术者完成手术记录 □ 住院医师完成术后病程 □ 术者查房 □ 向患者/家属交代病情及术后注意事项
重点医嘱	长期医嘱： □ 外科一级/二级/三级护理 □ 饮食：普通饮食/半流质饮食/流质饮食/糖尿病饮食 临时医嘱： □ 血常规、尿常规、大便常规、血型、凝血功能、肝功能、肾功能、感染性疾病筛查 □ 心电图（12 岁以上患者） □ 超声心动图（视情况而定） □ 正位胸片 □ 颅面 CT	临时医嘱： □ 拟明日在_____麻醉下行上颌骨囊肿刮治术 □ 术前 6 小时禁食、禁水 □ 常规皮肤准备、口腔清洁 □ 抗菌药物（术前 0.5~1 个小时） □ 患者既往基础用药 □ 其他特殊医嘱	复苏室 长期医嘱： □ 全身麻醉术后护理常规 □ 禁食、禁水 12~24 小时 临时医嘱： □ 心电监测（视情况而定） □ 持续/间断吸氧_____小时（视情况而定） □ 补液+抗菌药物 病房 长期医嘱： □ 一级护理 □ 饮食 □ 陪住 1 人 □ 心电监测（视情况而定） 临时医嘱： □ 持续/间断吸氧_____小时（视情况而定） □ 补液+抗菌药物

续 表

时间	住院第 1 天	住院第 2 天	住院第 3 天 （手术日）
主 要 护 理 工 作	□ 介绍病房环境、设施及设备 □ 入院护理评估 □ 执行入院后医嘱 □ 指导进行化验、心电图、影 　像学检查等 □ 协助生活护理 □ 安全护理	□ 晨起静脉取血 □ 卫生知识及手术知识宣教 □ 手术区域皮肤准备及口腔清洁 □ 嘱患者禁食、禁水时间及肠 　道准备 □ 药敏试验 □ 协助生活护理 □ 安全护理	□ 术前更衣、遵医嘱插胃管、 　给药 □ 观察生命体征及术后病情 　变化 □ 观察创口出血情况 □ 保持各种管路通畅 □ 给予术后饮食指导 □ 指导并协助术后活动 □ 协助生活护理 □ 安全护理
病情 变异 记录	□ 无　□ 有，原因： 1. 2.	□ 无　□ 有，原因： 1. 2.	□ 无　□ 有，原因： 1. 2.
护士 签名			
医师 签名			

时间	住院第 4 天 （术后第 1 天）	住院第 5~7 天 （术后第 2~3 天，出院日）
主要诊疗工作	□ 上级医师查房，观察病情 □ 住院医师常规病历记录 □ 观察引流情况 □ 观察体温、血压 □ 观察伤口 □ 观察面部外形、咬合关系	□ 上级医师查房，评估手术效果和伤口愈合，明确是否出院 □ 撤除引流（视引流量而定） □ 检查面部外形、咬合关系 □ 拍摄 CT 或全景片 □ 住院医师完成出院记录、病案首页、出院证明书等，向患者交代出院后的注意事项，如返院复诊的时间、地点，发生紧急情况时的处理等
重点医嘱	长期医嘱： □ 一级护理 □ 流质饮食 □ 陪住 1 人 □ 雾化吸入 3 天，2 次/日 □ 眼睛冲洗（视情况而定）2 次/日 □ 抗菌药物 □ 补液（视术后进食情况）	长期医嘱： □ 停一级护理（第 2 天） □ 二级护理（第 2 天） □ 抗菌药物（术后 2~3 天停） 临时医嘱： □ 拍术后 X 线片（原则上应与术前所拍的片位相同） 出院医嘱： □ 出院前应改为三级护理 □ 流质饮食 □ 酌情口服抗菌药 □ 术后 7~9 天拆线 □ 术后第 7 天普通饮食
主要护理工作	□ 观察患者生命体征、病情变化 □ 观察创口出血情况 □ 保持口腔清洁 □ 保持各种管路通畅 □ 观察进食情况并给予指导 □ 心理与生活护理 □ 安全护理	□ 观察病情变化及饮食情况 □ 指导口腔功能锻炼 □ 心理与生活护理 □ 安全护理 □ 指导办理出院手续 □ 指导复查时间及注意事项 □ 宣教保持口腔清洁、避免面部外伤、3 个月内禁咬硬物、开口训练等
病情变异记录	□ 无　□ 有，原因： 1. 2.	□ 无　□ 有，原因： 1. 2.
护士签名		
医师签名		

第六节　舌下腺囊肿临床路径释义

【医疗质量控制指标】

指标一、术前穿刺检查率。

指标二、术后血肿发生率。

指标三、术后气道梗阻发生率。

指标四、术后舌神经永久性伤损发生率。

指标五、术后下颌下腺急性梗阻发生率。

指标六、囊肿复发率。

一、舌下腺囊肿编码

1. 原编码

疾病名称及编码：舌下腺囊肿（ICD-10：K11.604）

手术操作名称及编码：舌下腺摘除术（ICD-9-CM-3：26.2）

2. 修改编码

疾病名称及编码：舌下腺囊肿（ICD-10：K11.603，K11.604）

手术操作名称及编码：舌下腺摘除术（ICD-9-CM-3：26.3202/26.3103）

二、临床路径检索方法

K11.603 伴（26.3103/26.3202）

三、国家医疗保障疾病诊断相关分组（CHS-DRG）

MDCD　头颈、耳、鼻、口、咽疾病及功能障碍

DV1　头颈、耳、鼻、咽、口非恶性增生性疾患

四、舌下腺囊肿临床路径标准住院流程

（一）适用对象

第一诊断为舌下腺囊肿（ICD-10：K11.604）

行舌下腺摘除术（ICD-9-CM-3：26.2）。

> **释义**
>
> ■ 本路径仅适用于临床确诊为舌下腺囊肿，拟行舌下腺摘除术的患者。
>
> ■ 本路径适用于舌下腺囊肿的三种临床分型：单纯型、口外型和哑铃型。
>
> ■ 本路径适用于初发的舌下腺囊肿患者和复发的拟行残留舌下腺摘除术的舌下腺囊肿患者。

（二）诊断依据

根据《临床诊疗指南·口腔医学分册》（中华医学会编著，人民卫生出版社，2005 年）。

1. 单纯型舌下腺囊肿位于下颌舌骨肌以上的舌下区，囊肿呈浅蓝色，扪之柔软有波动感。

2. 口外型舌下腺囊肿表现为下颌下区囊性肿物，口底囊肿不明显，触诊柔软，与皮肤无粘连，不可压缩。

3. 哑铃型舌下腺囊肿在口内舌下区及口外下颌下区均可见囊性肿物。

4. 穿刺检查有蛋清样清亮黏液。

> **释义**
>
> ■ 单纯型舌下腺囊肿位于下颌舌骨肌以上的舌下区，临床上最常见。典型病例表现为一侧口底黏膜下呈浅紫蓝色的囊性肿物，扪之柔软有波动感，较易确诊。有时位于前口底的囊肿可扩展至对侧，较大的囊肿可将舌抬起，状似"重舌"。囊肿因创伤或张力过高而破裂后，流出黏稠而略带黄色或蛋清样液体，囊肿可暂时消失。数日后破裂口愈合，囊肿重新长大。囊肿反复破裂，可继发感染，黏膜出现充血发红、有触痛感。
>
> ■ 较小的单纯型舌下腺囊肿易与发生于口底黏膜的黏液囊肿混淆，术前需要鉴别诊断。黏液囊肿状似水泡，大多为黄豆至樱桃大小，若经长时间观察囊肿无明显变大，则手术摘除发病的小唾液腺即可治愈。
>
> ■ 口外型舌下腺囊肿，又称潜突型。囊肿主要表现为下颌下区肿物，而口底囊肿表现不明显。触之柔软，与皮肤无粘连，不可压缩，体位试验为阴性。口外型舌下腺囊肿因位于下颌下区，不能直视病变，需要通过影像学（如 B 超、CT、MR）结合穿刺等辅助检查手段进一步明确诊断，并需与脉管畸形、皮样/表皮样囊肿或脂肪瘤等疾病进行鉴别诊断。影像学上，典型口外型舌下腺囊肿表现为单囊型随口底肌肉间隙潜行的长椭圆形囊性病变。穿刺检查抽出蛋清样黏稠拉丝状液体更具诊断意义。
>
> ■ 哑铃型舌下腺囊肿为上述两种类型的混合，即在口内舌下区及口外下颌下区均可见囊性肿物。
>
> ■ 舌下腺囊肿大多数为单侧发病，少数为双侧发病，其中双侧同期发病者更为少见。对囊肿累及两侧口底的病例，需要通过详细询问疾病发展史、仔细临床检查，必要时结合影像学检查，慎重鉴别是单侧发病累及对侧还是双侧同期发病。
>
> ■ 舌下腺囊肿少数病例可术后复发，甚至多次复发。复发的囊肿与初发的囊肿表现类似，多为初次手术时发病的舌下腺没能完整摘除，残留腺体外渗唾液所致。

（三）进入路径标准

1. 第一诊断符合 ICD-10：K11.604 舌下腺囊肿疾病编码。

2. 若患者同时有其他疾病诊断，住院期间不需要特殊处理，不影响第一诊断的临床路径流程实施，可以进入路径。

> **释义**
>
> ■ 通过临床或影像学检查诊断为舌下腺囊肿单纯型或哑铃型者可进入本路径。
>
> ■ 临床或影像学检查初步诊断为舌下腺囊肿口外型者，还需穿刺检查，抽出蛋清样黏液后可进入本路径。必要时进行影像学检查辅助判断囊肿范围。
>
> ■ 舌下腺囊肿最常见于青少年或青壮年，患者一般无基础疾病史。对于有伴随疾病的患者，如必需于术前治疗或调整，否则会增大手术风险，增加并发症出现概率，延长术前准备时间及住院时间，影响患者预后，则不宜进入本路径。例如囊肿破裂后继发明显感染；或儿童患者伴有严重的先天性畸形，如先天性心脏病；或中老年患者伴有未控制的高血压、糖尿病，心肺功能不全、凝血功能异常等。

（四）标准住院日 4~5 天

> **释义**
>
> ■ 患者入院后，术前评估和准备通常需要 1~2 天，手术日一般为入院第 3 天，术后住院恢复需要 1~2 天，总住院时间应不超过 5 天。上述天数为工作日时间，如遇周末双休日或节假日，不应计入标准住院日内。各医疗机构根据本科室实际操作流程，在此时间范围内完成诊治均属符合路径要求。为了优化住院时间，较复杂的影像学检查（如增强 CT 或 MRI）应尽量安排在入院前完成；需要术前诊疗的伴随疾病（如未控制的糖尿病、未控制的高血压或心脑血管疾病等）和调整的用药方案（如抗凝药）也应在入院前进行。

（五）住院期间的检查项目 2 天

1. 必须检查的项目
（1）血常规、尿常规、大便常规、血型。
（2）凝血功能。
（3）血生化。
（4）感染性疾病筛查（乙型肝炎、丙型肝炎、梅毒、艾滋病等）。
（5）X 线胸片、心电图。
2. 根据患者病情可选择
（1）诊断有疑问时可行穿刺检查。
（2）口外型舌下腺囊肿可做 B 超或 CT 检查。

> **释义**
>
> ■ 必须检查的项目是术前进行风险评估，排除手术禁忌，保障麻醉和手术安全的基本前提，术前必需完成，不可或缺。临床主管医师应及时收集检查结果，并认真分析检查结果，对某些明显异常指标，必要时可复查明确，且应采取相应处置措施直至符合手术要求。
>
> ■ 对于老年患者，或常规心电图异常，或既往存在心脏疾患的患者可以补充超声心动图检查；对于长期吸烟者，既往肺部疾患者可以补充肺功能检查。
>
> ■ 对于某些较复杂病例，借助 B 超或 CT 等影像学辅助检查可以进一步观察病变的位置、范围、形态以及毗邻关系等解剖学信息，有利于疾病的准确诊断和制订更为妥善的手术方案。
>
> ■ 对于口外型舌下腺囊肿，应将穿刺检查视为鉴别诊断的标准手段。
>
> ■ 对于复发性舌下腺囊肿，再次手术摘除残留腺体前，可行 MR 检查，观察残留腺体的位置。

（六）治疗方案的选择

根据《临床诊疗指南·口腔医学分册》（中华医学会编著，人民卫生出版社，2005 年）和《临床技术操作规范·口腔医学分册》（中华医学会编著，人民军医出版社，2004 年），选择舌下腺摘除术，其适应证为：

1. 舌下腺囊肿，包括单纯性、口外型和哑铃型。
2. 患者无手术禁忌证。

> **释义**
>
> ■ 舌下腺囊肿为典型的唾液外渗性囊肿，为假性软组织囊肿。其治愈的关键在于将发病的舌下腺完整摘除。
>
> ■ 术前一定要明确诊断，避免将黏液囊肿、大囊型淋巴管畸形或表皮样囊肿等易混淆的疾病误诊为舌下腺囊肿。
>
> ■ 术中仔细操作，完整摘除发病的舌下腺，妥善结扎舌下腺导管，尽量避免术后复发。
>
> ■ 对于口外型和哑铃型舌下腺囊肿，还应将大量外渗的黏液吸净，并配合术后下颌下区加压包扎，避免遗留死腔，积液、血肿，继发感染。
>
> ■ 术中妥善结扎术区内血管、充分止血，避免术后血肿，压迫气道，引起窒息等危症。
>
> ■ 术中仔细辨认和保护舌下腺内走行的舌神经和下颌下腺导管，避免永久性损伤舌神经或误扎下颌下腺导管。
>
> ■ 如术中发现诊断有误，应在征得患方同意的前提下，果断调整手术方案：如病变为大囊型淋巴管畸形，可行硬化剂注射治疗；如病变为真性软组织囊肿（皮样或表皮样囊肿），应行囊肿摘除术；如病变为脂肪瘤，应行脂肪瘤摘除术。

（七）预防性抗菌药物选择与使用时机

1. 抗菌药物：按照《抗菌药物临床应用指导原则（2015 年版）》（国卫办医发〔2015〕43号）执行。
2. 抗菌药物优先选择非限制级药物，术前 0.5~1 小时内给药，或麻醉开始时给药。

> **释义**
>
> ■ 舌下腺囊肿手术切口为 Ⅱ 类切口，术后有发生感染的风险，按照规定于围手术期可预防性使用抗菌药物治疗。
>
> ■ 首选的预防药物为 β-内酰胺类抗菌药物，如青霉素类，第一代或第二代头孢菌素类。
>
> ■ 首剂给药时机应在手术前 0.5~1 小时内静脉滴注给药。

（八）手术日为入院第 3 天

1. 麻醉方式：全身麻醉或局部麻醉。
2. 术中用药：除麻醉用药外无特殊用药。

> **释义**
>
> ■ 舌下腺摘除术通常可安排在全身麻醉下进行，如患者全身麻醉风险较高且患者能够配合口内较长时间操作时，可选择局部麻醉。

■ 术中用药主要为麻醉药品，也包括静脉给予抗菌药物。

■ 根据患者意愿，术后可安装镇痛装置。

（九）术后住院恢复1~2天

术后用药：优先选择非限制级药物，预防用药时间不超过24小时，个别情况可延长至48小时。

释义

■ 患者麻醉完全清醒后，可经口腔进流质饮食，保持口腔清洁，无须鼻饲。

■ 术后应密切观察伤口肿胀和渗血情况，如判断有活动出血，应立即探查止血，以免延误治疗时机，导致窒息。

■ 伤口如无明显渗血，伤口内放置的橡皮引流条可在术后24小时后撤除。

■ 术后继续预防性使用抗菌药物治疗，总的用药时间应控制在24小时内，个别情况可延长至48小时。

■ 术后应注意观察同侧下颌下腺，如有进食性肿胀现象，应拆除相应缝线或行下颌下腺导管改道术，以解除下颌下腺急性阻塞。

■ 术后应询问患者有无同侧舌体麻木现象，如有，应结合术中情况给予解释安抚或神经营养药物治疗。

■ 伤口缝线应可于术后7左右拆除，也可任其自行脱落。

■ 术后及时收集病理结果，并告知患者。

（十）出院标准

1. 生命体征平稳。
2. 手术切口无红、肿、热、痛等炎症表现，无新鲜渗血。
3. 无需要住院治疗的并发症发生。

释义

■ 舌下腺囊肿手术患者，出院通常可安排在术后第2天。

■ 出院前，伤口内引流物应撤除，伤口无新鲜渗血。

■ 出院时患者应无呼吸困难、下颌下腺导管阻塞、发热等并发症。

■ 伤口拆线应安排在出院后。

（十一）变异及原因分析

1. 继发感染的舌下腺囊肿不进入该路径。
2. 口外型舌下腺囊肿除摘除舌下腺外，还需将囊腔内的囊液吸净，并配合下颌下区加压包扎治疗。

> **释义**
>
> ■ 围手术期伴随的疾病，住院期间必须给予治疗或调整改善，否则增加手术风险或并发症发生率。如先天性心脏病，凝血功能异常，未控制的高血压、糖尿病，严重的心脑血管疾病等，导致术前准备时间及住院时间延长，应视为变异情况。
>
> ■ 舌下腺囊肿继发明显感染，需要先抗感染治疗再择期手术者，应视为变异情况。
>
> ■ 极少数双侧舌下腺囊肿，需要同期行双侧舌下腺摘除者，应视为变异情况。
>
> ■ 复发的舌下腺囊肿，手术方案不是摘除残余腺体者，应视为变异情况。
>
> ■ 术后出现呼吸困难，需要密切观察病期并随时开展急救的患者，应视为变异情况。
>
> ■ 术后出现的其他并发症，包括感染、出血、颌下腺导管阻塞等，需要进一步治疗观察，导致住院时间延长者，应视为变异情况。
>
> ■ 对于因某些检查或操作未能及时完成而延长至第二天，且不会对最终结果产生重大改变者，可不出本路径。

五、舌下腺囊肿患者护理规范

1. 术前

(1) 口周皮肤准备。

(2) 保持口腔清洁，必要时漱口水含漱。

2. 术后

(1) 观察生命体征。

(2) 密切观察伤口渗血、口底肿胀及舌体抬高情况。

(3) 管理气道：出现口底肿胀时，密切观察评估患者呼吸，及时向医师汇报情况，必要时遵医嘱给予氧疗、床旁备气管切开包。

(4) 指导患者漱口液漱口，保持口腔清洁。

(5) 指导饮食：术后温凉流质饮食，3~5天后半流质饮食，逐渐过度到普通饮食。

六、舌下腺囊肿患者营养治疗规范

1. 治疗期间，饮食宜清淡，忌食热、硬、辛辣、肥腻食物。

2. 进食少者，适量补液。

七、舌下腺囊肿患者健康宣教

1. 保持良好的口腔卫生习惯。

2. 定期进行口腔健康检查。

3. 出现不明原因的口底黏膜水疱或下颌下区肿大时，应及时就诊。

八、推荐表单

舌下腺囊肿临床路径表单

适用对象：第一诊断为舌下腺囊肿（ICD-10：K11.604）

行舌下腺摘除术（ICD-9-CM-3：26.2）

患者姓名：	性别：	年龄：	门诊号：	住院号：
住院日期： 年 月 日	出院日期： 年 月 日			标准住院日：4~5天

时间	住院第1天	住院第2天	住院第3天（手术日）
主要诊疗工作	□ 询问病史及体格检查 □ 完成病历书写 □ 开术前化验单、影像学检查单、心电图检查单 □ 向患者家属交代诊疗过程和住院事项	□ 上级医师查房，明确手术方案 □ 完成术前准备与术前评估 □ 完成必要的相关科室会诊 □ 完成术前小结、上级医师查房记录等病历书写 □ 向患者及家属交代围手术期注意事项，签署手术知情同意书 □ 签署麻醉同意书 □ 签署自费项目协议书	□ 检查备术情况 □ 手术 □ 全身麻醉患者术后复苏室复苏（必要时） □ 术后回病房观察治疗 □ 完成手术记录及术后病程记录 □ 向患者及家属交代病情及术后注意事项
重点医嘱	**长期医嘱：** □ 三级护理 □ 普通饮食 □ 既往基础用药（必要时调整用药） **临时医嘱：** □ 血尿便、尿常规、大便常规、血型、凝血功能、肝功能、肾功能、感染性疾病筛查 □ X线胸片、心电图 □ B超或CT	**术前医嘱：** □ 明日全身（或局部）麻醉下行舌下腺摘除术 □ 术前6小时禁食、禁水 □ 术前肠道准备 □ 抗菌药物术前0.5~1个小时 □ 清洁口腔	**长期医嘱：** □ 一级护理 □ 术后6小时流质饮食 **临时医嘱：** □ 心电监测，吸氧 □ 补液 □ 非限制级抗菌药物
主要护理工作	□ 介绍病房环境、设施及设备 □ 入院护理评估 □ 执行入院后医嘱 □ 指导进行心电图、影像学检查等	□ 晨起静脉取血 □ 卫生知识及手术知识宣教 □ 嘱禁食、禁水时间 □ 药敏试验 □ 术前肠道准备 □ 术前手术区域皮肤准备	□ 术前更衣、遵医嘱给药 □ 观察术后病情变化 □ 观察创口出血情况 □ 观察术后进食情况并给予指导 □ 术后心理与生活护理
病情变异记录	□ 无 □ 有，原因： 1. 2.	□ 无 □ 有，原因： 1. 2.	□ 无 □ 有，原因： 1. 2.
护士签名			
医师签名			

时间	住院第 4 天 （术后第 1 天）	住院第 5 天 （术后第 2 天，出院日）
主要诊疗工作	□ 上级医师查房，注意病情变化 □ 完成常规病历书写 □ 观察生命体征 □ 观察有无并发症发生并及时处理 □ 下颌下区加压包扎（口外型） □ 酌情补液及预防性使用抗菌药物	□ 上级医师查房 □ 通知患者出院 □ 完成病历书写 □ 向患者及家属交代出院注意事项
重点医嘱	**长期医嘱：** □ 二级护理 □ 半流质饮食 □ 雾化吸入 **临时医嘱：** □ 撤除引流 □ 加压包扎（口外型） □ 非限制级抗菌药物 □ 酌情补液	**长期医嘱：** □ 三级护理 □ 普通饮食 **出院医嘱：** □ 今日出院 □ 酌情口服抗菌药 □ 加压包扎至术后 1 周（口外型） □ 非可吸收线缝合切口者术后 7 天拆线 □ 术后 5~7 天普通饮食 □ 随诊
主要护理工作	□ 观察病情变化及饮食情况 □ 心理与生活护理	□ 指导办理出院手续 □ 指导复查时间及注意事项
病情变异记录	□ 无　□ 有，原因： 1. 2.	□ 无　□ 有，原因： 1. 2.
护士签名		
医师签名		

附：原表单（2016 年版）

舌下腺囊肿临床路径表单

适用对象：第一诊断为舌下腺囊肿（ICD-10：K11.604）
行舌下腺摘除术（ICD-9-CM-3：26.2）

患者姓名：	性别：　　年龄：　　门诊号：	住院号：
住院日期：　　年　月　日	出院日期：　　年　月　日	标准住院日：4~5 天

时间	住院第 1 天	住院第 2 天	住院第 3 天（手术日）
主要诊疗工作	□ 询问病史及体格检查 □ 完成病历书写 □ 开术前化验单、影像学检查单、心电图检查单 □ 向患者家属交代诊疗过程和住院事项	□ 上级医师查房，明确手术方案 □ 完成术前准备与术前评估 □ 完成必要的相关科室会诊 □ 完成术前小结、上级医师查房记录等病历书写 □ 向患者及家属交代围手术期注意事项，签署手术知情同意书 □ 签署麻醉同意书 □ 签署自费项目协议书	□ 检查备术情况 □ 手术 □ 全身麻醉患者术后复苏室复苏（必要时） □ 术后回病房观察治疗 □ 完成手术记录及术后病程记录 □ 向患者及家属交代病情及术后注意事项
重点医嘱	**长期医嘱：** □ 三级护理 □ 普通饮食 □ 既往基础用药（必要时调整用药） **临时医嘱：** □ 血常规、尿常规、大便常规、血型、凝血功能、肝功能、肾功能、感染性疾病筛查 □ X 线胸片、心电图 □ B 超或 CT	**术前医嘱：** □ 明日全身（或局部）麻醉下行舌下腺摘除术 □ 术前 6 小时禁食、禁水 □ 术前肠道准备 □ 抗菌药物术前 0.5~1 个小时 □ 清洁口腔	**长期医嘱：** □ 一级护理 □ 术后 6 小时流质饮食 **临时医嘱：** □ 心电监测，吸氧 □ 补液 □ 非限制级抗菌药物
主要护理工作	□ 介绍病房环境、设施及设备 □ 入院护理评估 □ 执行入院后医嘱 □ 指导进行心电图、影像学检查等	□ 晨起静脉取血 □ 卫生知识及手术知识宣教 □ 嘱禁食、禁水时间 □ 药敏试验 □ 术前肠道准备 □ 术前手术区域皮肤准备	□ 术前更衣、遵医嘱给药 □ 观察术后病情变化 □ 观察创口出血情况 □ 观察术后进食情况并给予指导 □ 术后心理与生活护理
病情变异记录	□ 无　□ 有，原因： 1. 2.	□ 无　□ 有，原因： 1. 2.	□ 无　□ 有，原因： 1. 2.
护士签名			
医师签名			

时间	住院第 4 天 （术后第 1 天）	住院第 5 天 （术后第 2 天，出院日）
主要诊疗工作	□ 上级医师查房，注意病情变化 □ 完成常规病历书写 □ 观察生命体征 □ 观察有无并发症发生并及时处理 □ 下颌下区加压包扎（口外型） □ 酌情补液及预防性使用抗菌药物	□ 上级医师查房 □ 通知患者出院 □ 完成病历书写 □ 向患者及家属交代出院注意事项
重点医嘱	**长期医嘱：** □ 二级护理 □ 半流质饮食 □ 雾化吸入 **临时医嘱：** □ 撤除引流 □ 加压包扎（口外型） □ 非限制级抗菌药物 □ 酌情补液	**长期医嘱：** □ 三级护理 □ 普通饮食 **出院医嘱：** □ 今日出院 □ 酌情口服抗菌药 □ 加压包扎至术后 1 周（口外型） □ 非可吸收线缝合切口者术后 7 天拆线 □ 术后 5~7 天普通饮食 □ 随诊
主要护理工作	□ 观察病情变化及饮食情况 □ 心理与生活护理	□ 指导办理出院手续 □ 指导复查时间及注意事项
病情变异记录	□ 无　□ 有，原因： 1. 2.	□ 无　□ 有，原因： 1. 2.
护士签名		
医师签名		

第七节 下颌下腺良性肿瘤临床路径释义

【医疗质量控制指标】

指标一、术前临床诊断与风险评估。

指标二、手术方案选择。

指标三、预防性抗菌药物选择与应用时机。

指标四、术后面神经功能永久损伤发生率。

指标五、术后舌神经功能永久损伤发生率。

指标六、手术前临床诊断与手术后病理诊断符合。

指标七、术后出血、气道梗阻发生率。

指标八、切口甲级愈合。

指标九、肿瘤复发率。

指标十、术后康复治疗。

指标十一、健康教育与随访。

一、下颌下腺良性肿瘤编码

1. 原编码

疾病名称及编码：下颌下腺多形性腺瘤（ICD-10：D10.307，M894000/0）

手术操作名称及编码：下颌下腺摘除术（ICD-9-CM-3：26.2）

2. 修改编码

疾病名称及编码：颌下腺多形性腺瘤（ICD-10：D11.701，M8940/0）

手术操作名称及编码：下颌下腺摘除术（ICD-9-CM-3：26.3203/26.3104）

二、临床路径检索方法

（D11.701 M8940/0）伴（26.3104/26.3203）

三、国家医疗保障疾病诊断相关分组（CHS-DRG）

MDCD 头颈、耳、鼻、口、咽疾病及功能障碍

D11.701 下颌下腺良性肿瘤

四、下颌下腺良性肿瘤临床路径标准住院流程

（一）适用对象

第一诊断为下颌下腺多形性腺瘤（ICD-10：D10.307，M894000/0）；除多形性腺瘤外，还包括入院诊断为下颌下腺良性肿瘤者。

行下颌下腺摘除术（ICD-9-CM-3：26.2）。

> **释义**
>
> ■ 适用对象编码参见第一部分。
> ■ 本路径适用对象为临床诊断为下颌下腺良性肿瘤患者，如合并心脑血管疾病、呼吸系统疾病、肝功能不全、肾功能不全和糖尿病等基础疾病，需进入其他相应路径。

（二）诊断依据

根据《临床诊疗指南·口腔医学分册》（中华医学会编著，人民卫生出版社，2005年）。

1. 下颌下区无痛性肿块,生长缓慢,无明显自觉症状。
2. 肿块质地中等,呈球状或分叶状,周界清楚,与周围组织无粘连。
3. B超或CT显示下颌下腺内有占位性病变。

> **释义**
>
> ■ 本路径的制订主要参考国内权威参考书籍和诊疗指南。
> ■ 病史和临床症状是诊断下颌下腺良性肿瘤的初步依据,多数患者表现为下颌下区无痛性肿块,无明显自觉症状。临床检查为周界清楚肿块,与周围组织无粘连。B超或CT检查显示下颌下腺边界清楚的占位性病变,亦可进入路径。

(三) 进入路径标准

1. 第一诊断符合ICD-10:D10.307,M8940000/0下颌下腺多形性腺瘤疾病编码。
2. 入院诊断为下颌下腺良性肿瘤者。
3. 患者同时具有其他疾病诊断,如在住院期间不需要特殊处理,不影响第一诊断的临床路径流程实施时,可以进入路径。

> **释义**
>
> ■ 进入本路径的患者第一诊断为下颌下腺良性肿瘤,需除外下颌下腺恶性肿瘤、慢性淋巴结炎、淋巴结核及慢性硬化性颌下腺炎等其他疾病。
> ■ 入院后常规检查发现有心脑血管疾病、呼吸系统疾病、肝功能不全、肾功能不全和糖尿病等基础疾病,经系统评估后对下颌下腺良性肿瘤诊断治疗无特殊影响者,可进入本路径。但可能增加医疗费用,延长住院时间。

(四) 标准住院日 5~7 天

> **释义**
>
> ■ 怀疑下颌下腺良性肿瘤的患者入院后,手术前准备1~2天,第3天行下颌下腺摘除术,术后主要观察下颌下区的引流情况和伤口肿胀情况,总住院时间不超过7天符合本路径要求。

(五) 住院期间的检查项目,2天

必须检查的项目:
(1) 血常规、尿常规、大便常规、血型。
(2) 凝血功能。
(3) 血生化。
(4) 感染性疾病筛查(乙型肝炎、丙型肝炎、梅毒、艾滋病等)。
(5) X线胸片、心电图。
(6) B超或CT。

> **释义**
>
> ■ 血常规、尿常规、大便常规及血型是最基本的常规检查，进入路径的患者均需完成。凝血功能、血生化、胸片、心电图可评估有无基础疾病，是否影响住院时间、费用及其治疗预后；感染性疾病筛查是手术前常规检查；B超或CT是下颌下腺肿物最基本的影像学诊断方法，可基本判断肿物的良恶性质。
>
> ■ 本病需与其他下颌下腺肿块相鉴别，如怀疑恶性肿瘤，与周围组织粘连而不能活动，侵犯舌神经可出现舌麻木或疼痛，舌下神经受累时出现舌运动受限；如怀疑慢性淋巴结炎，肿块常有消长史，口腔颌面部可查到炎性病灶；淋巴结核常伴有结核病全身症状；慢性硬化性下颌下腺炎常伴有涎石病史，下颌下腺反复肿胀，并逐渐变硬。B超或CT检查能为肿瘤性质判断提供依据，也可进行细针吸活检辅助明确诊断。

（六）治疗方案的选择

根据《临床诊疗指南·口腔医学分册》（中华医学会编著，人民卫生出版社，2005年）和《临床技术操作规范·口腔医学分册》（中华医学会编著，人民军医出版社，2004年），选择下颌下腺摘除术，其适应证为：

1. 下颌下腺多形性腺瘤或其他良性肿瘤。
2. 肿瘤未突破腺体被膜，仅摘除下颌下腺即可根治肿瘤。
3. 患者无手术禁忌证。

> **释义**
>
> ■ 本病临床诊断为下颌下腺良性肿瘤后，除外手术禁忌证，可行下颌下腺摘除术。
>
> ■ 最常见的下颌下腺良性肿瘤为多形性腺瘤，良性肿瘤一般未突破下颌下腺腺体被膜，完整摘除下颌下腺可达到根治。
>
> ■ 如肿瘤体积较小，可根据具体位置选择保留部分下颌下腺及导管的肿瘤及部分腺体切除术。

（七）预防性抗菌药物选择与使用时机

1. 抗菌药物：按照《抗菌药物临床应用指导原则（2015年版）》（国卫办医发〔2015〕43号）执行。
2. 可不应用抗菌药物，或优先选用非限制级药物，预防性用药时间为术前0.5~1小时。

> **释义**
>
> ■ 下颌下腺摘除术按Ⅰ类切口管理，可不应用抗菌药物。
>
> ■ 如患者合并有糖尿病等基础疾病，可预防性应用抗菌药物。抗菌药物优先选用非限制级药物，临床上常用第二代头孢菌素类抗菌药物。应用抗菌药物应在术前0.5~1小时。

（八）手术日为入院第3天

1. 麻醉方式：全身麻醉或局部麻醉。
2. 术中用药：除麻醉用药外无特殊用药。
3. 术中标本冷冻切片组织学检查。

> **释义**
>
> ■ 麻醉方式可选择全身麻醉或局部麻醉，目前更多选择全身麻醉下手术。
> ■ 下颌下腺摘除术通常手术时间较短，术中不需要特殊用药。
> ■ 术中完成下颌下腺及肿物摘除术后，应常规行术中标本冷冻切片检查，以初步判断肿瘤的良恶性质，如冷冻切片检查结果为恶性肿瘤，需根据具体情况调整手术方式。

（九）术后住院恢复2~4天

术后用药：可不应用抗菌药物或优先选用非限制级药物，用药时间1~2天。

> **释义**
>
> ■ 下颌下腺摘除术为Ⅰ类切口，可不应用抗菌药物。
> ■ 如患者合并有糖尿病等基础疾病，可预防性应用抗菌药物。抗菌药物优先选用非限制级药物，临床上常用第二代头孢菌素类抗菌药物。应用抗菌药物时间为1~2天。

（十）出院标准

1. 生命体征平稳。
2. 手术切口无红、肿、热、痛等炎症表现，无新鲜渗血。
3. 无需要住院治疗的并发症发生。

> **释义**
>
> ■ 患者出院前应撤除手术切口的引流物，生命体征平稳，未出现伤口感染等手术并发症。

（十一）变异及原因分析

1. 突破下颌下腺被膜的肿瘤不进入该路径。
2. 如肿瘤生长时间长，近期有生长加速、疼痛等恶变症状时不进入该临床路径。
3. 复发性下颌下腺多形性腺瘤或其他良性肿瘤的手术方式根据具体情况酌定。

释义

　　■ 如肿瘤有恶性变的临床表现，以及术中发现肿瘤突破下颌下腺被膜，手术方式和切除范围可能会出现改变，则不进入本路径。

　　■ 如患者为复发性下颌下腺多形性腺瘤或其他良性肿瘤，肿瘤位于腺体内，手术方式为单纯下颌下腺摘除术，可进入本路径；如肿瘤范围较大，手术切除范围不仅仅限于下颌下腺，则不进入本路径。

　　■ 认可的变异原因主要是指患者入选路径后，在检查及治疗过程中发现患者合并存在事前未预知的、对本路径治疗可能产生影响的情况，需要终止执行路径或延长治疗时间、增加治疗费用。医师需在表单中明确说明。

　　■ 因患者方面的主观原因导致执行路径出现变异，需医师在表单中予以说明。

五、下颌下腺良性肿瘤临床路径治疗方案

1. 经影像学检查明确诊断为下颌下腺肿瘤。
2. 全身麻醉或局部麻醉下行下颌下腺摘除术。
3. 常规行术中标本冷冻切片检查。

六、下颌下腺良性肿瘤患者护理规范

1. 术后注意观察呼吸道是否通畅，局部肿胀及血肿可能会导致上呼吸道梗阻，需及时处理。
2. 术后注意观察伤口出血情况，如出血较多，需进一步止血。
3. 术后常伴有吞咽疼痛，一般2~3日后好转，宜进流质饮食或半流质饮食。

七、下颌下腺良性肿瘤患者营养治疗规范

1. 术后常伴吞咽疼痛，流质饮食或半流质饮食，宜清淡。
2. 进食少者，适量补液。

八、下颌下腺良性肿瘤患者健康宣教

1. 保持良好的心理状态，手术恢复后一般不影响正常的工作与生活。
2. 保持良好的个人卫生习惯。
3. 均衡饮食，保证营养。
4. 手术区域的肿胀和疼痛将逐渐缓解。
5. 定期复诊，手术部位出现不适随时就诊。

九、推荐表单

下颌下腺良性肿瘤临床路径表单

适用对象：第一诊断为下颌下腺多形性腺瘤（ICD-10：D10.307，M894000/0）或入院诊断为下颌下腺良性肿瘤

行下颌下腺摘除术（ICD-9-CM-3：26.2）

患者姓名：		性别：	年龄：	门诊号：	住院号：
住院日期： 年 月 日		出院日期： 年 月 日			标准住院日：7 天

时间	住院第 1 天	住院第 2 天	住院第 3 天 （手术日）
主要诊疗工作	□ 询问病史及体格检查 □ 完成病历书写 □ 开术前化验单、影像学检查单、心电图检查单 □ 向患者家属交代诊疗过程和住院事项	□ 上级医师查房，明确手术方案 □ 完成术前准备与术前评估 □ 完成必要的相关科室会诊 □ 完成术前小结、上级医师查房记录等病历书写 □ 向患者及家属交代围手术期注意事项，签署手术知情同意书 □ 签署麻醉同意书 □ 签署自费项目协议书	□ 检查备术情况 □ 手术 □ 全身麻醉患者术后复苏室复苏（必要时） □ 术后回病房观察治疗 □ 完成手术记录及术后病程记录 □ 向患者及家属交代病情及术后注意事项
重点医嘱	**长期医嘱：** □ 三级护理 □ 普通饮食 □ 既往基础用药（必要时调整用药） **临时医嘱：** □ 血常规、尿常规、大便常规、血型、凝血功能、肝功能、肾功能、感染性疾病筛查 □ 胸片、心电图 □ B 超或 CT	**术前医嘱：** □ 明日全身（或局部）麻醉下行下颌下腺摘除术 □ 术前 6 小时禁食、禁水 □ 术前肠道准备 □ 下颌下区备皮 □ 抗菌药物术前 0.5~1 小时 □ 准备术中冰冻活检	**长期医嘱：** □ 一级护理 □ 术后 6 小时流质饮食 **临时医嘱：** □ 心电监测，吸氧 □ 补液 □ 非限制级抗菌药物
主要护理工作	□ 介绍病房环境、设施及设备 □ 入院护理评估 □ 执行入院后医嘱 □ 指导进行心电图、影像学检查等	□ 晨起静脉取血 □ 卫生知识及手术知识宣教 □ 嘱禁食、禁水时间 □ 药敏试验 □ 术前肠道准备 □ 术前手术区域皮肤准备	□ 术前更衣、遵医嘱给药 □ 观察术后病情变化 □ 观察创口出血情况 □ 观察术后进食情况并给予指导 □ 术后心理与生活护理
病情变异记录	□ 无 □ 有，原因： 1. 2.	□ 无 □ 有，原因： 1. 2.	□ 无 □ 有，原因： 1. 2.
护士签名			
医师签名			

时间	住院第 4 天 （术后第 1 天）	住院第 5 天 （术后第 2 天）	住院第 6~7 天 （术后第 3~4 天，出院日）
主要诊疗工作	□ 上级医师查房，注意病情变化 □ 完成常规病历书写 □ 观察有无并发症发生并及时处理 □ 观察生命体征 □ 根据需要复查血常规、电解质等 □ 酌情补液及预防性使用抗菌药物	□ 继续观察病情变化 □ 完成常规病历书写 □ 继续观察观察有无并发症发生并及时处理 □ 继续观察生命体征 □ 酌情继续使用抗菌药物	□ 上级医师查房 □ 通知患者出院 □ 完成病历书写 □ 向患者及家属交代出院注意事项
重点医嘱	**长期医嘱：** □ 二级护理 □ 半流质饮食 □ 雾化吸入 **临时医嘱：** □ 局部换药 □ 非限制级抗菌药物 □ 酌情补液	**长期医嘱：** □ 三级护理 □ 普通饮食 **临时医嘱：** □ 撤除引流 □ 酌情继续非限制级抗菌药物	**出院医嘱：** □ 今日出院 □ 加压包扎 2~3 天 □ 3~5 天后拆线 □ 追踪组织学检查结果 □ 定期复查 □ 随诊
主要护理工作	□ 观察病情变化及饮食情况 □ 心理与生活护理	□ 观察病情变化及饮食情况 □ 心理与生活护理	□ 指导办理出院手续 □ 指导复查时间及注意事项
病情变异记录	□ 无　□ 有，原因： 1. 2.	□ 无　□ 有，原因： 1. 2.	□ 无　□ 有，原因： 1. 2.
护士签名			
医师签名			

附：原表单（2016 年版）

下颌下腺良性肿瘤临床路径表单

适用对象：第一诊断为下颌下腺多形性腺瘤（ICD-10：D10.307，M894000/0）或入院诊断为下颌下腺良性肿瘤

行下颌下腺摘除术（ICD-9-CM-3：26.2）

患者姓名：	性别：　　年龄：　　门诊号：	住院号：
住院日期：　　年　月　日	出院日期：　　年　月　日	标准住院日：7 天

时间	住院第 1 天	住院第 2 天	住院第 3 天（手术日）
主要诊疗工作	□ 询问病史及体格检查 □ 完成病历书写 □ 开术前化验单、影像学检查单、心电图检查单 □ 向患者家属交代诊疗过程和住院事项	□ 上级医师查房，明确手术方案 □ 完成术前准备与术前评估 □ 完成必要的相关科室会诊 □ 完成术前小结、上级医师查房记录等病历书写 □ 向患者及家属交代围手术期注意事项，签署手术知情同意书 □ 签署麻醉同意书 □ 签署自费项目协议书	□ 检查备术情况 □ 手术 □ 全身麻醉患者术后复苏室复苏（必要时） □ 术后回病房观察治疗 □ 完成手术记录及术后病程记录 □ 向患者及家属交代病情及术后注意事项
重点医嘱	**长期医嘱：** □ 三级护理 □ 普通饮食 □ 既往基础用药（必要时调整用药） **临时医嘱：** □ 血常规、尿常规、大便常规、血型、凝血功能、肝功能、肾功能、感染性疾病筛查 □ X 线胸片、心电图 □ B 超或 CT	**术前医嘱：** □ 明日全身（或局部）麻醉下行下颌下腺摘除术 □ 术前 6 小时禁食、禁水 □ 术前肠道准备 □ 下颌下区备皮 □ 抗菌药物术前 0.5~1 小时 □ 准备术中冷冻活检	**长期医嘱：** □ 一级护理 □ 术后 6 小时流质饮食 **临时医嘱：** □ 心电监测，吸氧 □ 补液 □ 非限制级抗菌药物
主要护理工作	□ 介绍病房环境、设施及设备 □ 入院护理评估 □ 执行入院后医嘱 □ 指导进行心电图、影像学检查等	□ 晨起静脉取血 □ 卫生知识及手术知识宣教 □ 嘱禁食、禁水时间 □ 药敏试验 □ 术前肠道准备 □ 术前手术区域皮肤准备	□ 术前更衣、遵医嘱给药 □ 观察术后病情变化 □ 观察创口出血情况 □ 观察术后进食情况并给予指导 □ 术后心理与生活护理
病情变异记录	□ 无　□ 有，原因： 1. 2.	□ 无　□ 有，原因： 1. 2.	□ 无　□ 有，原因： 1. 2.
护士签名			
医师签名			

时间	住院第 4 天 （术后第 1 天）	住院第 5 天 （术后第 2 天）	住院第 6~7 天 （术后第 3~4 天，出院日）
主要诊疗工作	□ 上级医师查房，注意病情变化 □ 完成常规病历书写 □ 观察有无并发症发生并及时处理 □ 观察生命体征 □ 根据需要复查血常规、电解质等 □ 酌情补液及预防性使用抗菌药物	□ 继续观察病情变化 □ 完成常规病历书写 □ 继续观察观察有无并发症发生并及时处理 □ 继续观察生命体征 □ 酌情继续使用抗菌药物	□ 上级医师查房 □ 通知患者出院 □ 完成病历书写 □ 向患者及家属交代出院注意事项
重点医嘱	长期医嘱： □ 二级护理 □ 半流质饮食 □ 雾化吸入 临时医嘱： □ 局部换药 □ 青霉素类或其他类抗菌药物 □ 酌情补液	长期医嘱： □ 三级护理 □ 普通饮食 临时医嘱： □ 撤除引流 □ 酌情继续非限制级抗菌药物	出院医嘱： □ 今日出院 □ 加压包扎 2~3 天 □ 3~5 天后拆线 □ 追踪组织学检查结果 □ 定期复查 □ 随诊
主要护理工作	□ 观察病情变化及饮食情况 □ 心理与生活护理	□ 观察病情变化及饮食情况 □ 心理与生活护理	□ 指导办理出院手续 □ 指导复查时间及注意事项
病情变异记录	□ 无　□ 有，原因： 1. 2.	□ 无　□ 有，原因： 1. 2.	□ 无　□ 有，原因： 1. 2.
护士签名			
医师签名			

第八节 腮腺多形性腺瘤临床路径释义

【医疗质量控制指标】

指标一、入出院诊断符合率≥95%。

指标二、临床主要诊断与病理诊断符合率≥60%。

指标三、手术前后诊断符合率≥95%。

指标四、治愈好转率≥95%。

指标五、清洁手术切口甲级愈合率≥97%。

指标六、临床路径入组率≥50%。

指标七、手术安全核查率100%。

指标八、非计划再次手术。

指标九、手术中冷冻病理检查。

指标十、术后面神经功能永久损伤率。

指标十一、肿瘤复发率。

指标十二、院内感染发生率≤10%。

指标十三、抗菌药物使用强度≤40DDD。

指标十四、Ⅰ类伤口预防性抗菌药物使用率≤30%。

指标十五、住院患者满意率≥90%。

指标十六、出院患者随访率≥80%。

一、腮腺多形腺瘤编码

1. 原编码

疾病名称及编码：腮腺多形性腺瘤（ICD-10：D11.001，M8940/0）

手术操作名称及编码：腮腺肿物及浅叶切除+面神经解剖术（或部分腮腺切除术）

腮腺肿物及浅叶切除术（ICD-9-CM-3：26.29）

面神经解剖术（ICD-9-CM-3：04.07）

部分腮腺切除术（ICD-9-CM-3：26.31）

2. 修订编码

疾病名称及编码：腮腺多形性腺瘤（ICD-10：D11.0，M8940/0）

手术操作名称及编码：腮腺肿物及浅叶切除术（ICD-9-CM-3：26.2901）

面神经解剖术（ICD-9-CM-3：04.0401）

部分腮腺切除术（ICD-9-CM-3：26.3101）

二、临床路径检索方法

D11.0M8940/0伴（26.2901+04.0401/26.3101+04.0401）

三、国家医疗保障疾病诊断相关分组（CHS-DRG）

MDCD 头颈、耳、鼻、口、咽疾病及功能障碍

DV1 头颈、耳、鼻、咽、口非恶性增生性疾患

四、腮腺多形性腺瘤临床路径标准住院流程

（一）适用对象

第一诊断为腮腺多形性腺瘤（ICD-10：D11.0，M8940/0）

行腮腺肿物及浅叶切除+面神经解剖术（或部分腮腺切除术）。

1. 腮腺肿物及浅叶切除术（ICD-9-CM-3：26.2901）
2. 面神经解剖术（ICD-9-CM-3：04.0401）
3. 部分腮腺切除术（ICD-9-CM-3：26.3101）

> **释义**
>
> ■ 唾液腺肿瘤中，腮腺肿瘤的发生率最高（约占80%），而腮腺肿瘤中80%以上发生于腮腺浅叶，约85%为良性肿瘤。
>
> ■ 腮腺良性肿瘤中以多形性腺瘤最多见。多形性腺瘤，又名混合瘤，女性患者多于男性。
>
> ■ 本路径适用对象为位于腮腺浅叶或腮腺下极、后上极，且体积不是很大（直径≤8cm）的腮腺多形性腺瘤。

（二）诊断依据

根据《临床诊疗指南·口腔医学分册（2016修订版）》（中华口腔医学会编著，人民卫生出版社，2016年）。

1. 腮腺区无痛性肿块，生长缓慢，无明显自觉症状。
2. 肿块质地中等，呈球状或分叶状，周界清楚，与周围组织无粘连，无面神经功能障碍。
3. 超声或CT显示腮腺内有界限清楚的占位病变。

> **释义**
>
> ■ 腮腺良性肿瘤有其共同的临床特点，如肿块生长缓慢、活动、表面光滑或呈结节状，即使肿瘤较大，也无面瘫出现，患者多无明显症状。通过详细询问病史和临床检查，一般可初步判断肿瘤的性质。MRI可显示肿瘤与重要血管间的关系，可酌情选用。
>
> ■ 影像学检查有助于术前诊断。通过B超检查可以判断有无占位性病变和病变大小，并可初步判断肿物性质；通过CT检查可明确肿瘤部位及其与周围组织（包括深部大血管）的关系，对于腮腺深叶肿瘤和范围广泛的肿瘤尤为适用。
>
> ■ 腮腺肿瘤无论良恶性，均禁忌活检，以避免发生肿瘤细胞种植。有条件可进行细针吸活检，辅助确诊。

（三）治疗方案的选择

根据《临床诊疗指南·口腔医学分册（2016修订版）》（中华口腔医学会编著，人民卫生出版社，2016年）。

选择腮腺肿物及浅叶切除+面神经解剖术或包括腮腺肿瘤及瘤周正常腮腺切除的部分腮腺切除术，其适应证为：

1. 腮腺浅叶多形性腺瘤。
2. 患者全身状况可耐受手术。
3. 患者无明显手术禁忌证。

> **释义**
>
> ■ 腮腺肿瘤的治疗以手术切除为主。手术原则是从肿瘤包膜外正常组织进行，同时切除瘤周部分腺体或整个腺体，不能作单纯沿包膜剥离的肿瘤摘除（即剜除术）。
>
> ■ 本治疗方案适用于位于腮腺浅叶及腮腺下极（或后下极）的良性肿瘤。对位于腮腺浅叶的肿瘤，行面神经解剖及连同肿瘤在内的腮腺浅叶切除；对位于腮腺下极或后下极的肿瘤，可行包括肿瘤及其周围 0.5cm 以上正常腮腺切除的部分腮腺切除术。

（四）标准住院日 7~10 天

> **释义**
>
> ■ 患者术前准备需要 1~2 天，一般在住院后第 2~3 天完成手术，术后恢复需要 2~4 天，总住院时间应不超过 7 天。

（五）进入路径标准

1. 第一诊断符合 ICD-10：D11.0，M8940/0 腮腺多形性腺瘤疾病编码。
2. 患者同时具有其他疾病诊断，如在住院期间不需要特殊处理，也不影响第一诊断的临床路径流程实施时，可以进入本路径。

> **释义**
>
> ■ 当临床诊断为腮腺多形性腺瘤、位于腮腺浅叶或下（后下）极、直径不超过 8cm，即可进入路径。
>
> ■ 患者如果合并高血压、糖尿病、心脑血管疾病、血液病等其他慢性疾病，术前虽需对症治疗，但并不影响麻醉和手术，也不影响术前准备的时间时，可进入本路径；如果需要经治疗稳定后才能手术，则应先进入其他相应内科疾病的诊疗路径。

（六）术前准备（术前评估）2 天

1. 必须检查的项目
（1）血常规、尿常规、大便常规、血型。
（2）凝血功能。
（3）血生化。
（4）感染性疾病筛查（乙型肝炎、丙型肝炎、梅毒、艾滋病等）。
（5）胸片。
（6）心电图。
（7）腮腺超声。

2. 选择性检查的项目
（1）超声心动图。
（2）肺功能/动脉血气分析。
（3）腮腺 CT（建议首选增强 CT）/MRI 检查。

> **释义**
>
> ■ 术前必查项目是确保手术治疗安全、有效开展的基础，在术前必须完成，但为缩短患者住院等待时间，检查项目可以在患者入院前在门诊完成。相关人员应认真分析检查结果，以便及时发现异常情况并采取对应处置。
>
> ■ 高龄患者、有全身重大疾病史或可疑有心肺功能异常患者，应在门诊相关科室检查，除外手术禁忌。
>
> ■ CT 检查可确定肿瘤的部位及其与周围组织之间的关系，尤其是增强 CT 可清楚地显示肿瘤与颈内动脉之间的关系。MRI 则无需增强即可显示肿瘤与重要血管间的关系，可酌情选用。
>
> ■ 可考虑检查血压和心电图及胸片。60 岁以上高龄患者应增加肺功能及超声心动图等检查。

（七）预防性抗菌药物选择与使用时机

1. 抗菌药物：按照《抗菌药物临床应用指导原则（2015 年版）》（国卫办医发〔2015〕43号）执行。
2. 必要时可预防性使用抗菌药物。抗菌药物选用青霉素类或其他类抗菌药物，用药时间为术前 30 分钟。

> **释义**
>
> ■ 腮腺手术切口属Ⅱ类切口，按照Ⅰ类切口管理，如遇特殊情况，酌情处理。一般术前、术后不应预防性应用抗菌药物。对手术时间长或合并糖尿病等情况者，应控制抗菌药物使用时间在 48 小时内。
>
> ■ 由于颌面部血管丰富，组织抗感染能力较强，一般选择使用第一代头孢菌素类等抗菌药物即可。如有过敏，也可相应选择其他种类抗菌药物。

（八）手术日为入院第 3 天

1. 麻醉方式：全身麻醉或局部麻醉。
2. 手术植入物：必要时可植入口腔生物膜，以预防涎瘘和味觉出汗综合征。
3. 术中用药：除麻醉用药外无特殊用药。

> **释义**
>
> ■ 腮腺浅叶切除术或腮腺部分切除术手术时间相对较短，局部麻醉或全身麻醉均可酌情选用。

（九）术后住院恢复 2~4 天

术后用药：术后出现面神经损伤症状者，酌情选用神经营养药物。

> **释义**
>
> ■ 术后1~2天更换敷料，酌情撤除引流条；如采用负压引流，可于术后2~3天、24小时引流量≤30ml时撤除。

（十）出院标准

1. 生命体征平稳。
2. 手术切口无红、肿、热、痛等炎症表现，无新鲜渗血。
3. 伤口无明显唾液渗漏等需要住院治疗的并发症。

> **释义**
>
> ■ 如果术中对腮腺断端的处理不完善或术后引流不充分，则局部可能会出现唾液积聚，患者出院前应注意检查，一旦发现问题，应及时处理。
> ■ 患者一般情况好，伤口局部无炎症、无感染、无积液的情况下，可以出院。

（十一）变异及原因分析

1. 位于腮腺深叶的肿瘤不进入该路径。
2. 如肿瘤生长时间长，特别巨大（直径>8cm），有生长迅速、疼痛或出现面瘫症状等恶变倾向时不进入该临床路径。
3. 复发性腮腺多形性腺瘤的手术方式根据具体情况酌定。

> **释义**
>
> ■ 肿瘤位于腮腺深叶、体积巨大（直径>8cm）或怀疑恶变时，均不进入本路径。
> ■ 患者入院后发现有影响麻醉或手术的全身疾病，或术前检查发现手术禁忌证，属严重变异，应及时终止路径。
> ■ 术后患者恢复欠佳，出现创口感染、积液等并发症，可能需要增加药物治疗，延长住院时间，应属微小变异，临床路径可以继续进行。
> ■ 复发性腮腺良性肿瘤可能会增加手术的难度和复杂性，一般不应纳入本临床路径。

五、腮腺多形性腺瘤临床路径治疗方案

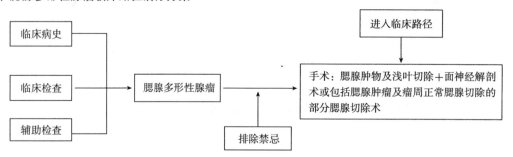

六、腮腺多形性腺瘤患者护理规范

1. 术前洗头，清洁头发，加强术区清洁。
2. 术后保持加压包扎，注意保护耳郭。
3. 术中留置负压引流管者，术后注意引流量的计量。
4. 术后如有面瘫症状，指导患者进行面神经功能训练。
5. 术后交代饮食注意事项：以清淡软食为主，避免刺激性饮食，避免反复持续咀嚼。
6. 出院医嘱：术后1周拆线，3个月复查。

七、腮腺多形性腺瘤患者营养治疗规范

1. 术前调整饮食，保持血糖稳定。
2. 术后补充营养，重点补充蛋白质和维生素。
3. 术后饮食：术后1个月避免刺激性食物，避免反复咀嚼的食物。

八、腮腺多形性腺瘤患者健康宣教

1. 为预防术后涎瘘发生，术后应避免刺激性食物，避免需反复咀嚼的食物。
2. 术后如有面瘫症状，应使用神经营养药物，进行面神经功能训练。
3. 术后注意定期复查，及时发现可能发生的肿瘤复发。

九、推荐表单

(一) 医师表单

腮腺多形性腺瘤临床路径医师表单

适用对象：第一诊断为腮腺多形性腺瘤（ICD-10：D11.001，M8940/0）

行腮腺肿物及浅叶切除+面神经解剖术（或部分腮腺切除术）（ICD-9-CM-3：26.29/26.31 和 04.07）

患者姓名：		性别：	年龄：	门诊号：	住院号：
住院日期：	年 月 日	出院日期：	年 月 日		标准住院日：7 天

时间	住院第 1 天	住院第 2 天
主要诊疗工作	□ 询问病史、体格检查 □ 完成入院病历和首次病程记录 □ 超声或 CT □ X 线胸片 □ 心电图 □ 交代住院注意事项 □ 肺功能检查及超声心动图（60 岁以上高龄患者）	□ 上级医师查房，明确手术方案 □ 血常规、尿常规、大便常规、血生化 □ 完成术前准备 □ 完成术前小结 □ 术前谈话，签署手术同意书、麻醉同意书、自费项目同意书 □ 向患者及家属交代围手术期注意事项后下手术医嘱 □ 全身麻醉手术前胃肠道准备
重点医嘱	**长期医嘱：** □ 三级护理 □ 普通饮食 **临时医嘱：** □ 血常规、尿常规、大便常规、血型、凝血功能、肝功能、肾功能、感染性疾病筛查 □ 胸片、心电图 □ 超声或 CT	**长期医嘱：** □ 三级护理 □ 普通饮食 **临时医嘱：** □ 明日全身（局部）麻醉下行腮腺肿物及浅叶切除+面神经解剖术（或部分腮腺切除术） □ 术前 6 小时禁食、禁水 □ 术前肠道准备 □ 备皮
病情变异记录	□ 无 □ 有，原因： 1. 2.	□ 无 □ 有，原因： 1. 2.
医师签名		

时间	住院第 3 天 （手术日）	住院第 4 天 （术后第 1 天）	住院第 5~7 天 （术后第 2~4 天，出院日）
主要诊疗工作	□ 检查备皮情况 □ 术前 30 分钟给抗菌药物（酌情） □ 嘱患者术前 6 小时禁食、禁水 □ 必要时准备术中冷冻活检 □ 手术 □ 完成手术记录及术后病程记录 □ 向患者家属交代手术情况及术后注意事项 □ 复苏室观察 2 小时	□ 观察并记录引流情况 □ 交代勿进食刺激性食物并减少说话和咀嚼 □ 完成病程记录	□ 撤除引流 □ 上级医师查房 □ 完成出院小结及出院记录 □ 完成所有病历并填写病历首页 □ 通知患者出院 □ 向患者及家属交代出院注意事项
重点医嘱	**长期医嘱：** □ 回病房后二级护理 □ 半流质饮食或流质饮食（术后 6 小时后，禁忌刺激性食物） **临时医嘱：** □ 全身麻醉术后护理常规 2 小时 □ 禁食、禁水 6 小时 □ 持续低流量吸氧 2 小时 □ 持续心电监测 2 小时 □ 酌情补液，部分患者可预防性应用抗菌药物 □ 雾化吸入 1 次 □ 术后应注意术区有无术后继发出血	**长期医嘱：** □ 停二级护理 □ 三级护理 □ 半流质饮食或流质饮食（禁忌刺激性食物） **临时医嘱：** □ 雾化吸入，每日 2 次（bid） □ 局部更换敷料 □ 必要时实验室检查	**出院医嘱：** □ 今日出院 □ 撤除负压引流局部创口纱布覆盖 □ 5~7 天后拆线 □ 1 个月内勿食刺激性食物 □ 术后 1 年内每 3 个月复查 1 次 □ 出院后有任何不适及时就诊
病情变异记录	□ 无 □ 有，原因： 1. 2.	□ 无 □ 有，原因： 1. 2.	□ 无 □ 有，原因： 1. 2.
医师签名			

（二）护士表单

腮腺多形性腺瘤临床路径护士表单

适用对象：第一诊断为腮腺多形性腺瘤（ICD-10：D11.001，M8940/0）

行腮腺肿物及浅叶切除+面神经解剖术（或部分腮腺切除术）（ICD-9-CM-3：26.29/26.31 和 04.07）

患者姓名：	性别： 年龄： 门诊号：	住院号：
住院日期： 年 月 日	出院日期： 年 月 日	标准住院日：7 天

时间	住院第 1 天 （入院日）	住院第 2 天 （手术准备日）	住院第 3 天 （手术日）
健康宣教	□ 入院宣教：介绍主管医师、护士，介绍环境、设施，介绍住院注意事项	□ 术前宣教：疾病知识、术前准备及手术过程 □ 告知准备物品、沐浴 □ 告知术后饮食、活动及探视注意事项 □ 主管护士与患者沟通，了解并指导心理应对	□ 告知家属等候区位置 □ 术后当日宣教：告知饮食、体位要求，告知术后可能出现情况的应对方式 □ 给予患者及家属心理支持 □ 再次明确探视陪伴须知
护理处理	□ 核对患者，佩戴腕带 □ 建立入院护理病历 □ 卫生处置：剪指（趾）甲、沐浴、更换病号服	□ 协助医师完成术前检查、化验 □ 术前准备：禁食、禁水、备皮	□ 术晨剃须、漱口 □ 送手术：摘除患者各种活动物品，核对患者资料及携带药品，填写手术交接单，签字确认 □ 接手术：核对患者及资料，签字确认
基础护理	□ 三级护理 □ 晨晚间护理 □ 患者安全管理	□ 三级护理 □ 晨晚间护理 □ 患者安全管理	□ 一级护理 □ 晨晚间护理 □ 患者安全管理 □ 遵医嘱吸氧及监护治疗 □ 协助及指导进食
专科护理	□ 护理查体 □ 需要时，填写跌倒及压疮防范表 □ 需要时，请家属陪伴 □ 指导饮食方法 □ 心理护理	□ 遵医嘱完成相关检查 □ 心理护理	□ 病情观察，观察伤口情况 □ 观察伤口敷料加压包扎；如为负压引流则注意引流情况 □ 书写护理记录 □ 遵医嘱予抗感染治疗 □ 饮食、活动指导 □ 心理护理
重点医嘱	□ 详见医嘱执行单	□ 详见医嘱执行单	□ 详见医嘱执行单
病情变异记录	□ 无 □ 有，原因： 1. 2.	□ 无 □ 有，原因： 1. 2.	□ 无 □ 有，原因： 1. 2.
护士签名			

时间	住院第 4 天 （术后第 1 天）	住院第 5~7 天 （术后第 2~4 天，出院日）
健康 宣教	□ 术后宣教：药物作用及频率，饮食、活动 □ 复查患者对宣教内容的掌握程度 □ 告知疾病恢复期注意事项	□ 出院宣教：复查时间，服药方法，活动休息，指导饮食，指导拆线后洗头 □ 指导办理出院手续
护理 处置	□ 遵医嘱完成相关治疗	□ 遵医嘱完成相关治疗 □ 书写出院记录
基础 护理	□ 二级护理 □ 晨晚间护理 □ 协助或指导进食 □ 患者安全管理	□ 二级护理 □ 晨晚间护理 □ 协助或指导进食 □ 患者安全管理
专 科 护 理	□ 病情观察 □ 观察伤口敷料加压包扎；如为负压引流则注意引流情况 □ 遵医嘱抗感染治疗 □ 需要时，联系主管医师给予相关治疗及用药 □ 心理护理	□ 病情观察，书写出院记录 □ 心理护理
重点 医嘱	□ 详见医嘱执行单	□ 详见医嘱执行单
病情 变异 记录	□ 无 □ 有，原因： 1. 2.	□ 无 □ 有，原因： 1. 2.
护士 签名		

（三）患者表单

腮腺多形性腺瘤患者表单

适用对象：第一诊断为腮腺多形性腺瘤（ICD-10：D11.001，M8940/0）

行腮腺肿物及浅叶切除+面神经解剖术（或部分腮腺切除术）（ICD-9-CM-3：26.29/26.31 和 04.07）

患者姓名：		性别：　　年龄：　　门诊号：	住院号：
住院日期：　　年　月　日		出院日期：　　年　月　日	标准住院日：7 天

时间	入院日	手术前	手术日
医患配合	□ 配合询问病史、收集资料，请务必详细告知既往史、用药史、过敏史 □ 如服用抗凝剂药请明确告知 □ 配合进行体格检查 □ 有任何不适请告知医师	□ 配合完善术前相关检查、化验，如采血、留尿、心电图、X 线胸片等 □ 医师向患者及家属介绍病情并进行手术谈话、术前签字 □ 麻醉师对患者进行术前访视	□ 接受手术治疗 □ 如术后需要，配合监护及检查治疗 □ 交流手术情况及术后注意事项 □ 有任何不适请告知医师
护患配合	□ 配合测量体温、脉搏、呼吸、血压、体重 □ 配合完成入院护理评估（简单询问病史、过敏史、用药史） □ 接受入院宣教（环境介绍、病室规定、订餐制度、贵重物品保管等） □ 有任何不适请告知护士	□ 配合测量体温、脉搏、呼吸 □ 接受术前宣教 □ 接受术前准备 □ 准备好必要用物	□ 清晨测量体温、脉搏、呼吸 □ 术晨剃须、漱口 □ 取下义齿、饰品等，贵重物品交家属保管 □ 送手术室前，协助完成核对，带齐影像资料，脱去衣物，上手术车 □ 返回病房后，协助完成核对，配合过病床 □ 配合输液治疗 □ 需要时配合术后吸氧，监护仪监测 □ 有任何不适请告知护士
饮食	□ 普通饮食	□ 术前 12 小时禁食、禁水	□ 术前禁食、禁水 □ 术后 4 小时进白开水 □ 术后 6 小时，无恶心不适，可温流质饮食，避免咀嚼
排泄	□ 正常排尿便	□ 正常排尿便	□ 正常排尿便
活动	□ 正常活动	□ 正常活动	□ 术后 4 小时内去枕平卧，可床上翻身 □ 术后 4 小时可垫枕，可半坐位，床上活动 □ 术后 6 小时无不适，可下地活动，注意安全

时间	手术后	出院日
医患配合	□ 配合术后检查 □ 配合术后治疗 □ 配合术后换药	□ 接受出院前指导 □ 知道复查程序 □ 获取出院诊断书
重点医嘱	□ 配合定时测量生命体征，每日询问排便情况 □ 接受输液、服药等治疗 □ 接受饮食宣教 □ 接受用药及治疗宣教 □ 注意活动安全，避免坠床或跌倒 □ 配合执行探视及陪伴制度	□ 接受出院宣教 □ 办理出院手续 □ 获取出院携带药品 □ 知道药品的服用方法、作用、注意事项 □ 术后禁烟酒 □ 知道复印病历的方法
饮食	□ 由流质饮食或半流质饮食逐渐过度到普通饮食（术后6小时后，禁忌刺激性食物）	□ 普通饮食，禁辛辣刺激性及酸味饮食
排泄	□ 正常排尿便 □ 避免便秘	□ 正常排尿便 □ 避免便秘
活动	□ 病房内活动，避免剧烈活动	□ 病房内活动，避免剧烈活动

附：原表单（2019年版）

腮腺多形性腺瘤临床路径表单

适用对象：第一诊断为腮腺多形性腺瘤（ICD-10：D11.0，M8940/0）

行腮腺肿物及浅叶切除+面神经解剖术（或部分腮腺切除术）（ICD-9-CM-3：26.2901 或 26.3101 和 04.0401）

患者姓名：		性别：　　年龄：　　门诊号：	住院号：
住院日期：　　年　月　日		出院日期：　　年　月　日	标准住院日：5~7天

时间	住院第 1 天	住院第 2 天	住院第 3 天（手术日）（术前）
主要诊疗工作	□ 询问病史、体格检查 □ 完成入院病历和首次病程记录 □ 腮腺超声 □ 腮腺 CT 或 MRI（选择性） □ X 线胸片 □ 心电图 □ 超声心动图（选择性） □ 肺功能/动脉血气分析（选择性） □ 交代住院注意事项	□ 上级医师查房，明确手术方案 □ 血常规、血凝、血型、血生化 □ 尿常规、大便常规 □ 完成术前准备 □ 完成术前小结 □ 术前谈话，签署手术同意书 □ 签署麻醉同意书 □ 签署自费项目同意书 □ 向患者及家属交代围手术期注意事项后下手术医嘱 □ 全身麻醉术前准备	□ 检查备皮情况 □ 术前 30 分钟静脉滴注抗菌药物（必要时） □ 嘱患者术前 6 小时禁食、禁水 □ 必要时准备术中冷冻活检
重点医嘱	长期医嘱： □ 三级/二级护理 □ 普通饮食 临时医嘱： □ 血常规、血凝、血型、尿常规、大便常规、血生化 □ X 线胸片、心电图 □ 腮腺超声 □ 腮腺 CT/MRI（必要时） □ 超声心动图（必要时） □ 肺功能/动脉血气分析（必要时）	长期医嘱： □ 三级/二级护理 □ 普通饮食 临时医嘱： □ 明日全身或局部麻醉下行腮腺肿物及浅叶切除+面神经解剖术（或部分腮腺切除术） □ 术前 6 小时禁食、禁水 □ 术前肠道准备 □ 耳后、发际上备皮 □ 抗菌药物术前 30 分钟静脉滴注（必要时）	
主要护理工作	□ 介绍病房环境、设施及设备 □ 入院护理评估 □ 执行入院后医嘱 □ 指导进行心电图、影像学检查等	□ 晨起静脉取血 □ 卫生知识及手术知识宣教 □ 嘱禁食、禁水时间 □ 药敏试验（必要时） □ 术前肠道准备（必要时） □ 术前手术区域皮肤准备	□ 术前更衣 □ 遵医嘱给药（必要时）
病情变异记录	□ 无　□ 有，原因： 1. 2.	□ 无　□ 有，原因： 1. 2.	□ 无　□ 有，原因： 1. 2.

时间	住院第 1 天	住院第 2 天	住院第 3 天（手术日）（术前）
护士签名			
医师签名			

时间	住院第 3 天（手术日）（术后）	住院第 4 天（术后第 1 天）	住院第 5~7 天（术后第 2~4 天，出院日）
主要诊疗工作	□ 手术 □ 完成手术记录及术后病程 □ 向患者家属交代手术情况及术后注意事项 □ 复苏室观察、治疗 2 小时 □ 患者转运回病房继续观察、治疗	□ 观察并记录引流 □ 手术创口换药、包扎 □ 交代勿进食刺激性食物 □ 完成病程记录 □ 营养神经药物治疗（必要时）	□ 撤除引流 □ 上级医师查房 □ 完成出院小结及出院记录 □ 完成所有病历并填写首页 □ 通知患者出院 □ 向患者及家属交代出院注意事项
重点医嘱	长期医嘱： □ 回病房后一级护理 □ 流质饮食（术后 6 小时后，禁忌刺激性食物） 临时医嘱： □ 全身麻醉术后护理常规 2 小时 □ 禁食、禁水 6 小时 □ 持续低流量吸氧（持续时间视病情而定） □ 持续心电、血氧饱和度监测（持续时间视病情而定） □ 酌情补液及预防性应用抗菌药物 □ 雾化吸入 1~2 次	长期医嘱： □ 停一级护理 □ 二级护理 □ 普通饮食（禁忌刺激性食物） □ 营养神经药物治疗（必要时） 临时医嘱： □ 雾化吸入每天 2 次 □ 局部换药 □ 适量补液 □ 必要时实验室检查	出院医嘱： □ 今日出院 □ 撤除负压引流、创口换药 □ 患侧腮腺区加压包扎 1~2 周 □ 5~7 日后拆线 □ 1 个月内勿食刺激性食物 □ 有面神经损伤症状者给予面肌功能训练指导和院外营养神经药物治疗 □ 术后定期复查 □ 出院后有任何不适及时就诊
主要护理工作	□ 观察术后病情变化 □ 观察创口出血情况 □ 观察术后进食情况并给予指导 □ 指导并协助术后活动 □ 术后心理与生活护理	□ 观察病情变化及饮食情况 □ 心理与生活护理 □ 指导勿食刺激性食物	□ 指导办理出院手续 □ 指导复查时间及注意事项
病情变异记录	□ 无　□ 有，原因： 1. 2.	□ 无　□ 有，原因： 1. 2.	□ 无　□ 有，原因： 1. 2.
医师签名			
护士签名			

第九节　颈部良性肿物切除术临床路径释义

【医疗质量控制指标】

指标一、术前评估。

指标二、手术方案。

指标三、围手术期预防性抗菌药物使用情况：

　　　　预防性抗菌药物种类选择；

　　　　首剂抗菌药物使用起始时间；

　　　　预防性抗菌药物停药时间。

指标四、术后病理诊断。

指标五、术后并发症。

指标六、手术切口愈合情况。

指标七、术后康复治疗情况。

一、颈部良性肿物切除术编码

1. 原编码

疾病名称及编码：颈部肿物（ICD-10：R22.101）

手术操作名称及编码：颈部探查术（ICD-9-CM-5：06.09）

2. 修改编码

疾病名称及编码：颈部良性肿瘤（ICD-10：D36.703）

手术操作名称及编码：颈部良性肿瘤切除术（ICD-9-CM-3：86.3）

二、临床路径检索方法

D36.703 伴 86.3

三、国家医疗保障疾病诊断相关分组（CHS-DRG）

MDCD　头颈、耳、鼻、口、咽疾病及功能障碍

DV1　头颈、耳、鼻、咽、口非恶性增生性疾患

四、颈部良性肿物切除术临床路径标准住院流程

（一）适用对象

第一诊断为：颈部肿物（ICD-10：R22.101）

行颈部探查术（ICD-9-CM-5：06.09）。

> 释义
>
> ■ 本路径仅适用于颈前部原发的良性肿瘤。不包括颈动脉体瘤等血运丰富需要血管造影、血管重建的肿瘤，也不包括甲状腺肿瘤以及继发感染的肿瘤。

（二）诊断依据

根据《临床诊疗指南·口腔医学分册》（中华医学会编著，人民卫生出版社，2005 年）：颈部，B 超或 CT 显示囊性或实性，边界清楚。

> **释义**
>
> ■ 颈部肿物可以发生在上颈部、颈中部及下颈部。良性肿瘤表现为界限清楚、活动、缓慢生长，一般无疼痛及明显的功能障碍。
>
> ■ 影像学检查包括 B 超、CT 或 MRI，可以辅助确定肿瘤的大小、位置以及与周围重要结构的关系。因为颈部血管较多，需行增强 CT 或 MRI 明确与血管的关系，以及血运是否丰富。

(三) 治疗方案的选择

根据《临床诊疗指南·口腔医学分册》（中华医学会编著，人民卫生出版社，2005 年）选择颈部肿物切除术，适应证为：

1. 颈部良性占位病变。
2. 患者全身状况可耐受手术。
3. 患者无明显手术禁忌证。

> **释义**
>
> ■ 颈部肿物的治疗与肿瘤的大小、位置以及与周围结构的关系密切相关。本路径仅包括可以直接切除肿瘤不需要进一步血管重建或神经重建的肿瘤。

(四) 标准住院日 5~7 天

> **释义**
>
> ■ 患者收治入院以后，术前评估和术前准备需要 1~3 天，手术日为住院后 2~4 天，术后在医院 3~5 天，总住院时间不超过 7 天。各医疗机构根据临床科室不同的运行情况在此范围内完成诊治均符合路径要求。确定肿瘤解剖位置、范围的影像学检查应尽量在入院前完成。需要术前诊疗的伴随疾病（如未控制的糖尿病、未控制的高血压或心脑血管疾病等）及调整的用药方案（如抗凝药）尽量安排在入院前进行。

(五) 进入路径标准

1. 第一诊断符合上述 ICD-10 疾病编码。
2. 患者同时具有其他疾病诊断，如在住院期间不需要特殊处理，也不影响第一诊断的临床路径流程实施时，可以进入路径。

> **释义**
>
> ■ 进入路径前，需要明确肿瘤直径不超过 4cm，并且界限清楚、活动，肿物没有明显的搏动感。

（六）术前准备（术前评估）2 天

1. 必须检查的项目

（1）血常规、尿常规。

（2）凝血功能。

（3）血生化。

（4）感染性疾病筛查（乙型肝炎、丙型肝炎、梅毒、艾滋病等）。

（5）超声或 CT。

（6）X 线胸片。

（7）心电图。

2. 根据患者病情可选择：增强 CT 或 MRI 检查。

> **释义**
>
> ■ 必须进行的检查，不仅是为了术前明确诊断，同时也是明确手术指征，排除手术禁忌证的关键，术前必须完成，不可或缺。为缩短患者住院时间，某些耗时较长的检查项目可以在患者入院前完成。术前，临床主管医师需及时收集并认真分析检查结果，对疑难者或指标明显异常者必要时可复查明确，且应采取相应处置措施直至指标符合手术要求。
>
> ■ 对于老年患者，或常规心电图异常，或既往存在心脏疾病的患者可行超声心动图检查；对于长期吸烟者，或既往存在肺部疾病的患者应行肺功能检查。

（七）预防性抗菌药物选择与使用时机

1. 抗菌药物：按照《抗菌药物临床应用指导原则（2015 年版）》（国卫办医发〔2015〕43 号）执行。

2. 抗菌药物选用非限制级抗菌药物，预防性用药时间为术前 30 分钟。

> **释义**
>
> ■ 颈部良性肿物的切口等级多为 I 类，术后发生感染的可能性较小，如无特殊情况不建议使用抗生素。
>
> ■ 如需使用抗菌药物首剂给药应在手术前 30 分钟，抗生素使用时间不超过 48 小时。

（八）手术日为入院第 3 天

1. 麻醉方式：全身麻醉或局部麻醉。

2. 手术内固定物：无。

3. 术中用药：除麻醉用药外无特殊用药。

> **释义**
>
> ■ 颈部良性肿物如果肿物较小、病区表浅位于皮下，可以于局部麻醉下完成。如果肿物较大，或者位置较深，则需要在全身麻醉下完成。

> ■ 颈部肿物如果位置较深，或手术形成死腔，需要放置引流条或者引流管。术中如果有渗血，可以放置止血材料。

（九）术后住院恢复2~7天

术后用药：选用非限制级抗菌药物，用药时间1~2天。

> **释义**
>
> ■ 颈部肿物手术后患者进食受到影响，需要注意营养补充及均衡。
> ■ 术后使用1~2天抗菌药物。
> ■ 术后注意保持颈部负压引流通畅，并注意观察引流液的情况（引流量、引流液性质等），24小时引流量小于20ml是可以考虑撤除负压引流装置。
> ■ 颈部伤口术后7~10天拆线。
> ■ 及时收集病理报告，根据病理结果决定是否需要下一步治疗。

（十）出院标准

1. 生命体征平稳。
2. 手术切口无红、肿、热、痛等炎症表现，无新鲜渗血。
3. 伤口无明显积液、渗出等需要住院治疗的并发症。

> **释义**
>
> ■ 在伤口基本愈合，无感染等情况下，如条件允许，可以出院后拆线。
> ■ 如果出现术后伤口感染等需要留院治疗的情况，超出了路径所规定的时间，应先处理并发症，符合出院条件后再准许患者出院。

（十一）变异及原因分析

1. 如肿瘤生长时间长，特别巨大，有生长迅速、疼痛或出现面瘫症状等恶变倾向时不进入该临床路径。
2. 复发性肿瘤的手术方式根据具体情况酌定。

> **释义**
>
> ■ 颈部肿物如果特别巨大，可能会侵犯周围血管或神经，给手术和治疗带来更大的难度。如果肿瘤生长迅速或有神经受侵犯等恶性变倾向时，治疗时不能仅仅切除肿瘤，所以不进入本路径。
> ■ 复发性的肿瘤可能给治疗增加很多困难，是否进入路径需要根据具体情况确定。

五、颈部良性肿物切除术临床路径治疗方案

1. 患者住院后完善相关检查：包括查血、心电图、胸片、头颈部增强 CT 或磁共振成像。
2. 手术在全身麻醉下切除肿瘤。
3. 手术当天及手术后一共使用 1~2 天抗菌药物。
4. 术后 2 日以上，患者生命体征平稳、伤口无红肿、积液，无引流，可以考虑出院。
5. 术后 7~10 天拆线。

六、颈部良性肿物切除术患者护理规范

1. 术前护理，术区皮肤准备。
2. 心理护理：评估患者及家属的心理需求，技术掌握变化。帮助患者建立充分的思想准备，使其积极配合治疗。
3. 术后护理：麻醉期过后给予床头抬高 30°，利于颈部伤口引流。密切观察生命体征变化、伤口渗血情况。
4. 评估患者疼痛情况。
5. 伤口放置引流的患者保持引流通畅。

七、颈部良性肿物切除术患者营养治疗规范

颈部手术一般不累及口腔，不影响进食。术后 6 小时进流质饮食，术后第 1 天可进半流质饮食，2~3 天后改为正常饮食。

八、颈部良性肿物切除术患者健康宣教

1. 术前指导患者正确认识颈部肿瘤，积极配合治疗。
2. 介绍手术情况，让患者配合围手术期的治疗。
3. 出院后保持伤口清洁，不结痂。
4. 指导手术后 1 周回门诊看病理结果，并拆除缝线。

九、推荐表单

颈部良性肿物切除术临床路径表单

适用对象：第一诊断为颈部肿物（ICD-10：R22.101）
行颈部探查术（ICD-9-CM-5：06.09）

患者姓名：		性别： 年龄： 门诊号：	住院号：
住院日期： 年 月 日		出院日期： 年 月 日	标准住院日：5~7 天

时间	住院第 1 天	住院第 2 天	住院第 3 天（手术日）（术前）
主要诊疗工作	□ 询问病史、体格检查 □ 完成入院病历和首次病程记录 □ 入院医嘱 □ 上级医师查房，明确手术方案	□ 完成术前准备 □ 完成术前小结 □ 签署麻醉同意书 □ 术前谈话，签署手术同意书	□ 检查备皮情况 □ 术前 30 分钟给抗菌药物 □ 必要时准备术中冷冻活检
重点医嘱	**长期医嘱：** □ 口腔科入院护理常规 □ 三级护理 □ 普通饮食 **临时医嘱：** □ 血常规 □ 尿常规 □ 凝血 □ 生化 □ 术前免疫八项 □ 心电图 □ 胸片 □ 超声或 CT	**长期医嘱：** □ 三级护理 □ 普通饮食 **临时医嘱：** □ 颈部肿物切除术 □ 术前 6 小时禁食、禁水 □ 备皮 □ 抗菌药物皮试 □ 抗菌药物术前 30 分钟	
主要护理工作	□ 介绍病房环境及设施 □ 入院护理评估 □ 执行入院后医嘱 □ 指导进行心电图、影像学检查等	□ 晨起静脉取血 □ 卫生知识及手术知识宣教 □ 交代围手术期注意事项 □ 药敏试验 □ 术前手术区域皮肤准备	□ 术前更衣、遵医嘱给药 □ 术前导尿 □ 交代围手术期注意事项
病情变异记录	□ 无 □ 有，原因： 1. 2.	□ 无 □ 有，原因： 1. 2.	□ 无 □ 有，原因： 1. 2.
护士签名			
医师签名			

时间	住院第3天（手术日）（术后）	住院第4天（术后第1天）	住院第5~7天（术后第2~4天，出院日）
主要诊疗工作	□ 手术 □ 完成手术记录及术后病程 □ 向患者家属交代手术情况及术后注意事项	□ 上级医师查房 □ 换药 □ 完成病程记录	□ 换药 □ 完成出院总结 □ 完成病历并填写首页 □ 通知患者出院 □ 交代出院注意事项
重点医嘱	长期医嘱： □ 口腔科术后护理常规 □ 一级护理 □ 半流质或流质饮食 □ 记引流量 □ 预防性应用抗菌药物 临时医嘱： □ 吸氧2小时 □ 血压、氧饱和度、心电监测2小时 □ 补液	长期医嘱： □ 停二级护理 □ 三级护理 □ 普通饮食 临时医嘱： □ 局部换药 □ 必要时实验室检查	出院医嘱： □ 今日出院 □ 术后1周拆线 □ 出院带药
主要护理工作	□ 监测术后生命体征 □ 术后6小时拔尿管 □ 观察术后病情变化 □ 观察创口出血情况 □ 观察术后进食情况并给予饮食指导 □ 术后心理与生活护理	□ 观察病情变化及饮食情况 □ 观察创口出血及引流情况 □ 心理与生活护理 □ 指导勿食刺激性食物	□ 指导办理出院手续 □ 指导复查时间及注意事项
病情变异记录	□ 无 □ 有，原因： 1. 2.	□ 无 □ 有，原因： 1. 2.	□ 无 □ 有，原因： 1. 2.
护士签名			
医师签名			

附：原表单（2016 年版）

颈部良性肿物切除术临床路径表单

适用对象：第一诊断为腮腺良性肿瘤（ICD-10：D11.001），颌下腺良性肿瘤（ICD-10：D11.701），慢性颌下腺炎（ICD-10：D11.206），颌下肿物（ICD-10：D11.901），颈部肿物（ICD-10：R22.101）

行部分腮腺切除术（ICD-9-CM-5：26.31）或颌下腺切除术（ICD-9-CM-5：26.32），颈部探查术（ICD-9-CM-5：06.09）

患者姓名：		性别： 年龄： 门诊号：		住院号：
住院日期： 年 月 日		出院日期： 年 月 日		标准住院日：5~7 天

时间	住院第 1 天	住院第 2 天	住院第 3 天（手术日）（术前）
主要诊疗工作	□ 询问病史、体格检查 □ 完成入院病历和首次病程记录 □ 入院医嘱 □ 上级医师查房，明确手术方案 □ 术前谈话，签署手术同意书	□ 完成术前准备 □ 完成术前小结 □ 签署麻醉同意书	□ 检查备皮情况 □ 术前 30 分钟给抗菌药物 □ 必要时准备术中冷冻活检
重点医嘱	**长期医嘱：** □ 口腔科入院护理常规 □ 三级护理 □ 普通饮食 **临时医嘱：** □ 血常规 □ 尿常规 □ 凝血 □ 生化 □ 术前免疫八项 □ 心电图 □ 胸片 □ 超声或 CT	**长期医嘱：** □ 三级护理 □ 普通饮食 **临时医嘱：** □ 腮腺浅叶切除或部分腮腺切除术，颌下腺切除术，颈部肿物切除术 □ 术前 6 小时禁食、禁水 □ 备皮 □ 抗菌药物皮试 □ 抗菌药物术前 30 分钟 □ 术前导尿	
主要护理工作	□ 介绍病房环境及设施 □ 入院护理评估 □ 执行入院后医嘱 □ 指导进行心电图、影像学检查等	□ 晨起静脉取血 □ 卫生知识及手术知识宣教 □ 交代围手术期注意事项 □ 药敏试验 □ 术前手术区域皮肤准备	□ 术前更衣、遵医嘱给药 □ 术前导尿 □ 交代围手术期注意事项
病情变异记录	□ 无 □ 有，原因： 1. 2.	□ 无 □ 有，原因： 1. 2.	□ 无 □ 有，原因： 1. 2.
护士签名			
医师签名			

时间	住院第3天（手术日） （术后）	住院第4天 （术后第1天）	住院第5~7天 （术后第2~4天，出院日）
主要 诊疗 工作	□ 手术 □ 完成手术记录及术后病程 □ 向患者家属交代手术情况及 　术后注意事项	□ 上级医师查房 □ 换药 □ 完成病程记录	□ 换药 □ 完成出院总结 □ 完成病历并填写首页 □ 通知患者出院 □ 交代出院注意事项
重 点 医 嘱	**长期医嘱：** □ 口腔科术后护理常规 □ 一级护理 □ 半流质或流质饮食 □ 记引流量 □ 预防性应用抗菌药物 **临时医嘱：** □ 吸氧2小时 □ 血压、氧饱和度、心电监测 　2小时 □ 补液 □ 6小时后拔尿管	**长期医嘱：** □ 停二级护理 □ 三级护理 □ 普通饮食（禁忌刺激性食物） **临时医嘱：** □ 局部换药 □ 必要时实验室检查	**出院医嘱：** □ 今日出院 □ 术后1周拆线 □ 出院带药
主 要 护 理 工 作	□ 监测术后生命体征 □ 术后6小时拔尿管 □ 观察术后病情变化 □ 观察创口出血情况 □ 观察术后进食情况并给予饮 　食指导 □ 术后心理与生活护理	□ 观察病情变化及饮食情况 □ 观察创口出血及引流情况 □ 心理与生活护理 □ 指导勿食刺激性食物	□ 指导办理出院手续 □ 指导复查时间及注意事项
病情 变异 记录	□ 无　□ 有，原因： 1. 2.	□ 无　□ 有，原因： 1. 2.	□ 无　□ 有，原因： 1. 2.
护士 签名			
医师 签名			

第十节 舌癌临床路径释义

【医疗质量控制指标】

指标一、颌面-颈部 CT/MR 影像学检查率。

指标二、切缘阴性率。

指标三、术后血肿发生率。

指标四、切口感染率。

指标五、瘘（口腔瘘、唾液瘘、乳糜瘘）发生率。

指标六、分期诊断符合率。

一、舌癌编码

1. 原编码

疾病名称及编码：舌癌编码（ICD-10：C01-C02）

手术操作名称及编码：舌癌扩大切除术（ICD-9-CM-3：25.2/25.3/25.4）

颈淋巴清扫术（ICD-9-CM-3：40.4）

2. 修改编码

疾病名称及编码：舌鳞状细胞癌编码（ICD-10：C02，M8070/3）

手术操作名称及编码：舌癌扩大切除术（ICD-9-CM-3：25.3/25.4）

颈淋巴清扫术（ICD-9-CM-3：40.4）

二、临床路径检索方法

（C02M8070/3）伴（25.3/25.4）

三、国家医疗保障疾病诊断相关分组（CHS-DRG）

MDCD 头颈、耳、鼻、口、咽疾病及功能障碍

DR1 头颈、耳、鼻、咽、口恶性肿瘤

四、舌癌临床路径标准住院流程

（一）适用对象

第一诊断为舌癌（ICD-10：C02，M8070/3）

行舌癌扩大切除术或舌癌扩大切除术+颈淋巴清扫术。

1. 舌癌扩大切除术（ICD-9-CM-3：25.3/25.4）

2. 颈淋巴清扫术（ICD-9-CM-3：40.4）

> **释义**
>
> ■ 本路径仅适用于舌体（舌前 2/3）的原发性鳞状细胞癌患者，临床 TNM 分期为 T_{1-2}，N_{0-1}，M_0。
>
> ■ 本路径仅适用于首选手术治疗的舌癌患者，舌体切除范围为部分舌，缺损不需要行复杂的皮瓣修复术，颈部可观察或行同侧/双侧颈淋巴清扫术。
>
> ■ 颈淋巴清扫术式应根据肿瘤部位、分化程度、临床分期、肿瘤生长方式和浸润深度等进行选择。对于 N_1 的患者，应行治疗性颈淋巴清扫术，术式可以选择改良根治颈淋巴清扫术（全颈清）/选择性颈淋巴清扫术（肩胛舌骨上颈淋巴清扫术）。对于 N_0 的患者，根据原发灶情况，估计转移可能性较大者，可行选择性颈淋巴清扫术，

术式可选择肩胛舌骨上颈淋巴清扫术。对于原发灶位于舌中线附近，癌瘤累及双侧舌组织的患者，可以行双侧颈淋巴清扫术，术式选择原则同上。

（二）诊断依据

根据《临床诊疗指南·口腔医学分册（2016 修订版）》（中华口腔医学会编著，人民卫生出版社，2016 年）。

1. 病史：局部常有慢性刺激因素（如锐利牙尖或残根）；也可有白斑等癌前病损；或无明显诱发因素，病变发展较快。
2. 体征：舌体局部溃疡或浸润块，也可外突呈菜花状，常有明显自发痛或触痛。
3. 实验室检查：活组织检查病理明确为癌瘤。

> 释义
>
> ■ 舌癌可发生于舌背、舌腹、舌缘和舌尖等部位，以舌缘最为常见。疼痛和溃疡是舌癌的典型症状和体征，常表现为经久不愈的溃疡，呈进展性加重，伴或不伴有较剧烈的疼痛。病变进一步发展，侵及舌外肌，出现舌运动受限，可表现为言语和吞咽障碍。
>
> ■ 影像学检查包括超声、CT 或 MR，可以辅助确定肿瘤的解剖学范围，包括原发灶的侵袭范围和颈部淋巴结转移情况。
>
> ■ 确诊主要依据活检病理学诊断。
>
> ■ 明确病理学诊断后，依据临床和影像学检查结果进行正确的临床分期，对于是否选择进入临床路径和制定个体化治疗方案具有重要的指导意义。

（三）治疗方案的选择

根据《临床技术操作规范·口腔医学分册（2017 修订版）》（中华口腔医学会编著，人民卫生出版社，2017 年）。

选择舌癌扩大切除术或舌癌扩大切除术+颈淋巴清扫术，其适应证为：

1. 在肿瘤边界外 1.5~2.0cm 正常组织内扩大切除肿瘤。
2. 根据不同情况，颈部淋巴结可予以观察，或行选择性或治疗性颈淋巴清扫术。
3. 病理明确颈部淋巴结转移的患者，建议行术后放疗。

> 释义
>
> ■ 舌癌的治疗方案与临床分期密切相关，因此进入路径前明确临床分期至关重要。
>
> ■ 手术是舌癌的主要有效治疗方法，对于早期（Ⅰ期）、中期（Ⅱ期）病例可单纯手术治疗，对于晚期病例（Ⅲ~Ⅵ期）应采取以手术为主的综合治疗方案。
>
> ■ 首次治疗，手术是否规范是治愈的关键，复发后再次手术往往不易获得满意疗效。手术操作时应严格遵守"无瘤"原则，并保证原发病灶四周及基底有足够的安全周界（1.5~2cm 切缘），术中快速病理报告切缘为阴性。

■舌癌的颈淋巴结转移率较高，转移较早，隐匿性转移也较常见。因此，对舌癌患者颈淋巴结的处理应采取积极态度。除部分 T_1 病例外，即使临床检查颈淋巴结为阴性（CN_0），也应作选择性颈淋巴清扫术，清扫范围至少包括Ⅰ区、Ⅱ区、Ⅲ区。

■术后是否需要选择辅助治疗（放疗或化/放疗）主要取决于是否存在以下两类不良预后因素：一类为淋巴结包膜外受侵和切缘阳性；二类为神经周围侵犯和血管内瘤栓。无不良预后因素者，术后可不行辅助治疗；1 个阳性淋巴结，无不良预后因素者，术后可行辅助放疗；有一类不良预后因素者，术后建议行化/放疗或放疗；有二类不良预后因素者，术后可行辅助放疗或化/放疗。以提高肿瘤局部－区域控制率和生存率。

（四）标准住院日 ≤14 天

释义

■患者收治入院后，术前评估和准备需要 1~3 天，手术日为住院后第 2~4 天，术后住院恢复需要 7~10 天，总住院时间应不超过 14 天。各医疗机构根据临床科室不同的运行情况在此时间范围内完成诊治均符合路径要求。包括定性的确诊检查（如活检术）和确定肿瘤解剖学范围的影像学检查（如超声、CT 或 MRI）应尽量在入院前完成。需要术前诊疗的伴随疾病（如未控制的糖尿病、未控制的高血压或心脑血管疾病等）及调整的用药方案（如抗凝药）尽量安排在入院前进行。（如活检术）和确定肿瘤解剖范围的影像学检查（如超声、CT 或 MRI）应尽量在入院前完成。需要术前诊疗的伴随疾病（如未控制的糖尿病、未控制的高血压或心脑血管疾病等）及调整的用药方案（如抗凝药）尽量安排在入院前进行。

（五）进入路径标准

1. 第一诊断符合 ICD-10：C02，M8070/3 舌癌疾病编码。
2. 患者同时具有其他疾病诊断，如在住院期间不需要特殊处理也不影响第一诊断的临床路径流程实施时，可以进入路径。
3. TNM 分类：原发灶 T_1 或 T_2，淋巴结 N_0 或 N_1，远处转移 M_0。

释义

■进入本路径前，必须完成活检术和病理学诊断，病理类型为鳞状细胞癌，分化程度不限。

■通过临床和影像学检查初步判定：肿瘤局限于舌体，TNM 分期为 $T_{1~2}$，$N_{0~1}$，M_0，舌缺损通过直接拉拢缝合或简单皮片移植即可修复，不需要行复杂的皮瓣移植修复术者可进入本路径。

■入院检查发现其他疾病或存在伴随疾病时，如该疾病必需于术前治疗或调整，否则会增大手术风险，增加并发症出现概率，延长术前准备时间及住院时间，影响患者预后，则不宜进入路径，如三级高血压、严重的未控制的糖尿病、心肺功能不全、肝功能不全、肾功能不全、严重感染和严重出血倾向等。

（六）术前准备（术前评估）1~3 天

1. 术前必须检查的项目
(1) 血常规、尿常规、大便常规、血型。
(2) 凝血功能。
(3) 血生化。
(4) 感染性疾病筛查（乙型肝炎、丙型肝炎、梅毒、艾滋病等）。
(5) X 线胸片、心电图。
2. 根据病情可选择
(1) 超声心动图和肺功能检查（老年人或既往有相关病史者）。
(2) 必要时行曲面断层、CT、MRI 检查。

> 释义
>
> ■必须进行的检查，不仅是为了术前明确诊断，同时也是明确手术指征，排除手术禁忌证的关键，术前必须完成，不可或缺。为缩短患者住院时间，某些耗时较长的检查项目也可以在患者入院前完成。术前，临床主管医师需及时收集并认真分析检查结果，对有疑问者或指标明显异常者必要时可复查明确，且应采取相应处置措施直至指标符合手术要求。
>
> ■CT 或 MR 对术前评估肿瘤临床分期和制定手术方案不可或缺，对需要下颌骨劈开入路者可拍摄曲面体层片。
>
> ■对于老年患者，或常规心电图异常，或既往存在心脏疾病的患者可行超声心动图检查；对于长期吸烟者，或既往存在肺部疾病的患者应行肺功能检查。
>
> ■胸片检查除了可以筛查心肺和胸部疾病外，还可除外肺转移可能。

（七）预防性抗菌药物选择与使用时机

1. 按照《抗菌药物临床应用指导原则（2015 年版）》（国卫办医发〔2015〕43 号）执行。
2. 青霉素类或其他类抗菌药物，预防性用药时间为术前 0.5~1 小时静脉输注。

> 释义
>
> ■舌癌手术切口为Ⅱ类切口，术后有发生感染的风险，按照规定于围手术期可预防性使用抗菌药物治疗。
>
> ■首选的预防药物为 β-内酰胺类抗菌药物，同时联合抗厌氧菌药物。
>
> ■首剂给药时机应在手术前 0.5~1 小时，静脉给药。

（八）手术日为入院第 3~4 天

1. 麻醉方式：全身麻醉或局部麻醉。
2. 术中用药：麻醉常规用药、术后镇痛泵的应用。
3. 输血：视术中情况而定。
4. 术后标本冷冻加石蜡切片送病理。

> **释义**
>
> ■舌癌手术通常需在全身麻醉下进行，如患者全身麻醉风险较高且只需行肿瘤局部扩大切除时，可选择局部麻醉。
>
> ■术中用药主要为麻醉药品，也包括静脉给予的抗菌药物；根据患者意愿，术后可安装镇痛装置。
>
> ■为明确肿瘤切除范围（切缘）或怀疑有淋巴结转移等需术中获得病理学证据时，应进行术中冷冻病理检查，以指导手术方式和切除范围。
>
> ■严重贫血影响手术治疗者应术前输注血液制品纠正，除非出现术中急性、大量失血的情况，否则不建议术中常规输血。

（九）术后住院恢复 7~10 天

1. 术后根据当时患者情况复查相关检查项目。
2. 术后使用青霉素类或其他类抗菌药物，用药时间 3~5 天。

> **释义**
>
> ■术后患者进食、进水会受到影响，需注意营养补充及均衡，可行鼻饲。
>
> ■术后应注意口腔清洁，尽量减少舌体运动（进食、说话等），以利于伤口愈合。
>
> ■术后继续预防性使用抗菌药物治疗，总用药时间不宜超过 5 天。
>
> ■术后注意保持颈部负压引流通畅，并注意观察引流液情况（引流量、引流液性质等，）24 小时引流量≤20ml 时可考虑撤除负压引流装置。
>
> ■术后应根据患者的恢复情况按时复查相关检查项目，包括血常规、肝功能、肾功能、电解质、血糖等，及时掌握患者的状态并完成相关处置。
>
> ■舌部及颈部伤口缝线应在术后 7~10 天内分次拆除。
>
> ■及时收集病理报告，根据结果进行病理学分期，以指导预后判断和后续辅助治疗。

（十）出院标准

1. 患者一般情况良好，伤口愈合好，引流管拔除，伤口无感染，无皮下积液（或门诊可处理的少量积液），无组织坏死。
2. 无需要住院处理的并发症和/或合并症。

> **释义**
>
> ■ 在伤口基本愈合，无感染等情况下，如患者同意且条件允许，可出院后拆线。
> ■ 如果出现术后伤口感染等需要继续留院治疗的情况，超出了本路径所规定的时间，应先处理并发症，符合出院条件后再准许患者出院。
> ■ 根据病理诊断淋巴结的转移情况和是否存在不良预后因素，给出术后辅助治疗建议。
> ■ 出院证明材料中，应包括肿瘤分期，详细病理诊断，手术时间及方式，进一步治疗建议和定期复查等内容。

（十一）变异及原因分析

1. 有影响手术的全身疾病或合并症，需要进行相关的诊断和治疗。
2. 必要时需要进行 CT、MRI 等检查以明确肿瘤范围。
3. 越过中线的舌癌，根据情况可以行双侧颈淋巴结清扫术。
4. 侵及口底接近下颌骨的舌癌，扩大切除肿瘤时可能需要切除部分下颌骨。
5. 舌体局部切除后需要皮瓣修复者不进入该路径。

> **释义**
>
> ■ 围手术期伴随疾病，住院期间必须给予治疗或调整改善，否则增加手术风险或并发症发生率，影响预后，如未控制的高血压、未控制的糖尿病、呼吸道感染、心脑血管疾病、营养不良、严重贫血等，造成延长术前准备时间及住院时间，应视为变异情况。
> ■ TNM 分期为 $T_{3\sim4}$ 或/和 $N_{2\sim3}$ 和/或 M_1 的晚期患者，手术方案和术后治疗更为复杂和多变时，应视为变异情况。
> ■ 肿瘤浸润范围较大，局部扩大切除后舌缺损较大，需要同期行皮瓣修复者，或需要同时切除部分下颌骨，以及原发灶起源于舌体一侧，并跨越中线后累及对侧舌体，需要行双侧颈淋巴清扫术者（原发灶起源于舌体中线附近者除外），均应视为变异情况。
> ■ 术后出现并发症，包括感染、出血、伤口延迟愈合等情况，部分并发症需要进行再次手术治疗，部分并发症需经过相应的非手术治疗，造成住院时间延长，应视为变异情况。
> ■ 患者或家属于术前准备期间因自身原因提出放弃手术或终止治疗出院，患者或家属术后恢复期间在尚未达到出院标准时因自身原因提出终止治疗，自动出院，应视为变异情况。

五、舌癌临床路径治疗方案

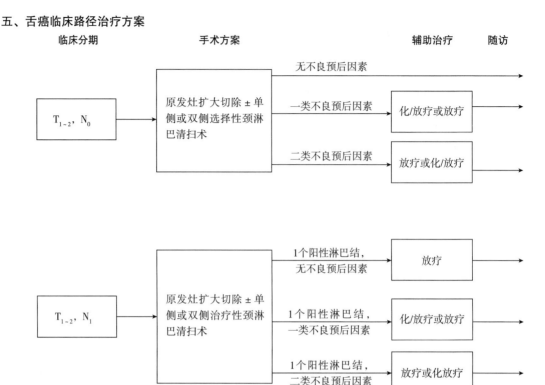

【用药选择】

舌癌手术部位感染主要为需氧菌和厌氧菌的混合感染。常用的预防药物为β-内酰胺类抗菌药物（如阿莫西林/克拉维酸、头孢唑林、头孢呋辛等）和抗厌氧菌药物（如甲硝唑、克林霉素、头孢西丁等）。对β-内酰胺类抗菌药物过敏不宜使用时，针对葡萄球菌和链球菌可选用克林霉素，针对革兰阴性杆菌可选用氨曲南、氨基糖苷类抗菌药物或喹诺酮类抗菌药物。万古霉素一般不作预防用药，除非有特殊适应证，如已有耐甲氧西林金黄色葡萄球菌（MRSA）所致的手术部位感染流行或已有MRSA寄殖者宜用万古霉素作预防用药。

【药学提示】

1. 过敏反应是β-内酰胺类抗菌药物最常见的不良反应，用药前必须进行皮试。

2. 消化道反应是甲硝唑最常见的不良反应，有消化道疾病的患者应慎用。

3. 首剂给药时，β-内酰胺类抗菌药物应在20~30分钟内滴完，不宜放在大瓶液体中慢慢滴入，否则达不到有效浓度，而且β-内酰胺类药物在水中不稳定，易分解失效。万古霉素、氨基糖苷类抗菌药物或喹诺酮类抗菌药物，为减少快速滴注给药可能发生的不良反应，应在术前2小时给药，其他可在麻醉诱导时给药。

【注意事项】

1. 外科手术预防性使用抗菌药物的目的很明确，通过有效的血药浓度阻止致病微生物通过伤口繁殖和扩展，从而达到预防手术后可能发生的手术切口、手术部位及全身性感染。预防性使用抗菌药物时，需要综合考虑手术、局部和全身三方面因素。手术因素中重点要考虑手术类型和持续时间；局部因素中重点要考虑切口类型；全身因素中重点要考虑一些增加手术风险的伴随疾病，如糖尿病、肾病、肝病、心脏病、免疫抑制病等。

2. 预防性抗菌药物治疗应严格掌握用药指征、用药时机、用药剂量和疗程，并注意防治不良反应。

3. 首剂给药时机应在手术前 0.5~1 小时，静脉给药。

4. 通常经静脉途径给单剂抗生素已足以预防术后感染，但下列情况可能有必要在术中重复给药：手术时间延长（超过两个半衰期应增加一倍剂量）；失血量大（>1500ml）；手术开始时间推迟。

六、舌癌患者护理规范

1. 术前

（1）健康宣教。

（2）心理疏导及支持。

（3）口腔洁治，保持口腔清洁，必要时漱口水含漱。

（4）口周及颈部皮肤准备。

2. 术后

（1）观察生命体征。

（2）密切观察伤口渗血、伤口肿胀及舌体后坠情况。

（3）管理气道：出现口底肿胀或舌后坠时，及时评估患者呼吸，必要时遵医嘱给予氧疗、床旁备气管切开包。

（4）管理引流：固定引流装置，密切观察引流液的量及性状。

（5）口腔清洁：定时口腔冲洗护理，并指导患者漱口液漱口，保持口腔清洁。

（6）指导饮食：术后进温凉流质饮食，5~7 天后进半流质饮食，逐渐过度到普通饮食。手术影响患者经口进食者，应于术前放置鼻胃管，流质饮食，并定时固定、观察鼻胃管工作是否正常，直至拔除鼻胃管。

七、舌癌患者营养治疗规范

1. 所有患者入院后应常规进行营养筛查、营养状况评估和综合测定进行营养不良诊断。

2. 治疗过程中每周至少为患者评估 1 次，以便尽早发现患者出现营养风险并采取早期干预。

3. 营养治疗方式的选择：①为了降低感染风险，首选经口摄入；②根据胃肠功能状况尽早经口营养补充肠内营养制剂。如口服摄入不足目标量的 60% 时，推荐管饲肠内营养。肠内营养不能达到目标量 60% 时可选用肠外营养药物，以全合一的方式实施（应包含氨基酸、脂肪乳、葡萄糖、维生素、微量元素、电解质注射制剂等）。根据病情变化及营养耐受性选择或调整肠外肠内营养方案。

4. 患者的每日供给量推荐为每日 25~30kcal/kg，如患者合并严重消耗，每日供给量推荐为每日 30~35kcal/kg。

5. 患者可适当提高优质脂肪的供能比例；蛋白质供给量为每日 1.0~1.5g/kg。

八、舌癌患者健康宣教

1. 保持良好的口腔卫生习惯。

2. 应及时治疗口腔内的残根、残冠。

3. 戒烟、戒酒、戒嚼槟榔。

4. 及时诊治红斑、白斑、扁平苔藓等癌前病变和病损。

5. 遵医嘱定期复查。

6. 出现不明原因疼痛、溃疡或肿块，且逐渐加重时，应及时就诊。

九、推荐表单

（一）医师表单

舌癌临床路径医师表单

适用对象：第一诊断为舌癌（ICD-10：C02，M8070/3）

行舌癌扩大切除术+颈淋巴清扫术（ICD-9-CM-3：25.3/25.4+40.4）

患者姓名：	性别：	年龄：	门诊号：	住院号：
住院日期： 年 月 日	出院日期： 年 月 日		标准住院日：≤14天	

时间	住院第1天	住院第2~3天	住院第3~4天（手术日）
主要诊疗工作	□ 询问病史及体格检查 □ 完成病历书写 □ 开化验单 □ 完善辅助检查 □ 术前评估 □ 初步确定手术方式和日期	□ 上级医师查房 □ 完成术前准备与术前评估 □ 根据体检、病理结果、影像学检查等，进行术前讨论，确定手术方案 □ 完成必要的相关科室会诊 □ 住院医师完成术前小结、上级医师查房记录等病历书写 □ 完成知情同意过程并签署手术知情同意书 □ 签署自费用品协议书	□ 手术 □ 术者或第一助手完成手术记录 □ 住院医师完成术后病程 □ 上级医师查房 □ 向患者及家属交代病情及术后注意事项
重点医嘱	**长期医嘱：** □ 外科三级/二级护理常规 □ 饮食：普通饮食/糖尿病饮食/其他饮食 □ 患者既往基础用药 **临时医嘱：** □ 血常规、尿常规、大便常规、血型、凝血功能、肝功能、肾功能、感染性疾病筛查 □ X线胸片、心电图 □ 肺功能、超声心动图（视情况而定），必要时行曲面断层、超声、CT、MR检查	**长期医嘱：** □ 患者既往基础用药 **临时医嘱：** □ 根据需要牙齿洁治 **术前医嘱：** □ 拟明日：在局部麻醉+监测/局部麻醉+强化/全身麻醉下行舌癌扩大切除术/舌癌扩大切除+颈淋巴清扫术/舌癌扩大切除术+颈淋巴清扫术+下颌骨方块切除术 □ 口腔清洁 □ 术前6小时禁食、禁水 □ 术前30分钟使用抗菌药物 □ 术前插胃管 □ 其他特殊医嘱	**长期医嘱：** □ 术后6小时流食 □ 保留胃管，禁食、禁水1天 □ 间断胃肠减压 □ 保留颈部负压引流管 **临时医嘱：** □ 心电监测，吸氧 □ 补液 □ β-内酰胺类或其他抗菌药物 □ 其他特殊医嘱
病情变异记录	□ 无　□ 有，原因： 1. 2.	□ 无　□ 有，原因： 1. 2.	□ 无　□ 有，原因： 1. 2.
医师签名			

时间	住院第 4~6 天 （术后第 1~2 天）	住院第 6~10 天 （术后第 3~6 天）	住院第 10~14 天 （术后第 7~10 天，出院日）
主要诊疗工作	□ 上级医师查房，注意病情变化 □ 住院医师完成常规病历书写 □ 注意引流量和引流液性状 □ 注意观察体温、血压等 □ 根据需要复查血常规、电解质等	□ 上级医师查房 □ 住院医师完成常规病历书写 □ 记录病理结果 □ 更换颈部伤口敷料，观察伤口愈合情况 □ 根据引流情况决定是否拔除引流管 □ 根据患者进食情况调整补液量	□ 上级医师查房，进行手术及伤口评估，确定有无手术并发症和切口愈合不良情况，明确是否出院 □ 根据伤口愈合情况，逐步拆除缝线（外伤口 5~7 天，内伤口 7~10 天） □ 完成出院记录、病案首页、出院证明书等，向患者交代出院后的注意事项，如返院复诊的时间、地点，发生紧急情况时的处理，是否需要术后辅助治疗等
重点医嘱	**长期医嘱：** □ 一级/二级护理 □ 饮食：流质饮食/鼻饲流食 □ 雾化吸入 □ 口腔冲洗 □ β-内酰胺类或其他抗菌药物 **临时医嘱：** □ 镇痛 □ 补液（视情况而定）	**长期医嘱：** □ 二级/三级护理 □ 饮食：流质饮食、鼻饲流食 □ 抗菌药物（根据病情停用） **临时医嘱：** □ 换药 □ 拔除负压引流管（24 小时引流量≤20ml）	**出院医嘱：** □ 拆线 □ 出院（带药）
病情变异记录	□ 无 □ 有，原因： 1. 2.	□ 无 □ 有，原因： 1. 2.	□ 无 □ 有，原因： 1. 2.
医师签名			

（二）护士表单

舌癌临床路径护士表单

适用对象：第一诊断为舌癌（ICD-10：C02，M8070/3）

行舌癌扩大切除术+颈淋巴清扫术（ICD-9-CM-3：25.3/25.4+40.4）

患者姓名：		性别：　年龄：　门诊号：	住院号：
住院日期：　年　月　日		出院日期：　年　月　日	标准住院日：≤14 天

时间	住院第 1 天	住院第 2~3 天	住院第 3~4 天（手术日）
健康宣教	□ 入院宣教：介绍主管医师、护士，介绍环境、设施，介绍住院注意事项	□ 术前宣教：疾病知识、术前准备及手术过程，告知准备物品、沐浴，告知术后饮食、活动及探视注意事项 □ 主管护士与患者沟通，了解并指导心理应对	□ 告知家属等候区位置 □ 术后当日宣教：饮食、体位要求，术后可能出现情况的应对方式 □ 如保留引流管，宣教注意事项 □ 如保留胃管，宣教注意事项 □ 给予患者及家属心理支持 □ 再次明确探视陪护须知
护理处理	□ 核对患者，佩戴腕带 □ 建立入院护理病历 □ 卫生处置：剪指（趾）甲、沐浴、更换病号服	□ 协助医师完成术前检查、化验 □ 术前准备：禁食、禁水，需要时备皮（剃须）	□ 术晨测体温、漱口 □ 送手术：摘除患者各种活动物品，核对患者资料及带药，填写手术交接单，签字确认 □ 接手术：核对患者及资料，签字确认
基础护理	□ 三级护理 □ 晨晚间护理 □ 患者安全管理	□ 三级护理 □ 晨晚间护理 □ 患者安全管理	□ 一级护理 □ 晨晚间护理 □ 患者安全管理 □ 遵医嘱吸氧及监护治疗 □ 协助及指导进食
专科护理	□ 护理查体 □ 需要时，填写跌倒及压疮防范表 □ 需要时，请家属陪护 □ 指导饮食 □ 心理护理	□ 遵医嘱完成相关检查 □ 心理护理	□ 病情观察，观察伤口情况 □ 如保留引流管，固定并观察引流管情况 □ 如保留胃管，观察胃管长度并固定 □ 书写护理记录 □ 遵医嘱予抗感染治疗 □ 口腔清洁 □ 心理护理
重点医嘱	□ 详见医嘱执行单	□ 详见医嘱执行单	□ 详见医嘱执行单
病情变异记录	□ 无　□ 有，原因： 1. 2.	□ 无　□ 有，原因： 1. 2.	□ 无　□ 有，原因： 1. 2.
护士签名			

时间	住院第 4~6 天 （术后第 1~2 天）	住院第 6~10 天 （术后第 3~6 天）	住院第 10~14 天 （术后第 7~10 天，出院日）
健康宣教	□ 术后宣教：药物作用及频率，饮食、活动指导 □ 复查患者对宣教内容的掌握程度 □ 告知疾病恢复期注意事项	□ 术后宣教 □ 饮食指导 □ 告知疾病恢复期注意事项	□ 出院宣教：复查时间，服药方法，活动休息，指导饮食 □ 指导办理出院手续
护理处置	□ 遵医嘱完成相关治疗	□ 遵医嘱完成相关治疗	□ 遵医嘱完成相关治疗
基础护理	□ 二级护理 □ 晨晚间护理 □ 协助或指导进食 □ 患者安全管理	□ 二级护理 □ 晨晚间护理 □ 协助或指导进食 □ 患者安全管理	□ 二级护理 □ 晨晚间护理 □ 协助及指导进食 □ 患者安全管理
专科护理	□ 病情观察，写护理记录 □ 如保留引流管，观察并记录引流量 □ 如保留胃管，遵医嘱定期鼻饲 □ 遵医嘱抗感染治疗 □ 需要时，联系主管医师给予相关治疗及用药 □ 口腔清洁 □ 心理护理	□ 病情观察，写护理记录 □ 如保留引流管，观察并记录引流量 □ 如保留胃管，遵医嘱定期鼻饲 □ 遵医嘱抗感染治疗 □ 需要时，联系主管医师给予相关治疗及用药 □ 口腔清洁 □ 心理护理	□ 病情观察，写出院记录 □ 心理护理 □ 指导口腔清洁
重点医嘱	□ 详见医嘱执行单	□ 详见医嘱执行单	□ 详见医嘱执行单
病情变异记录	□ 无　□ 有，原因： 1. 2.	□ 无　□ 有，原因： 1. 2.	□ 无　□ 有，原因： 1. 2.
护士签名			

（三）患者表单

舌癌临床路径患者表单

适用对象：第一诊断为舌癌（ICD-10：C02，M8070/3）

行舌癌扩大切除术+颈淋巴清扫术（ICD-9-CM-3：25.3/25.4+40.4）

患者姓名：	性别： 年龄： 门诊号：	住院号：
住院日期： 年 月 日	出院日期： 年 月 日	标准住院日：≤14 天

时间	住院第 1 天	住院第 2~3 天	住院第 3~4 天（手术日）
医患配合	□ 配合询问病史、收集资料，请务必详细告知既往史、用药史、过敏史 □ 如服用抗凝剂，请明确告知 □ 配合进行体格检查 □ 有任何不适告知医师	□ 配合完善术前相关检查、化验，如采血、留尿、心电图、X 线胸片等 □ 配合医师完成知情告知过程，并签署知情同意书 □ 配合麻醉师完成术前访视	□ 接受手术治疗 □ 如术后需要，配合监护及检查治疗 □ 与医护人员交流手术情况及术后注意事项 □ 有任何不适请告知医师
护患配合	□ 配合测量体温、脉搏、呼吸、血压、体重 □ 配合完成入院护理评估（简单询问病史、过敏史、用药史） □ 接受入院宣教（环境介绍、病室规定、订餐制度、贵重物品保管等） □ 有任何不适请告知护士	□ 配合测量体温、脉搏、呼吸 □ 接受术前宣教 □ 接受术前准备 □ 需要时配合备皮（剃头发） □ 准备好必要用品	□ 配合清晨测量体温、脉搏、呼吸 □ 术晨剃须、漱口 □ 取下义齿、饰品等，贵重物品交家属保管 □ 送手术室前，协助完成核对，带齐影像资料，脱去衣物，上手术车 □ 返回病房后，协助完成核对，配合过病床 □ 配合输液治疗 □ 需要时配合术后吸氧，监护仪监测 □ 如保留引流管或胃管，配合固定，保持有效性 □ 如术后需要，配合监护及检查、治疗 □ 有任何不适请告知护士
饮食	□ 普通饮食/特殊饮食	□ 术前 6 小时禁食、禁水	□ 术前禁食、禁水 □ 术后 4 小时少量饮水 □ 术后 6 小时，无恶心不适，可进温凉流质饮食 □ 如保留胃管，不能经口进食水，配合鼻饲
排泄	□ 正常排尿便	□ 正常排尿便	□ 正常排尿便
活动	□ 正常活动	□ 正常活动	□ 术后 4 小时内去枕平卧，可床上翻身 □ 术后 5 小时可垫枕，可半坐位，床上活动 □ 术后当日禁止下床活动

时间	手术后	出院日
医患配合	□ 配合术后检查 □ 配合术后治疗 □ 配合术后换药 □ 如保留引流管，需要时配合拔除引流管 □ 如保留胃管，需要时配合拔除胃管	□ 接受出院前指导 □ 指导复查程序 □ 获取出院诊断书
重点医嘱	□ 配合定时测量生命体征，每日询问排便情况 □ 接受输液、服药等治疗 □ 接受饮食宣教 □ 接受用药及治疗宣教 □ 如保留引流管，配合固定及计量 □ 如保留胃管，配合定期鼻饲 □ 注意活动安全，避免坠床或跌倒 □ 配合执行探视及陪伴制度 □ 配合口腔清洁	□ 接受出院宣教 □ 办理出院手续 □ 获取出院携带药品 □ 知道药品的服用方法、作用、注意事项 □ 术后禁烟酒 □ 知道复印病案的方法
饮食	□ 由冷流质饮食逐渐过度到正常饮食，禁辛辣刺激性饮食 □ 如保留胃管，配合定期鼻饲	□ 软食，禁辛辣刺激性饮食
排泄	□ 正常排尿便 □ 避免便秘	□ 正常排尿便 □ 避免便秘
活动	□ 病房内活动，避免剧烈活动	□ 病房内活动，避免剧烈活动

附：原表单（2019 年版）

舌癌临床路径表单

适用对象：第一诊断为舌癌（ICD-10：C02，M8070/3）

行舌癌扩大切除术+颈淋巴清扫术（ICD-9-CM-3：25.3/25.4+40.4）

患者姓名：	性别：　　年龄：　　门诊号：	住院号：
住院日期：　　年　月　日	出院日期：　　年　月　日	标准住院日：≤14 天

时间	住院第 1 天	住院第 2~3 天	住院第 3~4 天（手术日）
主要诊疗工作	□ 询问病史及体格检查 □ 完成病历书写 □ 开检查、检验申请单 □ 初步术前病情评估 □ 初步确定手术方式和日期	□ 上级医师查房 □ 完成术前准备与术前评估 □ 根据体检、病理结果、影像学检查等，进行术前讨论，确定手术方案 □ 完成必要的相关科室会诊 □ 住院医师完成术前小结、上级医师查房记录等病历书写 □ 向患者及家属交代围手术期注意事项，签署手术知情同意书 □ 签署自费用品协议书、输血同意书（必要时）	□ 手术 □ 术者或第一助手完成手术记录 □ 住院医师完成术后病程记录 □ 上级医师查房 □ 向患者及家属交代病情及术后注意事项
重点医嘱	**长期医嘱：** □ 外科三级/二级护理常规 □ 饮食：普通饮食/糖尿病饮食/其他 □ 患者既往基础用药 **临时医嘱：** □ 血常规、尿常规、大便常规、血型、凝血功能、血生化、感染性疾病筛查 □ X 线胸片、心电图 □ 肺功能、超声心动图（视情况而定） □ 必要时行曲面断层、超声、CT、MRI 检查	**长期医嘱：** □ 患者既往基础用药 **临时医嘱：** □ 根据需要牙齿洁治 □ 术前医嘱 □ 拟明日在局部麻醉+监测/局部麻醉+强化/全身麻醉下行/舌癌扩大切除术/舌癌扩大切除+颈淋巴清扫术/舌癌扩大切除术+颈淋巴结清扫术+下颌骨方块切除术 □ 口腔清洁 □ 术前 6 小时禁食、禁水 □ 抗菌药物皮试 □ 术前 0.5~1 小时静脉注射抗菌药物 □ 术前插胃管 □ 其他特殊医嘱	**长期医嘱：** □ 术后 6 小时流质饮食 □ 保留胃管、禁食、禁水1 日 □ 间断胃肠减压 □ 保留颈部负压引流管 **临时医嘱：** □ 心电监测，吸氧 □ 补液 □ 青霉素类或其他类抗菌药物 □ 其他特殊医嘱
主要护理工作	□ 介绍病房环境、设施及设备 □ 入院护理评估 □ 执行入院后医嘱 □ 指导进行心电图、影像学检查等	□ 晨起静脉取血 □ 卫生知识及手术知识宣教 □ 口腔清洁 □ 嘱患者禁食、禁水时间 □ 药敏试验	□ 术前更衣、遵医嘱插胃管、给药 □ 观察术后病情变化 □ 观察创口出血及引流情况 □ 保持各种管路通畅 □ 给予术后饮食指导 □ 指导并协助术后活动

续　表

时间	住院第 1 天	住院第 2~3 天	住院第 3~4 天 （手术日）
病情 变异 记录	□无 □有，原因： 1. 2.	□无 □有，原因： 1. 2.	□无 □有，原因： 1. 2.
护士 签名			
医师 签名			

时间	住院第 4~6 天 （术后第 1~2 天）	住院第 6~10 天 （术后第 3~6 天）	住院第 10~14 天 （术后第 7~10 天，出院日）
主要诊疗工作	□ 上级医师查房，注意病情变化 □ 住院医师完成常规病历书写 □ 注意引流量和引流液性状 □ 注意观察体温、血压等 □ 根据需要复查血常规、电解质等	□ 上级医师查房 □ 住院医师完成常规病历书写 □ 记录病理结果 □ 更换颈部伤口敷料，观察伤口愈合情况 □ 根据引流情况决定是否拔除引流管 □ 根据患者进食情况调整补液量	□ 上级医师查房，进行手术及伤口评估，确定有无手术并发症和切口愈合不良情况，明确是否出院 □ 根据伤口愈合情况，逐步拆除缝线（口外伤口 5~7 天，口内伤口 7~10 天） □ 完成出院记录、病案首页、出院证明书等，向患者交代出院后的注意事项，如返院复诊的时间、地点，发生紧急情况时的处理，是否需要配合术后放疗等
重点医嘱	长期医嘱： □ 一级/二级护理 □ 饮食：流质饮食/鼻饲流食 □ 雾化吸入 □ 口腔冲洗 □ 青霉素类或其他类抗菌药物 临时医嘱： □ 止痛 □ 补液（视情况而定）	长期医嘱： □ 二级/三级护理 □ 饮食：流质饮食/鼻饲流食 □ 抗菌药物（根据病情停用） 临时医嘱： □ 换药 □ 拔除负压引流管（引流量≤20ml/24h）	出院医嘱： □ 拆线 □ 出院（带药）
主要护理工作	□ 观察病情变化 □ 观察创口出血情况 □ 遵医嘱口腔冲洗，保持口腔清洁 □ 观察进食情况并给予指导 □ 心理与生活护理	□ 观察病情变化及饮食情况 □ 心理与生活护理 □ 指导功能锻炼	□ 指导办理出院手续 □ 指导复查时间和注意事项
病情变异记录	□ 无　□ 有，原因： 1. 2.	□ 无　□ 有，原因： 1. 2.	□ 无　□ 有，原因： 1. 2.
护士签名			
医师签名			

第十一节 颊癌临床路径释义

【医疗质量控制指标】

指标一、术前活检完成率。

指标二、术后血肿发生率。

指标三、术后感染发生率。

指标四、肿瘤复发率。

一、颊癌编码

1. 原编码

疾病名称及编码：颊癌（ICD-10：C06.002）

手术操作名称及编码：颊癌扩大切除术（ICD-9-CM-3：27.99）

颈淋巴清扫术（ICD-9-CM-3：40.4）

颊脂垫修复术（ICD-9-CM-3：86.8）

植皮术（ICD-9-CM-3：86.66）

2. 修改编码

疾病名称及编码：颊鳞状细胞癌（ICD-10：C76.003，M8070/3）

手术操作名称及编码：口和面的其他手术（ICD-9-CM-3：27.9）

颈淋巴清扫术（ICD-9-CM-3：40.4）

口全层皮肤移植（ICD-9-CM-3：27.55）

颊脂垫修复术（ICD-9-CM-3：27.9903）

二、临床路径检索方法

（C76.003+ M8070/3）伴 27.9+40.4+27.57+27.9903

三、国家医疗保障疾病诊断相关分组（CHS-DRG）

MDCD 头颈、耳、鼻、口、咽疾病及功能障碍

DU1 头颈、耳、鼻、咽、口恶性增生性疾患

四、颊癌临床路径标准住院流程

（一）适用对象

第一诊断为颊癌（ICD-10：C06.002）

行颊癌扩大切除术+颈淋巴清扫术+皮片植入术/颊脂垫修复术。

1. 颊癌扩大切除术（ICD-9-CM-3：27.99）

2. 颈淋巴清扫术（ICD-9-CM-3：40.4）

3. 颊脂垫修复术（ICD-9-CM-3：86.8）

4. 植皮术（ICD-9-CM-3：86.66）

> **释义**
>
> ■ 本路径适用于颊部原发鳞状细胞癌患者，TNM 分期为 T_1，$N_{0\sim1}$，M_0。
>
> ■ 本路径适用于颊部肿瘤切除后直径不超过 4cm、未超过肌层的缺损，缺损不需行复杂的皮瓣修复术，颈部可不行或行同侧颈淋巴清扫术。

■ 黏膜缺损可选择自体游离皮片或人工皮片移植修复术，如位于后颊部，可选择颊脂垫修复术。

■ 颈淋巴清扫术式应根据肿瘤部位、分化程度、临床分期、肿瘤生长方式和浸润深度等进行选择。对于 cN_1 的患者，应行治疗性颈淋巴清扫术，术式可以选择改良根治颈淋巴清扫术/根治性颈淋巴清扫术。对于 cN_0 患者，根据原发灶情况，可行选择性颈淋巴清扫术，术式可选择肩胛舌骨上颈淋巴清扫术。

（二）诊断依据

根据《临床诊疗指南·口腔医学分册》（中华医学会编著，人民卫生出版社，2005年）。

1. 病史：局部常有慢性刺激因素（如锐利牙尖或残根）；也可有白斑等癌前病损；或无明显诱发因素，病变发展较快。

2. 体征：颊部局部溃疡或浸润块，也可外突呈菜花状，常有明显自发痛或触痛。

3. 实验室检查：活体组织检查病理明确为癌。

> **释义**
>
> ■ 颊癌好发于咬合平面相对的颊黏膜，以后颊部多见。肿瘤以外突型和溃疡型多见，侵犯颊肌后可出现张口受限，肿瘤也可以侵及皮下组织和皮肤，出现皮下浸润硬块甚至皮肤破溃。
>
> ■ 影像学检查包括 X 线片、CT 或 MRI，可以辅助确定肿瘤的解剖范围，包括原发灶的侵袭范围和颈部淋巴结转移情况。
>
> ■ 确诊主要根据活检病理学诊断。
>
> ■ 明确病理学诊断后，根据临床和影像学检查结果进行正确的治疗前分期对于是否选择进入临床路径和制订个体化治疗方案具有重要指导意义。

（三）治疗方案的选择

根据《临床技术操作规范·口腔医学分册》（中华医学会编著，人民军医出版社，2004年），选择行颊癌扩大切除术+颈淋巴清扫术+皮片植入术/颊脂垫修复术，其适应证为：

1. 颊部肿物经活组织病理检查明确诊断为鳞状细胞癌。

2. 颊癌扩大切除后，缺损直径小于4cm。

3. 患者全身状况可耐受手术。

4. 患者无手术禁忌证。

> **释义**
>
> ■ 颊癌的治疗以手术治疗为主，术前根据肿瘤的范围和浸润深度确定手术方案。
>
> ■ 肿瘤累及磨牙后区和/或翼下颌韧带区时，切除范围需包括下颌升支前份、上颌结节、咽侧前份及翼区受累组织。邻近龈颊沟者，需切除相邻牙槽突。

■ 手术操作时应严格遵守"无瘤"原则，保证原发灶四周及基底有足够的安全边界，术中快速病理报告切缘为阴性。

■ 颊癌切除时需注意腮腺导管的处理，如邻近肿瘤切除边缘应注意保护避免损伤，如需牺牲导管应将其残端结扎避免形成导管瘘。

■ 颊癌的颈淋巴结转移率较高，因此除部分 T_1 病变外，即使 CN_0 的患者也应考虑行选择性颈淋巴清扫术，术式可采用肩胛舌骨上颈淋巴清扫术。

■ 术后病理证实颈部淋巴结 1 个以上转移或淋巴结转移并包膜外浸润的患者，可考虑行术后辅助放疗，以提高肿瘤局部-区域控制率和生存率。

（四）标准住院日 ≤ 12 天

释义

■ 患者收治入院后，术前评估和准备需要 1~3 天，手术日为住院后 3~4 天，术后住院恢复需要 6~8 天，总住院时间应不超过 12 天。各医疗机构根据临床科室不同的运行情况在此时间范围内完成诊治均符合路径要求。包括确诊性质的部分检查（如活检术）和确定肿瘤解剖范围的影像学检查（如 X 线片、CT 或 MRI）应尽量安排在入院前完成。需要术前诊疗的伴随疾病（如未控制的糖尿病、未控制的高血压或心脑血管疾病等）及调整的用药方案（如抗凝药）应安排在入院前完成。

（五）进入路径标准

1. 第一诊断符合 ICD-10：C06.002 颊癌疾病编码。
2. 患者同时具有其他疾病诊断，如在住院期间不需要特殊处理也不影响第一诊断的临床路径流程实施时，可以进入路径。
3. TNM 分类：原发灶 T_1，淋巴结 N_0 或 N_1，远处转移 M_0。

释义

■ 进入路径前，必须完成活检术和病理诊断，病理类型为鳞状细胞癌，分化程度不限。

■ 通过临床和影像学检查初步判定：肿瘤未侵及颊肌，TNM 分期为 T_1，$N_{0~1}$，M_0，切除后缺损直径小于 4cm，不涉及颌骨缺损，通过简单皮片移植或颊脂垫转移即可修复，不需要行复杂的皮瓣移植修复者可以进入本路径。

■ 入院检查发现其他疾病或存在伴随疾病时，如该疾病必须于术前治疗或调整，否则会增加手术风险，增加并发症出现概率，延长术前准备时间及住院时间，影响患者预后，则不宜进入路径，如三级高血压、严重的未控制的糖尿病、心肺功能不全、肝肾功能不全、严重感染和严重出血倾向等。

（六）术前准备（术前评估）1~3 天

1. 术前必须检查的项目

（1）血常规、尿常规、大便常规、血型。

（2）凝血功能。

（3）肝功能、肾功能。

（4）感染性疾病筛查（乙型肝炎、丙型肝炎、梅毒、艾滋病等）。

（5）胸片、心电图。

2. 根据病情可选择

（1）超声心动图和肺功能检查（老年人或既往有相关病史者）。

（2）必要时行曲面断层片、CT、MRI 检查。

> **释义**
>
> ■ 必须进行的检查，不仅是为了术前明确诊断，同时也是明确手术指征，排除手术禁忌证的关键，术前必须完成，不可或缺。为缩短患者住院时间，某些耗时较长的检查项目也可以在患者入院前完成。术前临床主管医师需及时收集并认真分析检查结果，对疑难者或指标明显异常者必要时可复查明确，且应采取相应处置措施直至指标符合手术要求。
>
> ■ 曲面断层片、CT 或 MRI 对判断肿瘤是否侵犯颌骨、术前评估肿瘤临床分期和制订手术方案不可或缺。
>
> ■ 对于老年患者，或常规心电图异常，或既往存在心脏疾病的患者可行超声心动图检查；对长期吸烟者，或既往存在肺部疾病的患者应行肺功能检查。
>
> ■ X 线胸片检查出可以筛查心肺和胸部疾病外，还可除外肺转移可能；如胸片可疑肺部转移患者，必要时可行肺部 CT 检查。

（七）预防性抗菌药物选择与使用时机

1. 按照《抗菌药物临床应用指导原则（2015 年版）》（国卫办医发〔2015〕43 号）执行。

2. 青霉素类或其他类抗菌药物，预防性用药时间为术前 30 分钟。

> **释义**
>
> ■ 颊癌手术切口为 Ⅱ 类切口，术后有发生感染的风险，按照规定于围手术期可预防性使用抗菌药物治疗。
>
> ■ 首选的预防药物为 β-内酰胺类抗生素，同时联合抗厌氧菌药物。
>
> ■ 首剂给药时机应在手术前 0.5~1 小时，静脉给药。

（八）手术日为入院第 3~4 天

1. 麻醉方式：全身麻醉。

2. 术中用药：麻醉常规用药、术后镇痛泵的应用。

3. 输血：视术中情况而定。

4. 术后标本冷冻加石蜡切片送病理。

> **释义**
>
> ■ 颊癌手术通常需在全身麻醉下进行，如患者全身麻醉风险较高且只需行肿瘤局部扩大切除时，可选择局部麻醉。
>
> ■ 术中用药主要为麻醉药品，也包括静脉给予的抗菌药物；根据患者意愿，术后可安装镇痛装置。
>
> ■ 为明确肿瘤切除范围（切缘）或怀疑有淋巴结转移等需术中获得病理证据时，应进行术中冷冻病理检查，以指导手术方式和切除范围。
>
> ■ 严重贫血影响手术治疗者应术前输注血液制品纠正，除非出现急性失血状况或预计出现手术失血较多的情况下，否则不建议术中常规输血。

（九）术后住院恢复6~8天

1. 术后根据当时患者情况复查相关检查项目。
2. 术后使用头孢类或其他类抗菌药物，用药时间5~7天。

> **释义**
>
> ■ 颊癌患者术后进食、进水均受影响，需注意营养补充及均衡，可行鼻饲。
>
> ■ 术后应注意口腔清洁，适当减少口腔运动（说话、进食等），以利于伤口愈合。
>
> ■ 术后继续预防性应用抗菌药物治疗，首选第二代头孢类抗生素，总用药时间不超过5天。
>
> ■ 术后注意保持颈部负压引流通畅，并注意观察引流液情况（引流量、引流液性质等），24小时引流量≤20ml时可考虑撤除负压引流装置。
>
> ■ 术后应根据患者的恢复情况按时复查相关检查项目，包括血常规、肝功能、肾功能、电解质、血糖等，及时掌握患者的状态并完成相应处置。
>
> ■ 颈部及口外皮肤缝线应在术后7~10天分次拆除；采用皮片移植修复缺损的患者，通常需要采用反包扎固定皮片，术后2周拆除反包扎缝线。
>
> ■ 及时收集病理报告，根据结果评估临床分期，判断预后和指导后续治疗。

（十）出院标准

1. 患者一般情况良好，伤口愈合好，引流管拔除，伤口无感染，无皮下积液（或门诊可处理的少量积液），无组织坏死。
2. 没有需要住院处理的并发症和/或合并症。

> **释义**
>
> ■ 在伤口基本愈合，无感染等情况下，如患者同意且条件允许，可出院后拆线。
>
> ■ 如出现术后感染等需要继续留院治疗的情况，超出了路径所规定的时间，应先处理并发症，符合出院条件后再准许患者出院。
>
> ■ 术后病理报告转移淋巴结1个以上或转移淋巴结并包膜外浸润存在，建议患者术后进行辅助性放疗。

　　■ 出院证明材料中，应包括肿瘤分期、详细病理诊断、手术时间及方式、进一步治疗建议和定期复查等内容。

（十一）变异及原因分析

1. 有影响手术的全身疾病或合并症，需要进行相关的诊断和治疗。
2. 必要时需要进行 CT、MRI 等检查以明确肿瘤范围。
3. 肿物接近或侵犯颊侧移行沟者，根据情况可以行上颌骨或下颌骨方块切除术。

釋義

　　■ 围手术期伴随疾病，住院期间必须给予治疗或调整改善，否则增加手术风险或并发症发生率，影响恢复，如未控制的高血压，未控制的糖尿病，呼吸道感染，心脑血管疾病，营养不良、严重贫血等，造成延长术前准备时间及住院时间，应视为变异情况。

　　■ 住院检查或术后发现 TNM 分期为 $T_{2\sim4}$ 和/或 $N_{2\sim3}$ 和/或 M_1 的晚期患者，手术方案和术后治疗更为复杂和多变时，应视为变异情况。

　　■ 肿瘤范围较大，切除后缺损面积较大，采用皮片移植易造成张口受限，或肿瘤浸润深度较深，切除后造成肌层甚至皮肤缺损，而需采用皮瓣修复者；或肿瘤邻近磨牙后牙区及翼下颌韧带区、龈颊沟而需扩大切除部分上下颌骨者，均应视为变异情况。

　　■ 术后出现并发症，包括感染、出血、移植皮片坏死、伤口延迟用户和等情况，部分并发症需要进行再次手术治疗，部分并发症需要经过相应的非手术治疗，造成住院时间延长，应视为变异情况。

　　■ 患者或家属于术前准备期间因自身原因提出放弃手术或终止治疗出院，患者或家属术后恢复期间在尚未达到出院标准时间因自身原因提出终止治疗，自动出院，应视为变异情况。

五、颊癌患者护理规范

1. 术前
（1）口周及颈部皮肤准备。
（2）保持口腔清洁，必要时漱口水含漱。
2. 术后
（1）观察生命体征。
（2）密切观察口内及颈部伤口渗血、肿胀情况。
（3）观察颈部引流液的性状和量。
（4）口腔冲洗每日 2 次，配合漱口液漱口，保持口腔清洁。
（5）指导饮食：术后 1 周内鼻饲流食，拔除胃管后流质饮食、半流质饮食，逐渐过度到普通饮食。
（6）皮肤护理：每 1~2 小时改变体位，预防压疮的发生。
（7）长期卧床后应缓慢坐起，坐立适应后再缓慢站立，预防坠床、跌倒等事件。

六、颊癌患者营养治疗规范

1. 治疗期间，饮食宜清淡，忌食热、硬、辛辣、肥腻食物。

2. 术后根据进食情况给予补液，配合鼻饲及静脉营养治疗。

3. 给予高蛋白饮食，增加纤维素饮食摄入，尽量减少碳水化合物摄入，控制含乳糖食物的摄入。

七、颊癌患者健康宣教

1. 保持口腔清洁。

2. 术后遵医嘱定期复查。

3. 口内或颈部再次出现肿块应及时就诊。

4. 需要放疗的患者在放疗前完成必需的口腔治疗。

八、推荐表单

颊癌临床路径表单

适用对象：第一诊断为颊癌（ICD-10：C06.002）

行颊癌扩大切除术（ICD-9-CM-3：27.99）+颈淋巴清扫术（ICD-9-CM-3：40.4）+颊脂垫修复术（ICD-9-CM-3：86.8）+植皮术（ICD-9-CM-3：86.66）

患者姓名：	性别： 年龄： 门诊号：	住院号：
住院日期： 年 月 日	出院日期： 年 月 日	标准住院日：≤12 天

时间	住院第 1 天	住院第 2~3 天	住院第 3~4 天（手术日）
主要诊疗工作	□ 询问病史及体格检查 □ 完成病历书写 □ 开化验单 □ 上级医师查房与术前评估 □ 初步确定手术方式和日期	□ 上级医师查房 □ 完成术前准备与术前评估 □ 活检（即入院前未行活检者） □ 根据体检、活检病理结果、影像学检查等，进行术前讨论，确定手术方案 □ 完成必要的相关科室会诊 □ 住院医师完成术前小结、上级医师查房记录等病历书写 □ 向患者及家属交代围手术期注意事项，签署手术知情同意书 □ 签署自费用品协议书、输血同意书（必要时）	□ 手术 □ 术者完成手术记录 □ 住院医师完成术后病程 □ 上级医师查房 □ 向患者及家属交代病情及术后注意事项
重点医嘱	**长期医嘱：** □ 外科三级/二级护理常规 □ 饮食：普通饮食/糖尿病饮食/其他 □ 患者既往基础用药 **临时医嘱：** □ 血常规、尿常规、大便常规、血型、凝血功能、肝功能、肾功能、感染性疾病筛查 □ 胸片、心电图 □ 肺功能、超声心动图（视情况而定）必要时行曲面断层、CT、MRI 检查	**长期医嘱：** □ 患者既往基础用药 **临时医嘱：** □ 牙齿洁治 **术前医嘱：** □ 拟明日◎局部麻醉+监测◎局部麻醉+强化◎全身麻醉下行◎颊癌扩大切除术+颈淋巴清扫术+皮片植入术◎颊癌扩大切除术+颈淋巴结清扫术+颊脂垫修复术 □ 口腔清洁 □ 术前 6 小时禁食、禁水 □ 术前 30 分肌注抗菌药物 □ 术前插胃管 □ 其他特殊医嘱	**长期医嘱：** □ 术后 6 小时流质饮食 □ 保留胃管，禁食、禁水 1 日 □ 间断胃肠减压 □ 保留颈部负压引流管 **临时医嘱：** □ 心电监测、吸氧 □ 补液 □ 青霉素类或其他类抗菌药物 □ 其他特殊医嘱
主要护理工作	□ 介绍病房环境、设施及设备 □ 入院护理评估 □ 执行入院后医嘱 □ 指导进行心电图、影像学检查等 □ 心理及生活护理	□ 晨起静脉取血 □ 留取尿标本 □ 留取便标本 □ 卫生知识及手术知识宣教 □ 口腔清洁及备皮 □ 胃肠道准备 □ 药敏试验 □ 心理及生活护理	□ 术晨更衣、遵医嘱插胃管、给药 □ 观察术后病情变化 □ 观察创口出血及引流情况 □ 保持各种管路通畅 □ 给予术后饮食指导 □ 指导并协助术后活动

续　表

时间	住院第 1 天	住院第 2~3 天	住院第 3~4 天 （手术日）
病情 变异 记录	□ 无　□ 有，原因： 1. 2.	□ 无　□ 有，原因： 1. 2.	□ 无　□ 有，原因： 1. 2.
护士 签名			
医师 签名			

时间	住院第 4~7 天 （术后第 1~3 天）	住院第 7~10 天 （术后第 4~6 天）	住院第 10~12 天 （术后第 7~8 天，出院日）
主要诊疗工作	□ 上级医师查房，注意病情变化 □ 住院医师完成常规病历书写 □ 注意引流量和引流液性状 □ 注意观察体温、血压等 □ 更换颈部伤口敷料，观察伤口愈合情况 □ 根据需要复查血常规、电解质等	□ 上级医师查房 □ 住院医师完成常规病历书写 □ 更换颈部伤口敷料，观察伤口愈合情况 □ 根据引流情况决定是否拔除引流管 □ 根据患者进食情况调整补液量	□ 上级医师查房，进行手术及伤口评估，确定有无手术并发症和切口愈合不良情况，明确是否出院 □ 根据伤口愈合情况，逐步拆除缝线（外伤口 5~7 天，内伤口 7~10 天） □ 完成出院记录、病案首页、出院证明书等，向患者交代出院后的注意事项，如返院复诊的时间、地点，发生紧急情况时的处理，是否需要配合术后放疗等
重点医嘱	长期医嘱： □ 一级/二级护理 □ 保留胃管 □ 鼻饲流食 □ 雾化吸入 □ 口腔冲洗 □ 头孢类或其他类抗菌药物 临时医嘱： □ 镇痛 □ 换药 □ 补液（视情况而定）	长期医嘱： □ 二级/三级护理 □ 保留胃管 □ 鼻饲流食 □ 口腔冲洗 □ 抗菌药物 临时医嘱： □ 换药 □ 拔除负压引流管（引流量<30ml/24h）	出院医嘱： □ 拆线 □ 拔除胃管 □ 出院（带药）
主要护理工作	□ 观察病情变化 □ 观察创口出血及引流情况 □ 保持管路通畅 □ 保持口腔清洁 □ 观察进食情况并给予指导 □ 心理与生活护理	□ 观察病情变化 □ 观察饮食情况并保持管路通畅 □ 保持口腔清洁 □ 心理与生活护理 □ 指导功能锻炼	□ 指导办理出院手续 □ 出院健康指导 □ 指导复查时间
病情变异记录	□ 无　□ 有，原因： 1. 2.	□ 无　□ 有，原因： 1. 2.	□ 无　□ 有，原因： 1. 2.
护士签名			
医师签名			

附：原表单（2016 年版）

颊癌临床路径表单

适用对象：第一诊断为颊癌（ICD-10：C06.002）

　　　　　行颊癌扩大切除术（ICD-9-CM-3：27.99）+颈淋巴清扫术（ICD-9-CM-3：40.4）+颊脂垫修复术（ICD-9-CM-3：86.8）+植皮术（ICD-9-CM-3：86.66）

患者姓名：		性别：	年龄：	门诊号：	住院号：
住院日期：　　年　月　日		出院日期：　　年　月　日			标准住院日：≤12 天

时间	住院第 1 天	住院第 2~3 天	住院第 3~4 天 （手术日）
主要诊疗工作	□ 询问病史及体格检查 □ 完成病历书写 □ 开化验单 □ 上级医师查房与术前评估 □ 初步确定手术方式和日期	□ 上级医师查房 □ 完成术前准备与术前评估 □ 活检（即入院前未行活检者） □ 根据体检、活检病理结果、影像学检查等，进行术前讨论，确定手术方案 □ 完成必要的相关科室会诊 □ 住院医师完成术前小结、上级医师查房记录等病历书写 □ 向患者及家属交代围手术期注意事项，签署手术知情同意书 □ 签署自费用品协议书、输血同意书（必要时）	□ 手术 □ 术者完成手术记录 □ 住院医师完成术后病程 □ 上级医师查房 □ 向患者及家属交代病情及术后注意事项
重点医嘱	**长期医嘱：** □ 外科三级/二级护理常规 □ 饮食：普通饮食/糖尿病饮食/其他 □ 患者既往基础用药 **临时医嘱：** □ 血常规、尿常规、大便常规、血型、凝血功能、肝功能、肾功能、感染性疾病筛查 □ 胸片、心电图 □ 肺功能、超声心动图（视情况而定）必要时行曲面断层、CT、MRI 检查	**长期医嘱：** □ 患者既往基础用药 **临时医嘱：** □ 牙齿洁治 **术前医嘱：** □ 拟明日◎局部麻醉+监测/局部麻醉+强化◎全身麻醉下行颊癌扩大切除术+颈淋巴清扫术+皮片植入术/颊癌扩大切除术+颈淋巴结清扫术+颊脂垫修复术 □ 口腔清洁 □ 术前 6 小时禁食、禁水 □ 术前 30 分肌内注射抗菌药物 □ 术前插胃管 □ 其他特殊医嘱	**长期医嘱：** □ 术后 6 小时流质饮食 □ 保留胃管，禁食、禁水 1 天 □ 间断胃肠减压 □ 保留颈部负压引流管 **临时医嘱：** □ 心电监测，吸氧 □ 补液 □ 青霉素类或其他类抗菌药物 □ 其他特殊医嘱

续　表

时间	住院第 1 天	住院第 2~3 天	住院第 3~4 天 （手术日）
主要护理工作	□ 介绍病房环境、设施及设备 □ 入院护理评估 □ 执行入院后医嘱 □ 指导进行心电图、影像学检查等 □ 心理及生活护理	□ 晨起静脉取血 □ 留取尿标本 □ 留取便标本 □ 卫生知识及手术知识宣教 □ 口腔清洁及备皮 □ 胃肠道准备 □ 药敏试验 □ 心理及生活护理	□ 术晨更衣、遵医嘱插胃管、给药 □ 观察术后病情变化 □ 观察创口出血及引流情况 □ 保持各种管路通畅 □ 给予术后饮食指导 □ 指导并协助术后活动
病情变异记录	□ 无　□ 有，原因： 1. 2.	□ 无　□ 有，原因： 1. 2.	□ 无　□ 有，原因： 1. 2.
护士签名			
医师签名			

时间	住院第 4~7 天 （术后第 1~3 天）	住院第 7~10 天 （术后第 4~6 天）	住院第 10~12 天 （术后第 7~8 天，出院日）
主要诊疗工作	□ 上级医师查房，注意病情变化 □ 住院医师完成常规病历书写 □ 注意引流量和引流液性状 □ 注意观察体温、血压等 □ 更换颈部伤口敷料，观察伤口愈合情况 □ 根据需要复查血常规、电解质等	□ 上级医师查房 □ 住院医师完成常规病历书写 □ 更换颈部伤口敷料，观察伤口愈合情况 □ 根据引流情况决定是否拔除引流管 □ 根据患者进食情况调整补液量	□ 上级医师查房，进行手术及伤口评估，确定有无手术并发症和切口愈合不良情况，明确是否出院 □ 根据伤口愈合情况，逐步拆除缝线（外伤口 5~7 天，内伤口 7~10 天） □ 完成出院记录、病案首页、出院证明书等，向患者交代出院后的注意事项，如返院复诊的时间、地点，发生紧急情况时的处理，是否需要配合术后放疗等
重点医嘱	**长期医嘱：** □ 一级/二级护理 □ 保留胃管 □ 鼻饲流食 □ 雾化吸入 □ 口腔冲洗 □ 头孢类或其他类抗菌药物 **临时医嘱：** □ 镇痛 □ 换药 □ 补液（视情况而定）	**长期医嘱：** □ 二级/三级护理 □ 保留胃管 □ 鼻饲流食 □ 口腔冲洗 □ 抗菌药物 **临时医嘱：** □ 换药 □ 拔除负压引流管（引流量<30ml/24h）	**出院医嘱：** □ 拆线 □ 拔除胃管 □ 出院（带药）
主要护理工作	□ 观察病情变化 □ 观察创口出血及引流情况 □ 保持管路通畅 □ 保持口腔清洁 □ 观察进食情况并给予指导 □ 心理与生活护理	□ 观察病情变化 □ 观察饮食情况并保持管路通畅 □ 保持口腔清洁 □ 心理与生活护理 □ 指导功能锻炼	□ 指导办理出院手续 □ 出院健康指导 □ 指导复查时间
病情变异记录	□ 无 □ 有，原因： 1. 2.	□ 无 □ 有，原因： 1. 2.	□ 无 □ 有，原因： 1. 2.
护士签名			
医师签名			

第十二节 颊癌（前臂皮瓣修复）临床路径释义

【医疗质量控制指标】

指标一、术前活检完成率。

指标二、术后血肿发生率。

指标三、术后感染发生率。

指标四、皮瓣成活率。

指标五、肿瘤复发率。

一、颊癌（前臂皮瓣修复）编码

1. 原编码

疾病名称及编码：颊黏膜恶性肿瘤（ICD-10：C06.002）

手术操作名称及编码：颊癌扩大切除术（ICD-9-CM-3：27.99）

颈淋巴清扫术（ICD-9-CM-3：40.4）

上颌骨方块切除术（ICD-9-CM-3：76.39）

下颌骨方块切除术（ICD-9-CM-3：76.31）

前臂皮瓣修复术（ICD-9-CM-3：86.75）

2. 修改编码

疾病名称及编码：颊鳞状细胞癌（ICD-10：C76.003，M8070/3）

手术操作名称及编码：口和面的其他手术（ICD-9-CM-3：27.9）

颈淋巴清扫术（ICD-9-CM-3：40.4）

上颌骨方块切除术（ICD-9-CM-3：76.39）

下颌骨方块切除术（ICD-9-CM-3：76.31）

口皮瓣移植术（ICD-9-CM-3：27.57）

二、临床路径检索方法

（C76.003+ M8070/3）伴 27.9+40.4+27.57+（76.39/76.31）

三、国家医疗保障疾病诊断相关分组（CHS-DRG）

MDCD 头颈、耳、鼻、口、咽疾病及功能障碍

DU1 头颈、耳、鼻、咽、口恶性增生性疾患

四、颊癌（前臂皮瓣修复）临床路径标准住院流程

（一）适用对象

第一诊断为颊癌（ICD-10：C06.002）

行颊癌扩大切除术+颈淋巴清扫术+上/下颌骨方块切除术+前臂皮瓣修复术。

1. 颊癌扩大切除术（ICD-9-CM-3：27.99）

2. 颈淋巴清扫术（ICD-9-CM-3：40.4）

3. 上颌骨方块切除术（ICD-9-CM-3：76.39）

4. 下颌骨方块切除术（ICD-9-CM-3：76.31）

5. 前臂皮瓣修复术（ICD-9-CM-3：86.75）

> **释义**
>
> ■ 本路径适用于颊部原发鳞状细胞癌患者，TNM 分期为 T_{2-3}，N_0、N_1、N_{2a} 或 N_{2b}，M_0。
> ■ 本路径适用于颊部肿瘤切除后直径超过 4cm，同时伴有部分上/下颌骨缺损的病例，缺损需行游离前臂皮瓣修复术，同时行同侧颈淋巴清扫术。
> ■ 颈淋巴清扫术式应根据肿瘤部位、分化程度、临床分期、肿瘤生长方式和浸润深度等进行选择。对于 cN_0 患者，根据原发灶情况，应行选择性颈淋巴清扫术，术式可选择肩胛舌骨上颈淋巴清扫术。对于 cN_{1-2} 的患者，应行治疗性颈淋巴清扫术，术式可以选择改良根治颈淋巴清扫术/根治性颈淋巴清扫术。

（二）诊断依据

根据《临床诊疗指南·口腔医学分册》（中华医学会编著，人民卫生出版社，2005 年）。

1. 病史：局部常有慢性刺激因素（如锐利牙尖或残根）；也可有白斑等癌前病损；或无明显诱发因素，病变发展较快。
2. 体征：颊部局部溃疡或浸润块，也可外突呈菜花状，常有明显自发痛或触痛。
3. 实验室检查：活体组织检查病理明确为癌。

> **释义**
>
> ■ 颊癌好发于咬𬌗平面相对的颊黏膜，以后颊部多见。肿瘤以外突型和溃疡型多见，侵犯颊肌后可出现张口受限，肿瘤也可以侵及皮下组织和皮肤，出现皮下浸润硬块甚至皮肤破溃。
> ■ 影像学检查包括 X 线片、CT 或 MRI，可以辅助确定肿瘤的解剖范围，包括原发灶的侵袭范围和颈部淋巴结转移情况。
> ■ 确诊主要根据活检病理学诊断。
> ■ 明确病理学诊断后，根据临床和影像学检查结果进行正确的治疗前分期对于是否选择进入临床路径和制订个体化治疗方案具有重要指导意义。

（三）治疗方案的选择

根据《临床技术操作规范·口腔医学分册》（中华医学会编著，人民军医出版社，2005 年）。选择行颊癌扩大切除术+颈淋巴清扫术+上/下颌骨方块切除术+前臂皮瓣修复术。其适应证为：

1. 颊部肿物经活组织病理检查明确诊断为鳞状细胞癌。
2. 颊癌扩大切除后软组织缺损直径超过 4cm。
3. 患者全身状况可耐受手术。
4. 患者无手术禁忌证。

> **释义**
>
> ■ 颊癌的治疗以手术治疗为主，术前根据肿瘤的范围和浸润深度确定手术方案。
> ■ 肿瘤累及磨牙后区和/或翼下颌韧带区时，切除范围需包括下颌升支前分、上

颌结节、咽侧前份及翼区受累组织。邻近龈颊沟者，需切除相邻的上/下颌牙槽突。肿瘤浸润侵犯皮下组织，甚至造成颊部皮肤破溃者，需扩大切除相应颊部皮肤，形成洞穿性缺损。

■ 肿瘤切除后缺损范围较大，选用血管化前臂皮瓣移植术进行修复，以避免术后张口受限。对于颊部洞穿性缺损的病例，可采用折叠前臂皮瓣方式进行修复。

■ 为保证移植皮瓣成活，需采用显微外科技术将前臂皮瓣的供血动脉和回流静脉与颈部的动、静脉进行血管吻合。

■ 手术操作时应严格遵守"无瘤"原则，保证原发灶四周及基底有足够的安全边界，术中快速病理报告切缘为阴性。

■ 颊癌切除时需注意腮腺导管的处理，如邻近肿瘤切除边缘应注意保护避免损伤，如需牺牲导管应将其残端结扎避免形成导管瘘。

■ 颊癌的颈淋巴结转移率较高，对于 T_2、T_3 的患者，即使 cN_0 的患者也应行选择性颈淋巴清扫术，术式可采用肩胛舌骨上颈淋巴清扫术。

■ 术后病理证实颈部淋巴结 1 个以上转移或淋巴结转移并包膜外浸润的患者，应考虑行术后辅助放疗，以提高肿瘤局部-区域控制率和生存率。

（四）标准住院日 ≤16 天

> **释义**
>
> ■ 患者收治入院后，术前评估和准备需要 1~3 天，手术日为住院后 3~4 天，术后住院恢复需要 10~12 天，总住院时间应不超过 16 天。各医疗机构根据临床科室不同的运行情况在此时间范围内完成诊治均符合路径要求。包括确诊性质的部分检查（如活检术）和确定肿瘤解剖范围的影像学检查（如 X 线片、CT 或 MRI）应尽量安排在入院前完成。需要术前诊疗的伴随疾病（如未控制的糖尿病、未控制的高血压或心脑血管疾病等）及调整的用药方案（如抗凝药）应安排在入院前完成。

（五）进入路径标准

1. 第一诊断符合 ICD-10：C06.002 颊癌疾病编码。
2. 患者同时具有其他疾病诊断，如在住院期间不需要特殊处理也不影响第一诊断的临床路径流程实施时，可以进入路径。
3. TNM 分类：原发灶 T_2 或 T_3，淋巴结 N_0、N_1、N_{2a} 或 N_{2b}，远处转移 M_0。

> **释义**
>
> ■ 进入路径前，必须完成活检术和病理诊断，病理类型为鳞状细胞癌，分化程度不限。
>
> ■ 通过临床和影像学检查初步判定：肿瘤 TNM 分期为 $T_{2~3}$，N_0、N_1、N_{2a} 或 N_{2b}，M_0，切除后缺损直径大于 4cm，且合并有部分上/下颌骨缺损，需要行游离前臂皮瓣移植修复术的患者可以进入本路径。

　　■ 入院检查发现其他疾病或存在伴随疾病时，如该疾病必须于术前治疗或调整，否则会增加手术风险，增加并发症出现概率，延长术前准备时间及住院时间，影响患者预后，则不宜进入路径，如三级高血压、严重的未控制的糖尿病、心肺功能不全、肝功能不全、肾功能不全、严重感染和严重出血倾向等。

（六）术前准备（术前评估）1~3 天

1. 术前必须检查的项目

（1）血常规、尿常规、大便常规、血型。

（2）凝血功能。

（3）肝功能、肾功能。

（4）感染性疾病筛查（乙型肝炎、丙型肝炎、梅毒、艾滋病等）。

（5）胸片、心电图。

（6）曲面断层片。

2. 根据病情可选择

（1）超声心动图和肺功能检查（老年人或既往有相关病史者）。

（2）必要时行 CT、MRI 检查。

> 释义
>
> 　　■ 必须进行的检查，不仅是为了术前明确诊断，同时也是明确手术指征，排除手术禁忌证的关键，术前必须完成，不可或缺。为缩短患者住院时间，某些耗时较长的检查项目也可以在患者入院前完成。术前临床主管医师需及时收集并认真分析检查结果，对疑难者或指标明显异常者必要时可复查明确，且应采取相应处置措施直至指标符合手术要求。
>
> 　　■ 曲面断层片、CT 或 MRI 对判断肿瘤是否侵犯颌骨、术前评估肿瘤临床分期和制订手术方案不可或缺。
>
> 　　■ 对于老年患者，或常规心电图异常，或既往存在心脏疾病的患者可行超声心动图检查；对长期吸烟者，或既往存在肺部疾病的患者应行肺功能检查。
>
> 　　■ X 线胸片检查出可以筛查心肺和胸部疾病外，还可除外肺转移可能；如胸片可疑肺部转移患者，必要时可行肺部 CT 检查。

（七）预防性抗菌药物选择与使用时机

1. 按照《抗菌药物临床应用指导原则（2015 年版）》（国卫办医发〔2015〕43 号）执行。

2. 青霉素类或其他类抗菌药物，预防性用药时间为术前 30 分钟。

> 释义
>
> 　　■ 颊癌手术切口为 Ⅱ 类切口，术后有发生感染的风险，按照规定于围手术期可预防性使用抗菌药物治疗。
>
> 　　■ 首选的预防药物为第二代头孢类抗生素，同时联合抗厌氧菌药物。
>
> 　　■ 首剂给药时机应在手术前 0.5~1 小时，静脉给药。

（八）手术日为入院第 3~4 天

1. 麻醉方式：全身麻醉。
2. 术中用药：麻醉常规用药、术后镇痛泵的应用。
3. 输血：视术中情况而定。
4. 术中冷冻切片加术后常规石蜡切片送病理。

> **释义**
>
> ■ 本路径手术创伤较大，手术时间长，必须在全身麻醉下进行。
>
> ■ 术中用药主要为麻醉药品，也包括静脉给予的抗菌药物；术中尽量避免给予止血药物，根据情况可以给予抗凝药物，以预防血管吻合处血栓形成；根据患者意愿，术后可安装镇痛装置。
>
> ■ 为明确肿瘤切除范围（切缘）或怀疑有淋巴结转移等需术中获得病理证据时，应进行术中冷冻病理检查，以指导手术方式和切除范围。

（九）术后住院恢复 10~12 天

1. 术后根据当时患者情况复查相关检查项目。
2. 术后使用头孢类或其他类抗菌药物，用药时间 5~7 天。

> **释义**
>
> ■ 颊癌前臂皮瓣修复患者术后进食、进水均受影响较大，需注意营养补充及均衡，需行鼻饲，并注意出入量。
>
> ■ 术后应注意口腔清洁，适当减少口腔运动（说话、进食等），以利于伤口愈合。
>
> ■ 术后继续预防性应用抗菌药物治疗，首选第二代头孢菌素，联合应用抗厌氧菌药物，根据病情需要决定抗菌药物使用时间。
>
> ■ 为保护吻合血管通畅，预防血栓形成，术后可给予抗凝药物（如低分子右旋糖酐、低分子肝素等）；术后 3 天内患者需进行头部制动，避免压迫吻合血管，术后 3 周内避免向吻合血管处侧卧。
>
> ■ 术后应严密观察移植前臂皮瓣的颜色、质地、皮温等状态，如判断可能出现吻合血管危象时应及时手术探查，必要时需重新进行血管吻合。
>
> ■ 术后注意保持颈部负压引流通畅，并注意观察引流液情况（引流量、引流液性质等），24 小时引流量≤20ml 时可考虑撤除负压引流装置。
>
> ■ 术后应根据患者的恢复情况按时复查相关检查项目，包括血常规、肝功能、肾功能、电解质、血糖等，及时掌握患者的状态并完成相应处置。
>
> ■ 颈部及口外皮肤缝线应在术后 7~10 天分次拆除；采用皮片移植修复前臂供瓣区缺损的患者，通常需要采用反包扎固定皮片，术后 2 周拆除反包扎缝线。上臂或腹部取皮区如果张力过大，可延迟至术后 3~4 周拆线。
>
> ■ 及时收集病理报告，根据结果评估临床分期，判断预后和知道后续治疗。

（十）出院标准

1. 患者一般情况良好，伤口愈合好，引流管拔除，伤口无感染，无皮下积液（或门诊可处理的少量积液），无组织坏死。
2. 移植皮瓣成活，愈合良好。
3. 没有需要住院处理的并发症和/或合并症。

> **释义**
>
> ■ 伤口基本愈合，无感染等情况下，如患者同意且条件允许，可出院后拆线。
>
> ■ 移植皮瓣颜色、质地均正常，无血管危象发生。
>
> ■ 如出现术后感染等需要继续留院治疗的情况，超出了路径所规定的时间，应先处理并发症，符合出院条件后再准许患者出院。
>
> ■ 术后病理报告转移淋巴结 1 个以上或转移淋巴结并包膜外浸润存在，建议患者术后进行辅助性放疗。
>
> ■ 出院证明材料中，应包括肿瘤分期、详细病理诊断、手术时间及方式、进一步治疗建议和定期复查等内容。

（十一）变异及原因分析

1. 有影响手术的全身疾病或合并症，需要进行相关诊断和治疗。
2. 必要时需要进行 CT、MRI 等检查以明确肿瘤范围。
3. 肿物位于后颊部，因皮瓣移植术后肿胀可能阻碍呼吸，需行预防性气管切开。
4. 移植皮瓣术后发生血管危象，需再次手术探查；皮瓣不能成活，口内伤口需长期换药，二期愈合。

> **释义**
>
> ■ 围手术期伴随疾病，住院期间必须给予治疗或调整改善，否则增加手术风险或并发症发生率，影响恢复，如未控制的高血压、未控制的糖尿病、呼吸道感染、心脑血管疾病、营养不良、严重贫血等，造成延长术前准备时间及住院时间，应视为变异情况。
>
> ■ 入院检查或术后病理证实 TNM 分期为 T_4 和/或 N_{2c}、N_3 和/或 M_1 的晚期患者，手术方案和术后治疗更为复杂和多变时，应视为变异情况。
>
> ■ 肿瘤向下越过下颌龈颊沟，需行下颌骨区段截骨者，均应视为变异情况。
>
> ■ 肿瘤向后侵犯磨牙后区、翼下颌韧带、咽旁等解剖区域，肿瘤扩大切除并行前臂皮瓣移植修复后，术后局部软组织及移植皮瓣可能发生组织肿胀，造成上呼吸道阻塞影响呼吸，需行预防性气管切开的患者，术后护理和治疗更为复杂，术后恢复时间及住院时间均会相应延长，应视为变异情况。
>
> ■ 术后移植的前臂皮瓣出现血管危象，需行手术探查并重新行血管吻合的患者，皮瓣观察时间需顺延；如血管栓塞严重不能再通，皮瓣不能成活，需要改用其他方式修复缺损，或口内伤口需长期换药，二期愈合。以上情况患者术后恢复时间及住院时间均会相应延长，应视为变异情况。

■ 术后出现并发症，包括感染、出血、前臂移植皮片不能成活、伤口延迟愈合等情况，部分并发症需要进行再次手术治疗，部分并发症需要经过相应的非手术治疗，造成住院时间延长，应视为变异情况。

■ 患者或家属于术前准备期间因自身原因提出放弃手术或终止治疗出院，患者或家属术后恢复期间在尚未达到出院标准时间因自身原因提出终止治疗，自动出院，应视为变异情况。

五、颊癌（前臂皮瓣修复）患者护理规范

1. 术前

（1）口周、颈部及前臂皮肤准备。

（2）保持口腔清洁，必要时漱口水含漱。

2. 术后

（1）观察生命体征。

（2）密切观察口内、颈部及前臂伤口渗血、肿胀情况。

（3）观察颈部引流液的性状和量。

（4）观察皮瓣颜色、质地。

（5）口腔冲洗每日2次，配合漱口液漱口，保持口腔清洁。

（6）指导饮食：术后1周内鼻饲流食，拔除胃管后流质饮食、半流质饮食，逐渐过度到普通饮食。

（7）术后3日内垫枕平卧，头部制动体位，指导患者进行腰、背及腿部活动。

（8）术后6日后指导患者在床上缓慢坐起，坐立适应后再缓慢站立，预防坠床、跌倒等事件。

六、颊癌（前臂皮瓣修复）患者营养治疗规范

1. 所有患者入院后应常规进行营养筛查、营养状况评估和综合测定进行营养不良诊断。

2. 治疗过程中每周至少为患者评估1次，以便尽早发现患者出现营养风险并采取早期干预。

3. 营养治疗方式的选择：①为了降低感染风险，首选经口摄入；②根据胃肠功能状况尽早经口营养补充肠内营养制剂。如口服摄入不足目标量的60%时，推荐管饲肠内营养。肠内营养不能达到目标量60%时可选用肠外营养药物，以全合一的方式实施（应包含氨基酸、脂肪乳、葡萄糖、维生素、微量元素、电解质注射制剂等）。根据病情变化及营养耐受性选择或调整肠外肠内营养方案。

4. 患者的每日供给量推荐为每日25~30kcal/kg，如患者合并严重消耗，每日供给量推荐为每日30~35kcal/kg。

5. 患者可适当提高优质脂肪的供能比例；蛋白质供给量为每日1.0~1.5g/kg。

七、颊癌（前臂皮瓣修复）患者健康宣教

1. 保持口腔清洁。

2. 术后遵医嘱定期复查。

3. 口内或颈部再次出现肿块应及时就诊。

4. 需要放疗的患者在放疗前完成必需的口腔治疗。

八、推荐表单

颊癌（前臂皮瓣修复）临床路径表单

适用对象：第一诊断为颊癌（ICD-10：C06.002）

行颊癌扩大切除术（ICD-9-CM-3：27.99）+颈淋巴清扫术（ICD-9-CM-3：40.4）+上颌骨方块切除术（ICD-9-CM-3：76.39）+下颌骨方块切除术（ICD-9-CM-3：76.31）+前臂皮瓣修复术（ICD-9-CM-3：86.75）

患者姓名：	性别：	年龄：	门诊号：	住院号：
住院日期： 年 月 日		出院日期： 年 月 日		标准住院日：≤16天

时间	住院第 1 天	住院第 2~3 天	住院第 3~4 天 （手术日）
主要诊疗工作	□ 询问病史及体格检查 □ 完成病历书写 □ 开化验单 □ 上级医师查房与术前评估 □ 初步确定手术方式和日期	□ 上级医师查房 □ 完成术前准备与术前评估 □ 活检（即入院前未行活检者） □ 根据体检、活检病理结果、影像学检查等，进行术前讨论，确定手术方案 □ 完成必要的相关科室会诊 □ 住院医师完成术前小结、上级医师查房记录等病历书写 □ 向患者及家属交代围手术期注意事项，签署手术知情同意书 □ 签署自费用品协议书、输血同意书（必要时）	□ 手术 □ 术者完成手术记录 □ 住院医师完成术后病程 □ 上级医师查房 □ 向患者及家属交代病情及术后注意事项
重点医嘱	**长期医嘱：** □ 外科三级或二级护理常规 □ 饮食：普通饮食/糖尿病饮食/其他 □ 患者既往基础用药 **临时医嘱：** □ 血常规、尿常规、大便常规、血型、凝血功能、肝功能、肾功能、感染性疾病筛查 □ 胸片、心电图 □ 曲面断层片 □ 肺功能、超声心动图（视情况而定）必要时行 CT、MRI 检查	**长期医嘱：** □ 患者既往基础用药 **临时医嘱：** □ 牙齿洁治 **术前医嘱：** □ 拟明日全身麻醉下行颊癌扩大切除术+颈淋巴清扫术+上/下颌骨方块切除术+前臂皮瓣修复术 □ 口腔清洁 □ 术前 6 小时禁食、禁水 □ 术前 30 分钟肌内注射抗菌药物 □ 术前插胃管 □ 术中插尿管 □ 其他特殊医嘱	**长期医嘱：** □ 术后 6 小时流质饮食 □ 保留胃管，禁食、禁水 1 日 □ 间断胃肠减压 □ 保留尿管 □ 头部制动 □ 观察皮瓣 30 分钟 1 次 □ 保留颈部负压引流管 **临时医嘱：** □ 心电监测、吸氧 □ 补液 □ 头孢类或其他类抗菌药物 □ 抗凝药物 □ 明晨复查血常规及电解质 □ 其他特殊医嘱

续　表

时间	住院第 1 天	住院第 2~3 天	住院第 3~4 天 （手术日）
主要护理工作	□ 介绍病房环境、设施及设备 □ 入院护理评估 □ 执行入院后医嘱 □ 指导进行心电图、影像学检查等 □ 心理及生活护理	□ 晨起静脉取血 □ 留取尿标本 □ 留取便标本 □ 卫生知识及手术知识宣教 □ 口腔清洁及备皮 □ 胃肠道准备 □ 药敏试验 □ 心理及生活护理	□ 术晨更衣、遵医嘱插胃管、给药 □ 观察病情及皮瓣变化 □ 观察创口出血及引流情况 □ 保持各种管路通畅 □ 给予术后饮食指导 □ 指导并协助术后活动 □ 心理及生活护理
病情变异记录	□ 无　□ 有，原因： 1. 2.	□ 无　□ 有，原因： 1. 2.	□ 无　□ 有，原因： 1. 2.
护士签名			
医师签名			

时间	住院第 4~7 天 （术后第 1~3 天）	住院第 7~9 天 （术后第 4~5 天）	住院第 9~11 天 （术后第 6~7 天）
主要诊疗工作	□ 上级医师查房，注意病情变化 □ 住院医师完成常规病历书写 □ 注意引流量和引流液性状 □ 注意观察体温、血压等 □ 更换颈部伤口敷料，观察伤口愈合情况 □ 根据需要复查血常规、电解质等 □ 观察移植皮瓣情况	□ 上级医师查房 □ 住院医师完成常规病历书写 □ 更换颈部伤口敷料，观察伤口愈合情况 □ 根据引流情况决定是否拔除引流管或引流条 □ 根据患者进食情况调整补液量 □ 观察移植皮瓣情况	□ 上级医师查房，进行手术及伤口评估，确定有无手术并发症和切口愈合不良情况 □ 住院医师完成常规病历书写 □ 根据伤口愈合情况，逐步拆除颈部缝线 □ 撤除颈部负压引流管/引流条
重点医嘱	长期医嘱： □ 一级护理 □ 鼻饲流食 □ 雾化吸入 □ 口腔冲洗 □ 头部制动 □ 保留尿管 □ 观察皮瓣 1 小时 1 次 □ 补液 □ 头孢类或其他类抗菌药物 □ 抗凝药物 □ 胃黏膜保护剂 □ 激素 临时医嘱： □ 镇痛 □ 补充电解质	长期医嘱： □ 一级/二级护理 □ 鼻饲流食 □ 口腔冲洗 □ 观察皮瓣 2 小时 1 次 □ 抗菌药物 □ 抗凝药物 □ 胃黏膜保护剂 □ 激素 临时医嘱： □ 换药 □ 复查血常规和电解质 □ 拔除尿管 □ 拔除负压引流管（引流量<30ml/24h）	长期医嘱： □ 二级护理 □ 鼻饲流食 □ 口腔冲洗 □ 抗菌药物（根据病情决定是否继续应用） □ 胃黏膜保护剂 临时医嘱： □ 换药 □ 拆线 □ 复查血常规和电解质 □ 拔除负压引流管（引流量<30ml/24h） □ 撤除引流条
主要护理工作	□ 观察病情变化 □ 观察创口出血及引流情况 □ 观察移植皮瓣情况 □ 保持口腔清洁 □ 保持管路通畅 □ 观察进食情况并给予指导 □ 预防压疮护理 □ 心理与生活护理	□ 观察病情变化及饮食情况 □ 观察移植皮瓣情况 □ 预防压疮护理 □ 观察进食情况及保持管路通畅 □ 心理与生活护理 □ 指导功能锻炼	□ 保持口腔清洁 □ 观察进食情况及保持管路通畅 □ 心理及生活护理 □ 指导功能锻炼
病情变异记录	□ 无　□ 有，原因： 1. 2.	□ 无　□ 有，原因： 1. 2.	□ 无　□ 有，原因： 1. 2.
护士签名			
医师签名			

时间	住院第 11~12 天 （术后第 8~9 天）	住院第 12~14 天 （术后第 10~12 天，出院日）
主要诊疗工作	□ 上级医师查房，注意病情变化 □ 住院医师完成常规病历书写 □ 观察伤口愈合情况	□ 上级医师查房，进行手术及伤口评估，确定有无手术并发症和切口愈合不良情况，明确是否出院 □ 打开前臂植皮区敷料，观察移植皮片愈合情况 □ 根据伤口愈合情况，逐步拆除缝线（口外伤口 5~7 天，口内伤口 7~10 天） □ 完成出院记录、病案首页、出院证明书等，向患者交代出院后的注意事项，如返院复诊的时间、地点，发生紧急情况时的处理，是否需要配合术后放疗等
重点医嘱	长期医嘱： □ 二级/三级护理 □ 饮食：流质饮食/鼻饲流食 临时医嘱： □ 换药 □ 拆线	出院医嘱： □ 换药 □ 拆线 □ 出院（带药）
主要护理工作	□ 保持口腔清洁 □ 观察进食情况及保持管路通畅 □ 心理及生活护理 □ 指导功能锻炼	□ 办理出院病历 □ 出院健康教育 □ 指导复诊时间
病情变异记录	□ 无 □ 有，原因： 1. 2.	□ 无 □ 有，原因： 1. 2.
护士签名		
医师签名		

附：原表单（2016 年版）

颊癌（前臂皮瓣修复）临床路径表单

适用对象：第一诊断为颊癌（ICD-10：C06.002）

　　　　　行颊癌扩大切除术（ICD-9-CM-3：27.99）+颈淋巴清扫术（ICD-9-CM-3：40.4）+上颌骨方块切除术（ICD-9-CM-3：76.39）+下颌骨方块切除术（ICD-9-CM-3：76.31）+前臂皮瓣修复术（ICD-9-CM-3：86.75）

患者姓名：		性别：	年龄：	门诊号：	住院号：
住院日期：	年　月　日	出院日期：	年　月　日		标准住院日：≤16 天

时间	住院第 1 天	住院第 2~3 天	住院第 3~4 天（手术日）
主要诊疗工作	□ 询问病史及体格检查 □ 完成病历书写 □ 开化验单 □ 上级医师查房与术前评估 □ 初步确定手术方式和日期	□ 上级医师查房 □ 完成术前准备与术前评估 □ 活检（即入院前未行活检者） □ 根据体检、活检病理结果、影像学检查等，进行术前讨论，确定手术方案 □ 完成必要的相关科室会诊 □ 住院医师完成术前小结、上级医师查房记录等病历书写 □ 向患者及家属交代围手术期注意事项，签署手术知情同意书 □ 签署自费用品协议书、输血同意书（必要时）	□ 手术 □ 术者完成手术记录 □ 住院医师完成术后病程 □ 上级医师查房 □ 向患者及家属交代病情及术后注意事项
重点医嘱	**长期医嘱：** □ 外科三级或二级护理常规 □ 饮食：普通饮食/糖尿病饮食/其他 □ 患者既往基础用药 **临时医嘱：** □ 血常规、尿常规、大便常规、血型、凝血功能、肝功能、肾功能、感染性疾病筛查 □ 胸片、心电图 □ 曲面断层片 □ 肺功能、超声心动图（视情况而定）必要时行 CT、MRI 检查	**长期医嘱：** □ 患者既往基础用药 **临时医嘱：** □ 牙齿洁治 **术前医嘱：** □ 拟明日全身麻醉下行颊癌扩大切除术+颈淋巴清扫术+上/下颌骨方块切除术+前臂皮瓣修复术 □ 口腔清洁 □ 术前 6 小时禁食、禁水 □ 术前 30 分钟肌内注射抗菌药物 □ 术前插胃管 □ 术中插尿管 □ 其他特殊医嘱	**长期医嘱：** □ 术后 6 小时流质饮食 □ 保留胃管，禁食、禁水 1 日 □ 间断胃肠减压 □ 保留尿管 □ 头部制动 □ 观察皮瓣 30 分钟 1 次 □ 保留颈部负压引流管 **临时医嘱：** □ 心电监测、吸氧 □ 补液 □ 头孢类或其他类抗菌药物 □ 抗凝药物 □ 明晨复查血常规及电解质 □ 其他特殊医嘱

续　表

时间	住院第 1 天	住院第 2~3 天	住院第 3~4 天 （手术日）
主 要 护 理 工 作	□ 介绍病房环境、设施及设备 □ 入院护理评估 □ 执行入院后医嘱 □ 指导进行心电图、影像学检查等 □ 心理及生活护理	□ 晨起静脉取血 □ 留取尿标本 □ 留取便标本 □ 卫生知识及手术知识宣教 □ 口腔清洁及备皮 □ 胃肠道准备 □ 药敏试验 □ 心理及生活护理	□ 术晨更衣、遵医嘱插胃管、给药 □ 观察病情及皮瓣变化 □ 观察创口出血及引流情况 □ 保持各种管路通畅 □ 给予术后饮食指导 □ 指导并协助术后活动 □ 心理及生活护理
病情 变异 记录	□ 无　□ 有，原因： 1. 2.	□ 无　□ 有，原因： 1. 2.	□ 无　□ 有，原因： 1. 2.
护士 签名			
医师 签名			

时间	住院第 4~7 天 （术后第 1~3 天）	住院第 7~9 天 （术后第 4~5 天）	住院第 9~11 天 （术后第 6~7 天）
主 要 诊 疗 工 作	□ 上级医师查房，注意病情变化 □ 住院医师完成常规病历书写 □ 注意引流量和引流液性状 □ 注意观察体温、血压等 □ 更换颈部伤口敷料，观察伤口愈合情况 □ 根据需要复查血常规、电解质等 □ 观察移植皮瓣情况	□ 上级医师查房 □ 住院医师完成常规病历书写 □ 更换颈部伤口敷料，观察伤口愈合情况 □ 根据引流情况决定是否拔除引流管或引流条 □ 根据患者进食情况调整补液量 □ 观察移植皮瓣情况	□ 上级医师查房，进行手术及伤口评估，确定有无手术并发症和切口愈合不良情况 □ 住院医师完成常规病历书写 □ 根据伤口愈合情况，逐步拆除颈部缝线 □ 撤除颈部负压引流管/引流条
重 点 医 嘱	**长期医嘱：** □ 一级护理 □ 鼻饲流食 □ 雾化吸入 □ 口腔冲洗 □ 头部制动 □ 保留尿管 □ 观察皮瓣 1 小时 1 次 □ 补液 □ 头孢类或其他类抗菌药物 □ 抗凝药物 □ 胃黏膜保护剂 □ 激素 **临时医嘱：** □ 镇痛 □ 补充电解质	**长期医嘱：** □ 一级/二级护理 □ 鼻饲流食 □ 口腔冲洗 □ 观察皮瓣 2 小时 1 次 □ 抗菌药物 □ 抗凝药物 □ 胃黏膜保护剂 □ 激素 **临时医嘱：** □ 换药 □ 复查血常规和电解质 □ 拔除尿管 □ 拔除负压引流管（引流量＜30ml/24h）	**长期医嘱：** □ 二级护理 □ 鼻饲流食 □ 口腔冲洗 □ 抗菌药物（根据病情决定是否继续应用） □ 胃黏膜保护剂 **临时医嘱：** □ 换药 □ 拆线 □ 复查血常规和电解质 □ 拔除负压引流管（引流量＜30ml/24h） □ 撤除引流条
主 要 护 理 工 作	□ 观察病情变化 □ 观察创口出血及引流情况 □ 观察移植皮瓣情况 □ 保持口腔清洁 □ 保持管路通畅 □ 观察进食情况并给予指导 □ 预防压疮护理 □ 心理与生活护理	□ 观察病情变化及饮食情况 □ 观察移植皮瓣情况 □ 预防压疮护理 □ 观察进食情况及保持管路通畅 □ 心理与生活护理 □ 指导功能锻炼	□ 保持口腔清洁 □ 观察进食情况及保持管路通畅 □ 心理及生活护理 □ 指导功能锻炼
病情 变异 记录	□ 无　□ 有，原因： 1. 2.	□ 无　□ 有，原因： 1. 2.	□ 无　□ 有，原因： 1. 2.
护士 签名			
医师 签名			

时间	住院第 11~12 天 （术后第 8~9 天）	住院第 12~14 天 （术后第 10~12 天，出院日）
主要诊疗工作	□ 上级医师查房，注意病情变化 □ 住院医师完成常规病历书写 □ 观察伤口愈合情况	□ 上级医师查房，进行手术及伤口评估，确定有无手术并发症和切口愈合不良情况，明确是否出院 □ 打开前臂植皮区敷料，观察移植皮片愈合情况 □ 根据伤口愈合情况，逐步拆除缝线（外伤口5~7天，内伤口 7~10 天） □ 完成出院记录、病案首页、出院证明书等，向患者交代出院后的注意事项，如返院复诊的时间、地点，发生紧急情况时的处理，是否需要配合术后放疗等
重点医嘱	**长期医嘱：** □ 二级/三级护理 □ 饮食：流质饮食/鼻饲流食 **临时医嘱：** □ 换药 □ 拆线	**出院医嘱：** □ 换药 □ 拆线 □ 出院（带药）
主要护理工作	□ 保持口腔清洁 □ 观察进食情况及保持管路通畅 □ 心理及生活护理 □ 指导功能锻炼	□ 办理出院病历 □ 出院健康教育 □ 指导复诊时间
病情变异记录	□ 无　□ 有，原因： 1. 2.	□ 无　□ 有，原因： 1. 2.
护士签名		
医师签名		

第十三节　唇裂临床路径释义

【医疗质量控制指标】

指标一、切口裂开发生率。

指标二、切口感染率。

一、唇裂编码

疾病名称及编码：唇裂（ICD-10：Q36）

手术操作名称及编码：唇裂修复术（ICD-9-CM-3：27.54）

二、临床路径检索方法

Q36 伴 27.54

三、国家医疗保障疾病诊断相关分组（CHS-DRG）

MDCD　头颈、耳、鼻、口、咽疾病及功能障碍

DW1　口腔、牙齿有关疾患

DG3　唇、腭裂修补术

四、唇裂临床路径标准住院流程

（一）适用对象

第一诊断为唇裂（ICD-10：Q36）

行唇裂修复术（ICD-9-CM-3：27.54）。

> **释义**
>
> ■ 本路径适用对象为先天性唇裂患者，包括单侧和双侧唇裂中不同裂开程度者（包括唇隐裂），但手术治疗仅限于原发唇裂的一期整复，不包括唇裂继发畸形的二期整复，以及双侧唇裂的分期整复。
>
> ■ 外科手术是修复唇裂的主要手段。唇裂修复术的术式有多种，包括单侧唇裂修复术中的下三角瓣法和旋转推进法，双侧唇裂修复术中的保留前唇原长整复术和前唇加长整复术，以及在上述标准术式基础之上的各种改良术式。

（二）诊断依据

根据《临床诊疗指南·口腔医学分册》（中华医学会编著，人民卫生出版社，2005 年）。

1. 上唇裂开，可为完全性裂，也可为不完全性裂；可为单侧裂，也可为双侧裂。

2. 有的上唇皮肤与黏膜完整，但肌肉发育或连接不全，称为唇隐裂。

3. 可同时伴有鼻孔、鼻翼、鼻小柱及牙槽嵴不同程度的畸形。

> **释义**
>
> ■ 唇裂的诊断主要依据临床检查，可以直接观察到患者上唇一侧或两侧皮肤、黏膜的裂隙。按照国际常用分类法，唇裂可以分为单侧唇裂和双侧唇裂，其中单侧唇裂又分为单侧不完全性唇裂（裂隙未裂至鼻底）和单侧完全性唇裂（整个上唇至

鼻底完全裂开）；双侧唇裂又分为双侧不完全性唇裂（双侧裂隙均未裂至鼻底）、双侧完全性唇裂（双侧上唇至鼻底完全裂开）以及双侧混合性唇裂（一侧完全性唇裂，另一侧不完全性唇裂）。国内常用分类方法与国际上有所不同，主要是将单侧和双侧唇裂按裂隙程度又分为三度，即Ⅰ度唇裂（仅限于红唇部分的裂开）、Ⅱ度唇裂（上唇部分裂开，但未至鼻底）和Ⅲ度唇裂（整个上唇至鼻底完全裂开）。此外，还有比较少见的情况是上唇正中裂和下唇正中裂。

■ 唇隐裂患者唇部处于静止状态时，畸形可能并不明显，但在功能运动（肌肉收缩）时，皮肤及黏膜会出现明显的异常表现（凹陷和隆起）。

■ 多数唇裂患者可同时伴有鼻孔、鼻翼、鼻小柱及牙槽嵴等部位不同程度的畸形，但也有单纯上唇部畸形而无明显其他伴随畸形者。

（三）治疗方案的选择

根据《临床诊疗指南·口腔医学分册》（中华医学会编著，人民卫生出版社，2005 年），选择唇裂修复术，其适应证为：

1. 唇裂的手术年龄在 3~6 个月。
2. 体重应在 5kg 以上。
3. 血尿常规以及其他化验检查应在正常范围。
4. 无发热和上呼吸道感染以及腹泻等症状。
5. X 线胸片无异常，胸腺大小在正常范围。
6. 无其他脏器的先天性异常，如先天性心脏病，心血管系统等疾病。
7. 口、鼻唇区皮肤、黏膜无糜烂和皮疹。

> **释义**
>
> ■ 目前认为唇裂修复术最适年龄为 3~6 个月。早期进行手术，可以尽早恢复上唇的正常功能和外形，并可使瘢痕组织减少到最低程度。对伴有牙槽突裂或腭裂的患儿，唇裂整复后，由于唇肌的生理运动产生压迫作用，可以促使牙槽突裂隙逐渐靠拢，为以后的腭裂整复术创造条件。
>
> ■ 体重是一项可以间接反映患者发育程度、营养状况、血容量及对麻醉耐受程度的重要指标，目前国际上比较通用的标准是体重＞5kg 者才可以施行手术。
>
> ■ 唇裂患者术前一般需要检查血常规、尿常规、血型、肝功能、肾功能、凝血功能、常见病原体（包括乙型肝炎病毒、丙型肝炎病毒、艾滋病病毒及梅毒螺旋体等）及胸片和心电图。如果有心脏病史或体征，还应加做超声心动图。术前常规检查的主要目的是了解患者各重要脏器功能是否正常，能否承受全身麻醉手术带来的打击。
>
> ■ 上呼吸道及消化道的健康状态对唇裂患者全身麻醉的安全性尤为重要。如果患者近期出现发热、咳嗽、流鼻涕等症状，说明患者上呼吸道处于非健康状态，经麻醉插管刺激后出现窒息等严重并发症的概率将大大增加，因此术前 2 周内曾出现发热及上呼吸道感染症状者应暂缓手术。腹泻会影响患儿水、电解质平衡，也提示患儿可能存在消化道感染性疾病或是功能紊乱，对于患儿耐受手术的能力及手术后恢复和抗感染的能力都有影响，因此应避免在腹泻期间施行手术。

■ X 线胸片除了提示心肺状态外，还可以显示胸腺大小。胸腺增大的患儿，由于应激反应能力较差，麻醉、手术等刺激可能导致心脏停搏等意外，此类患儿建议推迟手术。如不推迟，则应在术前 3 天应用激素，预防意外发生。

■ 先天性唇裂患儿经常会合并不同程度的先天性心脏病，一旦发现可疑症状，应请专科医师进行系统评估。并非所有先天性心脏病都被视为手术禁忌证，例如小的房间隔缺损，并未引发明显的循环系统功能障碍，同时由于该病变存在自愈的可能性，因此也无需立即进行外科治疗，可以直接进行唇裂整复手术。

■ 口、鼻、唇区皮肤、黏膜的糜烂和皮疹常提示局部组织处于炎症状态，同时可能有感染存在，需待组织恢复正常后方可手术。

（四）标准住院日 ≤10 天

释义

■ 患者术前准备需要 1~2 个工作日，入院后第 3~4 个工作日手术，术后恢复期不超过 7 天。总住院时间不超过 10 个工作日均符合路径要求。

（五）进入路径标准

1. 第一诊断必须符合 ICD-10：Q36 唇裂疾病编码。
2. 患者同时具有其他疾病诊断，如在住院期间不需要特殊处理、也不影响第一诊断的临床路径流程实施时，可以进入路径。

释义

■ 进入本路径的必要条件是符合 ICD-10：Q36 唇裂疾病编码。
■ 进入本路径还要求患者符合"治疗方案的选择"中所列的 7 条适应证。

（六）术前准备（术前评估）1~2 天

1. 必须检查的项目
（1）血常规、尿常规、大便常规、血型。
（2）凝血功能。
（3）肝功能、肾功能。
（4）感染性疾病筛查（乙型肝炎、丙型肝炎、梅毒、艾滋病等）。
（5）胸片、心电图。
2. 根据具体情况选择：超声心动图（心脏杂音/先天性心脏病）。

释义

■ 必查项目是确保手术治疗安全、有效开展的基础，在术前必须完成。相关人员应认真分析检查结果，以便及时发现异常情况并采取对应处理。

■先天性唇裂患者经常会合并不同程度的先天性心脏病，一旦发现可疑症状、体征及病史，应选择检查超声心动图，并请相关专科医师会诊，以便综合评估心脏功能和结构异常，判断手术及麻醉风险。

（七）预防性抗菌药物选择与使用时机

1. 按照《抗菌药物临床应用指导原则（2015 年版）》（国卫办医发〔2015〕43 号）执行。
2. 用青霉素类及其他类抗菌药物，预防性用药时间为术前 30 分钟。

释义

■唇裂手术切口属于Ⅱ类切口，手术可能导致细菌感染，因此需要按照要求预防性使用抗菌药物，但由于口腔颌面部组织抗感染能力较强，一般选择使用青霉素类抗菌药物即可，如有过敏，也可选择其他种类抗菌药物。

（八）手术日为入院第 3~4 天

1. 麻醉方式：气管内插管全身麻醉。
2. 手术内固定物：无。
3. 术中用药：麻醉常规用药。
4. 输血：视术中情况定。

释义

■本路径要求唇裂修复术选择气管内插管的全身麻醉方式。多数情况下，唇裂修复术无需输血。

（九）术后住院恢复 5~6 天

1. 必须复查的检查项目：根据当时患者情况而定。
2. 术后用药：青霉素类或其他类抗菌药物，用药时间≤3 天。

释义

■唇裂修复术患者术后一般住院恢复 5~6 天，术后预防性使用抗菌药物，时间一般不超过 24 小时。

（十）出院标准

1. 伤口愈合良好，拆线后出院。使用可吸收线者无须拆线。
2. 没有需要住院处理的并发症和/或合并症。

释义

■ 唇裂患者一般年龄较小，拆线应在确认伤口愈合良好后在院内完成，必要时可能需要麻醉科配合。使用可吸收线者无须拆线。

（十一）变异及原因分析

1. 有影响手术的综合征，需要进行相关的检查、诊断和治疗，必要时需要行 CT、MRI 和超声心动图等检查。
2. 上颌骨段移位严重的唇裂必要时需要正畸辅助复位移位的骨段、缩小裂隙。
3. 裂隙过宽的双侧唇裂可能需要二次手术来分别关闭两侧的唇裂裂隙。

释义

■ 唇裂患者合并的一些综合征通常在入院完成术前常规检查后才能够确诊，对于这部分患者应该根据这些综合征是否影响到手术治疗来确认是否终止本路径。

■ 低龄患者可能在入院后完善检查或者待术期间出现病情变化，尤其是上呼吸道感染症状；或者某些检验指标明显超出正常范围，应该请相关专科医师会诊并根据具体情况确认是否退出本路径。

■ 对于上颌骨段移位严重及裂隙过宽的双侧唇裂患者，有必要进行术前正畸辅助治疗或分期手术的患者，应终止本路径。

■ 唇裂修复术可能出现的并发症有切口感染、延迟愈合或再次裂开等，一般属于微小变异，可以适当延长术后抗菌药物使用、推迟出院时间。较为严重的并发症一般出现在麻醉过程中，可能导致肺部感染，甚至窒息、死亡等严重并发症，均应终止本路径。对于这些患者，主管医师均应进行变异原因分析，并在临床路径的表单中予以说明。

■ 因患者方面的主观原因导致执行路径出现变异，也需要医师在表单中予以说明。

五、唇裂患者护理规范

1. 术前
（1）健康宣教。
（2）心理疏导及支持。
（3）口腔卫生护理，保持口腔清洁，必要时漱口水含漱。
（4）口鼻腔清洁。
2. 术后
（1）观察生命体征。
（2）密切观察上唇渗血、伤口肿胀及口鼻腔情况。
（3）管理气道：出现口底肿胀或舌后坠时，及时评估患者呼吸，必要时遵医嘱给予氧疗、口咽通气道及床旁备气切包和喉镜。
（4）伤口及口鼻腔清洁：定时伤口清洁换药和减张护理，口鼻腔清洁。
（5）指导饮食：术后进食温凉流质食物，5~7 天后半流质饮食，逐渐过度到普通饮食。建议用腭裂专用奶瓶喂食。

六、唇裂患者营养治疗规范

1. 唇裂患儿术后温凉流质饮食。

2. 结合患儿情况,选择正确的喂养方式,以保证进食量及营养需求。

3. 术后短期进食少者,可适量补液治疗。

七、唇裂患者健康宣教

1. 唇腭裂专用奶瓶喂养 1 个月。

2. 保持伤口清洁,术后半年每日涂祛瘢痕膏剂或使用贴剂,并行伤口按摩。

3. 防止患儿跌倒及碰触伤口,以免伤口裂开。

4. 遵医嘱复查,不适随诊。

八、推荐表单

（一）医师表单

唇裂临床路径医师表单

适用对象：第一诊断为唇裂（ICD-10：Q36）

行唇裂修复术（ICD-9-CM-3：27.54）

患者姓名：	性别： 年龄： 门诊号：	住院号：
住院日期： 年 月 日	出院日期： 年 月 日	标准住院日：≤10天

时间	住院第1天 （入院日）	住院第2天 （手术准备日）	住院第3~4天 （手术日）
主要诊疗工作	□ 询问病史及体格检查 □ 完成病历书写 □ 开术前化验单、影像检查单、心电图检查单、会诊单（根据病情需要） □ 上级医师查房，初步确定手术方式和日期 □ 向患儿家属交代诊疗过程和住院注意事项	□ 上级医师查房，确认手术方案 □ 开术前医嘱，完成术前准备 □ 术前讨论（视情况而定） □ 完成必要的相关科室会诊 □ 签署手术知情同意书、自费用品协议书 □ 签署手术麻醉知情同意书 □ 向家属交代围手术期注意事项 □ 完成术前小结和上级医师查房记录	□ 完成手术 □ 开术后医嘱 □ 术者完成手术记录 □ 住院医师完成术后病程记录 □ 术者查房 □ 向患者/家属交代病情及术后注意事项
重点医嘱	**长期医嘱：** □ 二级护理 □ 饮食：普通饮食/半流质饮食/流质饮食/其他 **临时医嘱：** □ 血常规、尿常规、大便常规、血型、凝血功能 □ 肝功能、肾功能、感染性疾病筛查 □ 心电图（视情况而定） □ 正位X线胸片 □ 超声心动图（先天性心脏病患儿）	**临时医嘱：** □ 拟明日全身麻醉下行唇裂修复术 □ 术前6小时禁食、禁水 □ 口鼻腔清洁 □ 药敏试验 □ 抗菌药物：术前30分钟	**长期医嘱：** □ 全身麻醉术后护理常规 □ 一级护理 □ 术后6小时流质饮食 **临时医嘱：** □ 心电监测 □ 持续/间断吸氧 □ 抗菌药物
病情变异记录	□ 无 □ 有，原因： 1. 2.	□ 无 □ 有，原因： 1. 2.	□ 无 □ 有，原因： 1. 2.
医师签名			

时间	住院第 4~5 天 （术后第 1 天）	住院第 5~7 天 （术后第 2~3 天）	住院第 8~10 天 （术后第 4~7 天，出院前日）
主 要 诊 疗 工 作	□ 上级医师查房，观察病情 □ 住院医师常规病历记录 □ 询问进食量 □ 观察体温 □ 观察伤口渗出，伤口清洁	□ 上级医师查房，观察病情 □ 住院医师常规病历记录 □ 询问进食量 □ 观察体温 □ 观察伤口渗出，伤口清洁 □ 必要时复查血常规	□ 上级医师查房，评估手术效果和伤口愈合 □ 住院医师完成出院记录、病案首页、出院证明书等，向患者交代出院后的注意事项，如返院复诊的时间、地点，发生紧急情况时的处理等
重 点 医 嘱	长期医嘱： □ 二级护理 □ 流质饮食 □ 陪住 1 人 □ 静脉输注或口服抗菌药物 □ 解热镇痛药（小儿） □ 创口换药	长期医嘱： □ 二级护理 □ 静脉输注或口服抗菌药物	临时医嘱： □ 拟明日全身麻醉下行唇裂修复术拆线 □ 明日出院（出院前 1 日）
病情 变异 记录	□ 无　□ 有，原因： 1. 2.	□ 无　□ 有，原因： 1. 2.	□ 无　□ 有，原因： 1. 2.
医师 签名			

（二）护士表单

唇裂临床路径护士表单

适用对象：第一诊断为唇裂（ICD-10：Q36）

　　　　　行唇裂修复术（ICD-9-CM-3：27.54）

患者姓名：	性别：　　年龄：　　门诊号：	住院号：
住院日期：　　年　月　日	出院日期：　　年　月　日	标准住院日：≤10天

时间	住院第1天	住院第2天	住院第3~4天 （手术日）
健康宣教	□ 入院宣教：介绍主管医师、护士，介绍环境、设施，介绍住院注意事项 □ 指导饮食及喂养方法 □ 执行入院后医嘱	□ 术前宣教：疾病知识、术前准备及手术过程 □ 告知准备物品、沐浴 □ 告知术后饮食、活动及探视注意事项 □ 主管护士与患者沟通，了解并指导心理应对	□ 告知家属等候区位置 □ 术后当日宣教：饮食、体位要求，术后可能出现情况的应对方式 □ 如保留引流管，宣教注意事项 □ 如保留胃管，宣教注意事项 □ 给予患者及家属心理支持 □ 再次明确探视陪伴须知
护理处理	□ 核对患者，佩戴腕带 □ 建立入院护理病历 □ 卫生处置：剪指（趾）甲、沐浴、更换病号服	□ 协助医师完成术前检查化验 □ 术前准备：通知术前禁食、禁水，口鼻腔清洁，药敏试验	□ 术晨漱口 □ 送手术：摘除患者各种活动物品，核对患者资料及携带药品，填写手术交接单，签字确认 □ 接手术：核对患者及资料，签字确认
基础护理	□ 二级护理 □ 晨晚间护理 □ 患者安全管理	□ 二级护理 □ 晨晚间护理 □ 患者安全管理	□ 一级护理 □ 晨晚间护理 □ 患者安全管理 □ 遵医嘱吸氧及监护治疗 □ 协助及指导进食
专科护理	□ 护理查体 □ 需要时，填写跌倒及压疮防范表 □ 需要时，请家属陪伴 □ 指导饮食及喂养方法 □ 心理护理	□ 遵医嘱完成相关检查 □ 心理护理	□ 病情观察，观察伤口情况 □ 书写护理记录 □ 遵医嘱予抗感染治疗 □ 心理护理
重点医嘱	□ 详见医嘱执行单	□ 详见医嘱执行单	□ 详见医嘱执行单
病情变异记录	□ 无　□ 有，原因： 1. 2.	□ 无　□ 有，原因： 1. 2.	□ 无　□ 有，原因： 1. 2.
护士签名			

时间	住院第4~5天 （术后第1天）	住院第5~7天 （术后第2~3天）	住院第8~10天 （术后第4~7天，出院日）
健康宣教	□ 术后宣教：药物作用及频率 □ 饮食、活动指导 □ 复查患者对宣教内容的掌握程度 □ 告知疾病恢复期注意事项	□ 术后宣教 □ 饮食指导 □ 疾病恢复期注意事项	□ 出院宣教：复查时间，服药方法，活动休息，饮食 □ 指导办理出院手续
护理处置	□ 遵医嘱完成相关治疗	□ 遵医嘱完成相关治疗	□ 办理出院手续 □ 书写出院记录
基础护理	□ 二级护理 □ 晨晚间护理 □ 协助或指导进食 □ 患者安全管理	□ 二级护理 □ 晨晚间护理 □ 协助或指导进食 □ 患者安全管理	□ 二级护理 □ 晨晚间护理 □ 协助及指导进食 □ 患者安全管理
专科护理	□ 病情观察，写护理记录 □ 遵医嘱抗感染治疗 □ 需要时，联系主管医师给予相关治疗及用药 □ 心理护理	□ 病情观察 □ 遵医嘱抗感染治疗 □ 需要时，联系主管医师给予相关治疗及用药 □ 心理护理	□ 病情观察，写出院记录 □ 心理护理 □ 指导伤口护理（建议用瘢痕贴和鼻保持器等）
重点医嘱	□ 详见医嘱执行单	□ 详见医嘱执行单	□ 详见医嘱执行单
病情变异记录	□ 无 □ 有，原因： 1. 2.	□ 无 □ 有，原因： 1. 2.	□ 无 □ 有，原因： 1. 2.
护士签名			

（三）患者表单

唇裂临床路径患者表单

适用对象：第一诊断为唇裂（ICD-10：Q36）
行唇裂修复术（ICD-9-CM-3：27.54）

患者姓名：	性别：　　年龄：　　门诊号：	住院号：
住院日期：　　年　月　日	出院日期：　　年　月　日	标准住院日：≤10天

时间	住院日	手术前	手术日
医患配合	□ 配合询问病史、收集资料，请务必详细告知既往史、用药史、过敏史 □ 如服用抗凝药，请明确告知 □ 配合进行体格检查 □ 有任何不适请告知医师	□ 配合完善术前相关检查、化验，如采血、留尿、心电图、X线胸片等 □ 医师向患者及家属介绍病情病进行术前谈话、术前签字 □ 麻醉医师对患者进行术前访视	□ 接受手术治疗 □ 如术后需要，配合监护及检查、治疗 □ 交流手术情况及术后注意事项 □ 有任何不适请告知医师
护患配合	□ 配合测量体温、脉搏、呼吸、血压、体重 □ 配合完成入院护理评估（简单询问病史、过敏史、用药史） □ 接受入院宣教（环境介绍、病室规定、订餐制度、贵重物品保管等） □ 有任何不适请告知护士	□ 配合测量体温、脉搏、呼吸 □ 接受术前宣教 □ 接受术前准备 □ 需要时配合备皮 □ 准备好必要用物	□ 配合清晨测量体温、脉搏、呼吸 □ 术晨剃须、漱口 □ 取下义齿、饰品等，贵重物品交家属保管 □ 送手术室前，协助完成核对，带齐影像学资料，脱去衣物，上手术车 □ 返回病房后，协助完成核对，配合过病床 □ 配合输液治疗 □ 需要时配合术后吸氧，监护仪监测 □ 如保留引流管或胃管，配合固定，保持有效性 □ 如术后需要，配合监护及检查、治疗 □ 有任何不适请告知护士
饮食	□ 正常饮食	□ 术前6小时禁食、禁水	□ 术前禁食、禁水 □ 术后4小时进白开水 □ 术后6小时，无恶心不适，可进温凉流质饮食
排泄	□ 正常排尿便	□ 正常排尿便	□ 正常排尿便
活动	□ 正常活动	□ 正常活动	□ 术后4小时内去枕平卧，可床上翻身 □ 术后4小时可垫枕，可半坐位，床上活动 □ 小儿4小时尽量平抱 □ 小儿4小时可竖抱 □ 术后6小时无不适，可下地活动，注意安全

时间	手术后	出院日
医患配合	□ 配合术后检查 □ 配合术后治疗 □ 配合术后换药 □ 如保留引流管，需要时配合拔出引流管 □ 如保留胃管，需要时配合拔出胃管	□ 接受出院前指导 □ 知道复查程序 □ 获取出院诊断书
重点医嘱	□ 配合定时测量生命体征，每日询问排便情况 □ 接受输液、服药等治疗 □ 接受饮食宣教 □ 接受用药及治疗宣教 □ 注意活动安全，避免坠床或跌倒 □ 配合执行探视及陪伴制度	□ 接受出院宣教 □ 办理出院手续 □ 获取出院携带药品 □ 知道药品的服用方法、作用、注意事项 □ 知道复印病历的方法
饮食	□ 由冷流质饮食逐渐过度到软食，禁辛辣刺激性饮食	□ 软食，禁辛辣刺激性饮食
排泄	□ 正常排尿便 □ 避免便秘	□ 正常排尿便 □ 避免便秘
活动	□ 病房内活动，避免剧烈活动	□ 病房内活动，避免剧烈活动

附：原表单（2016 年版）

唇裂临床路径表单

适用对象：第一诊断为唇裂（ICD-10：Q36）
　　　　　行唇裂修复术（ICD-9-CM-3：27.54）

患者姓名：	性别： 年龄： 门诊号：	住院号：
住院日期： 年 月 日	出院日期： 年 月 日	标准住院日：≤10 天

时间	住院第 1 天 （入院日）	住院第 2 天 （手术准备日）	住院第 3~4 天 （手术日）
主要诊疗工作	□ 询问病史及体格检查 □ 完成病历书写 □ 开术前化验单、影像检查单、心电图检查单、会诊单（根据病情需要） □ 上级医师查房，初步确定手术方式和日期 □ 向患儿家属交代诊疗过程和住院事项	□ 上级医师查房，确认手术方案 □ 开术前医嘱、完成术前准备 □ 术前讨论（视情况而定） □ 完成必要的相关科室会诊 □ 签署手术知情同意书、自费用品协议书 □ 签署手术麻醉知情同意书 □ 向家属交代围手术期注意事项 □ 完成术前小结和上级医师查房记录	□ 完成手术 □ 开术后医嘱 □ 术者完成手术记录 □ 住院医师完成术后病程 □ 术者查房 □ 向患者/家属交代病情及术后注意事项
重点医嘱	长期医嘱： □ 外科二级护理 □ 饮食：普通饮食/半流质饮食/流质饮食/其他 临时医嘱： □ 血常规、尿常规、大便常规、血型、凝血功能 □ 肝功能、肾功能、感染性疾病筛查 □ 心电图（视情况而定） □ 正位 X 线胸片 □ 超声心动图（先天性心脏病患儿）	临时医嘱： □ 拟明日全身麻醉下行唇裂修复术 □ 术前 6 小时禁食、禁水 □ 口鼻腔清洁 □ 抗菌药物：术前 30 分钟	长期医嘱： □ 全身麻醉术后护理常规 □ 外科一级护理 □ 术后 6 小时流质饮食 临时医嘱： □ 心电监测 □ 持续/间断吸氧 □ 抗菌药物
主要护理工作	□ 介绍病房环境、设施及设备 □ 入院护理评估 □ 指导饮食及喂养方法 □ 执行入院后医嘱 □ 指导进行心电图、影像学检查等	□ 晨起静脉取血 □ 术前宣教及告知卫生知识 □ 嘱禁食、禁水时间 □ 口鼻腔清洁 □ 药敏试验 □ 护理记录	□ 术前更衣、遵医嘱给药 □ 观察术后病情变化 □ 观察创口出血情况 □ 给予术后饮食指导 □ 指导并协助术后活动 □ 护理记录
病情变异记录	□ 无 □ 有，原因： 1. 2.	□ 无 □ 有，原因： 1. 2.	□ 无 □ 有，原因： 1. 2.
护士签名			
医师签名			

时间	住院 4~5 天 （术后第 1 天）	住院 5~7 天 （术后第 2~3 天）	住院 8~10 天 （术后第 4~7 天，出院前日）
主要诊疗工作	□ 上级医师查房，观察病情 □ 住院医师常规病历记录 □ 询问进食量 □ 观察体温 □ 观察伤口渗出，伤口清洁	□ 上级医师查房，观察病情 □ 住院医师常规病历记录 □ 询问进食量 □ 观察体温 □ 观察伤口渗出，伤口清洁 □ 必要时复查血常规	□ 上级医师查房，评估手术效果和伤口愈合 □ 住院医师完成出院记录、病案首页、出院证明书等，向患者交代出院后的注意事项，如返院复诊的时间、地点，发生紧急情况时的处理等
重点医嘱	长期医嘱： □ 一级护理 □ 流质饮食 □ 陪住 1 人 □ 静脉输注或口服抗菌药物 □ 解热镇痛类（小儿） □ 创口换药	长期医嘱： □ 二级护理 □ 静脉输注或口服抗菌药物	临时医嘱： □ 拟明日全身麻醉下行唇裂修复术拆线 □ 明日出院（出院前 1 天）
主要护理工作	□ 观察病情变化 □ 观察创口出血情况 □ 观察进食情况并给予指导 □ 术后心理与生活护理 □ 护理记录	□ 观察病情变化 □ 观察饮食情况 □ 心理与生活护理 □ 护理记录	□ 指导办理出院手续 □ 指导伤口及进食护理 □ 指导复查时间及注意事项 □ 护理记录
病情变异记录	□ 无　□ 有，原因： 1. 2.	□ 无　□ 有，原因： 1. 2.	□ 无　□ 有，原因： 1. 2.
护士签名			
医师签名			

第十四节　腭裂临床路径释义

【医疗质量控制指标】

指标一、切口裂开（腭瘘）发生率。

指标二、切口感染率。

一、腭裂编码

疾病名称及编码：腭裂（ICD-10：Q35）

手术操作名称及编码：腭裂修复术（ICD-9-CM-3：27.62）

二、临床路径检索方法

Q35 伴 27.62

三、国家医疗保障疾病诊断相关分组（CHS-DRG）

MDCD　头颈、耳、鼻、口、咽疾病及功能障碍

DG3　唇、腭裂修补术

四、腭裂临床路径标准住院流程

（一）适用对象

第一诊断为腭裂（ICD-10：Q35）

行腭裂修复术（ICD-9-CM-3：27.62）。

> **释义**
>
> ■ 本路径适用对象为先天性腭裂患者，包括单侧腭裂、双侧腭裂、完全性腭裂、不完全性腭裂及腭隐裂。路径允许的手术方式主要包括改良兰氏法、二瓣法、三瓣法、四瓣法、反向双"Z"形瓣法、sommerlad 法及其改良腭裂整复术式等，软硬腭分阶段修复的腭裂修复术暂不能纳入本路径。

（二）诊断依据

根据《临床诊疗指南·口腔医学分册》（中华医学会编著，人民卫生出版社，2005 年）。

1. 腭部裂开，可为完全性裂，也可为不完全性裂；可为单侧裂，也可为双侧裂。

2. 有的为黏膜下裂（隐裂），腭部未见明显裂隙。

3. 完全性腭裂常伴有牙槽突裂及唇裂，牙列错乱。

4. 常伴有上颌骨发育不足，面中部凹陷畸形。

> **释义**
>
> ■ 腭裂诊断主要依据临床检查，能够直接观察到患者腭部组织的裂隙，可能累及黏膜、肌肉及骨骼。根据组织缺损的程度和部位的不同，可以分为软腭裂、不完全性腭裂、单侧完全性腭裂、双侧完全性腭裂及腭隐裂；也可以分为Ⅰ度腭裂、Ⅱ度腭裂和Ⅲ度腭裂，分别对应腭垂裂、软腭裂及软腭裂伴切牙孔之后的硬腭裂、软硬腭完全裂伴牙槽突裂。

　　■ 部分腭裂患者软硬腭黏膜未见明显裂隙，但在软腭中线处肌发育和连接不全，应诊断为腭隐裂。此类患者也会由于腭咽闭合不全而导致病理性语音的出现。

　　■ 完全性腭裂是指除了切牙孔之后的软硬腭组织完全裂开以外，切牙孔至一侧或两侧前牙区（侧切牙与尖牙之间）软硬组织也完全裂开，后者即为牙槽突裂，此类患者多伴有相应部位的唇裂。牙槽突裂本身即可导致牙列不齐，由于裂隙两侧牙弓前部缺乏应有的骨架支持而致牙齿错位萌出或埋伏阻生；另外在唇裂修复术后，患侧牙槽突向内塌陷，牙弓异常也是导致牙列畸形的原因之一。

　　■ 腭裂患者出现面中部发育不足可能来自于两方面原因，一是腭裂患者本身伴有上颌骨发育不足，双侧腭裂更加明显，畸形随生长发育而加重；二是腭裂手术对上颌骨发育的影响，手术年龄越小，手术创伤对上颌骨发育影响越大。

（三）治疗方案的选择

根据《临床技术操作规范·口腔医学分册》（中华医学会编著，人民军医出版社，2004 年），选择腭裂修复术，其适应证为：

1. 10 个月以上的患儿，血常规、X 线胸片等都在正常范围内。
2. 无严重先天性其他脏器的异常。
3. 无上呼吸道感染，腹泻及其他异常。
4. 口腔内无溃疡及黏膜糜烂。
5. 两侧扁桃体、增殖体无炎症。

释义

　　■ 关于腭裂患者一期腭裂修复手术的最佳时间争议较大。有学者主张 6 个月以上即可手术，这样可以减少对语音发育的影响；另有学者从手术安全性及手术本身对上颌骨发育的影响角度考虑，建议 5~6 岁再行手术。本路径将腭裂手术时机统一在 10 个月以上，是综合考虑的结果。

　　■ 一般腭裂术前需要检查血常规、尿常规、血型、肝功能、肾功能、凝血功能、常见病原体（包括乙型肝炎病毒、丙型肝炎病毒、艾滋病病毒及梅毒螺旋体等）及胸片和心电图，如果有心脏病史或体征，还应加做超声心动图。术前常规检查的主要目的是了解患者各重要脏器功能是否正常，能否承受全身麻醉手术带来的影响。

　　■ 先天性腭裂患者常会合并其他先天性疾病，如不同程度的先天性心脏病，一旦发现可疑症状应请专科医师进行系统评估。无须立即治疗且对麻醉及腭裂修复术无明显影响者方可纳入本路径。

　　■ 上呼吸道及消化道的健康状态对腭裂患者全身麻醉的安全性尤为重要，如果患者近期出现发热、咳嗽、流鼻涕等症状，说明患者上呼吸道处于非健康状态，经麻醉插管刺激后出现窒息等严重并发症的概率将大大增加，因此术前 2 周内曾出现发热及上呼吸道感染症状者应暂缓手术。腹泻会影响患儿的水、电解质平衡，也提示患儿可能存在消化道感染性疾病或是功能紊乱，对于患儿耐受手术的能力及手术后恢复和抗感染的能力都有影响，因此应避免在腹泻期间施行手术。

　　■ 口腔黏膜的溃疡及糜烂常提示局部组织处于炎症状态，不利于手术操作及伤口愈合，同时也会增加感染的可能，因此需待组织恢复正常后方可手术。准备接受腭裂修复术的患儿要特别注意两侧扁桃体及腺样体有无炎症及肿大，如肿大明显应请耳鼻喉科医师先行处理，以避免腭裂修复术后影响呼吸。一般不建议同期摘除肿大的扁桃体及腺样体。

（四）标准住院日≤9天

释义

■ 患者术前准备需要1~2个工作日，入院后第3~4个工作日手术，术后恢复期不超过5天，总住院时间不超过9个工作日均符合路径要求。

（五）进入路径标准

1. 第一诊断符合 ICD-10：Q35 腭裂疾病编码。
2. 患者同时具有其他疾病诊断，如在住院期间不需要特殊处理也不影响第一诊断的临床路径流程实施时，可以进入路径。

释义

■ 进入本路径的必要条件是符合 ICD-10：Q35 腭裂疾病编码。

■ 进入本路径还要求患者符合"治疗方案的选择"中所列的5条适应证。

（六）术前准备（术前评估）2~3天

1. 必须检查的项目
（1）血常规、尿常规、大便常规、血型。
（2）凝血功能。
（3）肝功能、肾功能。
（4）感染性疾病筛查（乙型肝炎、丙型肝炎、梅毒、艾滋病等）。
（5）X线胸片。
（6）心电图（视情况而定）。
2. 根据病情可选择
（1）超声心动图（心脏杂音/先天性心脏病）。
（2）头颅定位侧位片、头颅CT（必要时）。
（3）有条件、能够配合的患儿可开展鼻咽纤维镜和/或鼻流计等腭咽功能及语言功能检查。

释义

■ 必查项目是确保手术治疗安全、有效开展的基础，在术前必须完成。相关人员应认真分析检查结果，以便及时发现异常情况并采取对应处理。腭裂修复术较唇裂整复术操作复杂，创伤较大，风险较高，因此必须重视术前检查和术前准备工作。

> ■ 先天性腭裂经常会合并不同程度的全身其他系统先天异常，如先天性心脏病，一旦发现可疑症状、体征及病史，应选择检查超声心动图，以便进一步评估心脏功能和结构异常，判断手术及麻醉风险。腭裂修复术的主要目的是恢复腭部解剖形态，恢复腭咽部正常的结构及功能，因此对于年龄较大、能配合检查的患者，可以拍摄头颅定位侧位片以评价软腭的形态及功能；头颅 CT 可以同时评价软硬组织的畸形程度，视需要可以采用。鼻咽纤维内镜和/或鼻流计是帮助判断腭咽闭合功能及语音功能的客观检查方法，术前使用对于评价畸形程度、设计手术方案、预期手术效果有很大帮助，对于能够配合检查的患者可以选择使用。

(七) 预防性抗菌药物选择与使用时机

1. 抗菌药物：按照《抗菌药物临床应用指导原则（2015 年版）》（国卫办医发〔2015〕43 号）执行。

2. 选用青霉素类或其他类抗菌药物，预防性用药时间为术前 30 分钟。

> **释义**
>
> ■ 腭裂修复术切口属于Ⅱ类切口，手术可能导致细菌感染，因此需要按照要求预防性使用抗菌药物，但由于口腔颌面部组织抗感染能力较强，一般选择使用青霉素类抗菌药物即可，如有过敏，也可相应选择其他种类抗菌药物。

(八) 手术日为入院第 3~4 天

1. 麻醉方式：气管内插管全身麻醉。

2. 手术内固定物：无。

3. 术中用药：麻醉常规用药、术后镇痛泵的应用。

4. 输血：视术中情况定。

> **释义**
>
> ■ 本临床路径要求腭裂修复术选择气管内插管的全身麻醉方式。
>
> ■ 腭裂手术出血相对较多，必要时可以予以输血。

(九) 术后住院恢复 2~5 天

1. 根据当时患者情况而定复查的检查项目。

2. 术后用药：抗菌药物选青霉素类或其他类抗菌药物，用药时间 2~5 天。

3. 必要时使用止血药及激素类药。

> **释义**
>
> ■ 腭裂修复术患者术后一般住院恢复 2~5 天，术后预防性使用抗菌药物，时间不超过 24 小时；如果术后伤口渗血较多，可以给予注射用尖吻蝮蛇血凝酶等止血药物。另外为了避免术后咽部肿胀影响呼吸，可以适当使用激素类药物。

（十）出院标准

1. 伤口愈合良好。
2. 没有需要住院处理的并发症和/或合并症。

> **释义**
>
> ■ 腭裂患者术后一般观察 2~5 天，出院前应确认腭部伤口愈合良好，无明显裂开及感染迹象，松弛切口不再渗血。如术中采用可吸收线缝合，则术后无需拆线。

（十一）变异及原因分析

1. 有影响手术的综合征疾病，需要进行相关的检查、诊断和治疗，必要时需要行 CT、MRI 和超声心动图等检查。
2. 上颌骨段移位严重的腭裂必要时需要正畸辅助复位移位的骨段、缩小裂隙。
3. 裂隙过宽的单、双侧腭裂可能需要犁骨黏骨膜瓣来关闭腭裂的鼻腔侧裂隙。
4. 软腭过短、腭咽闭合功能差的腭裂必要时需要同时行咽成形术以改善发音。

> **释义**
>
> ■ 腭裂患者合并的一些综合征通常在入院完成术前常规检查后才能够确诊，必要时还要行 CT、MRI 及超声心动图等检查，对于这部分患者应该根据这些综合征是否影响到手术治疗来确认是否要终止路径。对于上颌骨段移位严重导致腭部裂隙过宽，有必要进行术前正畸辅助治疗或分期手术的患者，应终止路径或在完成术前处理后重新纳入本路径。
>
> ■ 对于裂隙过宽的单侧、双侧腭裂可能需要犁骨黏骨膜瓣来关闭腭裂的鼻腔侧裂隙；对于软腭过短、腭咽闭合功能差的腭裂必要时需同时行咽成形术以改善发音。上述这些患者由于手术的复杂性增加、创伤增大、时间延长，可能会导致术后用药增加、恢复期延长，属于微小变异。术后伤口感染、裂开或穿孔，可能需要适当延长术后恢复时间，增加术后用药，无须立即再次进行手术，也应属于微小变异。
>
> ■ 术后伤口出现大量出血，必须立即二次手术止血者，麻醉插管拔除后出现窒息，必须立即开放气道进行抢救者，以及术后出现肺部等重要脏器严重感染者，应属于重大变异，均应终止路径。因患者方面的主观原因导致执行路径出现变异，也需要医师在表单中予以说明。
>
> ■ 低龄患儿可能在入院后出现病情变化，例如新出现流涕、喷嚏等上呼吸道感染症状；或者个别检验指标明显超出正常范围，需要复查、暂缓观察或者请相关专科医师会诊。

五、腭裂临床路径治疗方案

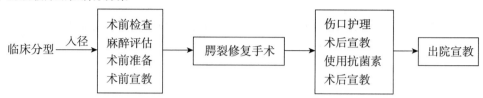

六、腭裂患者护理规范

1. 术前

（1）健康宣教。

（2）心理疏导及支持。

（3）口腔卫生护理，保持口腔清洁，必要时漱口水含漱。

（4）口鼻腔清洁。

2. 术后

（1）观察生命体征。

（2）密切观察腭部渗血、伤口肿胀及吞咽情况。

（3）管理气道：出现口底肿胀或舌后坠时，及时评估患者呼吸，必要时遵医嘱给予氧疗、口咽通气道及床旁备气切包和喉镜。

（4）指导饮食：术后温凉流质饮食，2 周流质饮食后 2 周半流质饮食，1 个月逐渐过度到普通饮食。建议用腭裂专用奶瓶喂食

七、腭裂患者营养治疗规范

1. 腭裂患儿术后温凉流质饮食。

2. 结合患儿情况，选择正确的喂养方式，以保证进食量及营养需求。

3. 术后短期进食少者，可适量补液治疗。

八、腭裂患者健康宣教

1. 唇腭裂专用奶瓶喂养 1 个月。

2. 保持伤口清洁，进食后多喝水冲净腭部伤口。

3. 防止患儿吸吮手指或将玩具放入口内，以免伤口裂开。

4. 遵医嘱复查，不适随诊。

九、推荐表单

（一）医师表单

腭裂临床路径医师表单

适用对象：第一诊断为腭裂（ICD-10：Q35）
行腭裂修复术（ICD-9-CM-3：27.62）

患者姓名：	性别：　年龄：　门诊号：	住院号：
住院日期：　　　年　月　日	出院日期：　　　年　月　日	标准住院日：≤9 天

时间	住院第 1 天 （入院日）	住院第 2 天 （手术准备日）	住院第 3~4 天 （手术日）
主要诊疗工作	□ 询问病史及体格检查 □ 完成病历书写 □ 开术前化验单、影像检查单、心电图检查单、会诊单（根据病情需要） □ 上级医师查房，初步确定手术方式和日期 □ 向患儿家属交代诊疗过程和住院事项	□ 上级医师查房，确认手术方案 □ 开术前医嘱、完成术前准备 □ 术前讨论（视情况而定） □ 完成必要的相关科室会诊 □ 签署手术知情同意书、自费用品协议书 □ 签署手术麻醉知情同意书 □ 向家属交代围手术期注意事项 □ 完成术前小结和上级医师查房记录	□ 完成手术 □ 开术后医嘱 □ 术者完成手术记录 □ 住院医师完成术后病程 □ 术者查房 □ 向患者或家属交代病情及术后注意事项
重点医嘱	**长期医嘱：** □ 二级护理 □ 饮食：普通饮食/半流质饮食/流质饮食/其他 **临时医嘱：** □ 血常规、尿常规、大便常规、血型、凝血功能、肝功能、肾功能、感染性疾病筛查 □ 心电图（视情况而定） □ 超声心动图（先天性心脏病患儿） □ 正位 X 线胸片 □ 头颈部 CT（下颌明显后缩或睡眠时打鼾的患儿）	**临时医嘱：** □ 拟明日全身麻醉下行腭裂修复术 □ 术前 6 小时禁食、禁水 □ 口鼻腔清洁 □ 药敏试验 □ 抗菌药物：术前 30 分钟	**长期医嘱：** □ 全身麻醉术后护理常规 □ 一级护理 □ 术后 6 小时流质饮食 **临时医嘱：** □ 心电监测 □ 持续或间断吸氧 □ 抗菌药物
病情变异记录	□ 无　□ 有，原因： 1. 2.	□ 无　□ 有，原因： 1. 2.	□ 无　□ 有，原因： 1. 2.
医师签名			

时间	住院第 4~5 天 （术后第 1 天）	住院第 5~7 天 （术后第 2~3 天，出院前日）	住院第 8~9 天 （术后第 3~4 天，出院日）
主要诊疗工作	□ 上级医师查房，观察病情 □ 住院医师常规病历记录 □ 询问进食量 □ 观察体温 □ 观察伤口情况	□ 上级医师查房，观察病情 □ 住院医师常规病历记录 □ 询问进食量 □ 观察体温 □ 观察伤口情况 □ 必要时复查血常规	□ 上级医师查房，评估手术效果和伤口愈合 □ 住院医师完成出院记录、病案首页、出院证明书等，向患者交代出院后的注意事项，如返院复诊的时间、地点，发生紧急情况时的处理等
重点医嘱	长期医嘱： □ 二级护理 □ 流质饮食 □ 陪住 1 人 □ 口服抗菌药物 □ 创口换药 临时医嘱： □ 必要时使用止血药及激素类药物 □ 根据患儿进食量补液 □ 解热镇痛药（小儿）	长期医嘱： □ 二级护理（更改护理级别） □ 明日出院（出院前 1 日） □ 出院带药 临时医嘱： □ 必要时复查血常规	临时医嘱： □ 出院带药 □ 今日出院
病情变异记录	□ 无 □ 有，原因： 1. 2.	□ 无 □ 有，原因： 1. 2.	□ 无 □ 有，原因： 1. 2.
医师签名			

（二）护士表单

腭裂临床路径护士表单

适用对象：第一诊断为腭裂（ICD-10：Q35）

行腭裂修复术（ICD-9-CM-3：27.62）

患者姓名：		性别： 年龄： 门诊号：		住院号：
住院日期： 年 月 日		出院日期： 年 月 日		标准住院日：≤9天

时间	住院第1天	住院第2天	住院第3~4天 （手术日）
健康宣教	□ 入院宣教：介绍主管医师、护士，介绍环境、设施，介绍住院注意事项	□ 术前宣教：疾病知识、术前准备及手术过程 □ 告知准备物品、沐浴 □ 告知术后饮食、活动及探视注意事项 □ 主管护士与患者沟通，了解并指导心理应对	□ 告知家属等候区位置 □ 术后当日宣教：告知饮食、体位要求，告知术后可能出现情况的应对方式 □ 给予患者及家属心理支持 □ 再次明确探视陪伴须知
护理处理	□ 核对患者，佩戴腕带 □ 建立入院护理病历 □ 卫生处置：剪指（趾）甲、沐浴、更换病号服	□ 协助医师完成术前检查化验 □ 术前准备：术前禁食、禁水，口鼻腔清洁，药敏试验	□ 术晨漱口 □ 送手术：摘除患者各种活动物品，核对患者资料及带药，填写手术交接单，签字确认 □ 接手术：核对患者及资料，签字确认
基础护理	□ 二级护理 □ 晨晚间护理 □ 患者安全管理	□ 二级护理 □ 晨晚间护理 □ 患者安全管理	□ 一级护理 □ 晨晚间护理 □ 患者安全管理 □ 遵医嘱吸氧及监护治疗 □ 协助及指导进食
专科护理	□ 护理查体 □ 需要时，填写跌倒及压疮防范表 □ 需要时，请家属陪伴 □ 指导饮食及喂养方法 □ 心理护理	□ 遵医嘱完成相关检查 □ 心理护理	□ 病情观察，观察伤口情况 □ 书写护理记录 □ 遵医嘱予抗感染治疗 □ 心理护理
重点医嘱	□ 详见医嘱执行单	□ 详见医嘱执行单	□ 详见医嘱执行单
病情变异记录	□ 无 □ 有，原因： 1. 2.	□ 无 □ 有，原因： 1. 2.	□ 无 □ 有，原因： 1. 2.
护士签名			

时间	住院第 4~5 天 （术后第 1 天）	住院第 5~7 天 （术后第 2~3 天）	住院第 8~9 天 （术后第 4 天，出院日）
健康宣教	□ 术后宣教：药物作用及频率， 　饮食、活动指导 □ 复查患者对宣教内容的掌握 　程度 □ 告知疾病恢复期注意事项	□ 术后宣教 □ 饮食指导 □ 告知疾病恢复期注意事项	□ 出院宣教：复查时间，服 　药方法，活动休息，饮食 □ 指导办理出院手续
护理处置	□ 遵医嘱完成相关治疗	□ 遵医嘱完成相关治疗	□ 办理出院手续 □ 书写出院记录
基础护理	□ 二级护理 □ 晨晚间护理 □ 协助或指导进食 □ 患者安全管理	□ 二级护理 □ 晨晚间护理 □ 协助或指导进食 □ 患者安全管理	□ 二级护理 □ 晨晚间护理 □ 协助及指导进食 □ 患者安全管理
专科护理	□ 病情观察，写护理记录 □ 遵医嘱抗感染治疗 □ 需要时，联系主管医师给予 　相关治疗及用药 □ 心理护理	□ 病情观察 □ 遵医嘱抗感染治疗 □ 需要时，联系主管医师给予 　相关治疗及用药 □ 心理护理	□ 病情观察，写出院记录 □ 心理护理
重点医嘱	□ 详见医嘱执行单	□ 详见医嘱执行单	□ 详见医嘱执行单
病情变异记录	□ 无　□ 有，原因： 1. 2.	□ 无　□ 有，原因： 1. 2.	□ 无　□ 有，原因： 1. 2.
护士签名			

（三）患者表单

腭裂临床路径患者表单

适用对象：第一诊断为腭裂（ICD-10：Q35）
行腭裂修复术（ICD-9-CM-3：27.62）

患者姓名：	性别： 年龄： 门诊号：	住院号：
住院日期： 年 月 日	出院日期： 年 月 日	标准住院日：≤9 天

时间	入院日	手术前	手术日
医患配合	□ 配合询问病史、收集资料，请务必详细告知既往史、用药史、过敏史 □ 如服用抗凝药，请明确告知 □ 配合进行体格检查 □ 有任何不适请告知医师	□ 配合完善术前相关检查、化验，如采血、留尿、心电图、X线胸片等 □ 医师向患者及家属介绍病情并进行手术谈话、术前签字 □ 麻醉医师与患者进行术前访视	□ 接受手术治疗 □ 如术后需要，配合监护及检查、治疗 □ 交流手术情况及术后注意事项 □ 有任何不适请告知医师
护患配合	□ 配合测量体温、脉搏、呼吸、血压、体重 □ 配合完成入院护理评估（简单询问病史、过敏史、用药史） □ 接受入院宣教（环境介绍、病室规定、订餐制度、贵重物品保管等） □ 有任何不适请告知护士	□ 配合测量体温、脉搏、呼吸 □ 接受术前宣教 □ 接受术前准备 □ 准备好必要用物	□ 清晨测量体温、脉搏、呼吸 □ 术晨剃须、漱口 □ 取下义齿、饰品等，贵重物品交家属保管 □ 送手术室前，协助完成核对，带齐影像资料，脱去衣物，上手术车 □ 返回病房后，协助完成核对，配合过病床 □ 配合输液治疗 □ 需要时配合术后吸氧，监护仪监测 □ 有任何不适请告知护士
饮食	□ 正常饮食	□ 术前6小时禁食、禁水	□ 术前禁食、禁水 □ 术后4小时进白开水 □ 术后6小时，无恶心不适，可进冷流质饮食
排泄	□ 正常排尿便	□ 正常排尿便	□ 正常排尿便
活动	□ 正常活动	□ 正常活动	□ 术后4小时内去枕平卧，可床上翻身 □ 术后4小时可垫枕，可半坐位，床上活动 □ 小儿4小时尽量平抱 □ 小儿4小时可竖抱 □ 术后6小时无不适，可下地活动，注意安全

时间	手术后	出院日
医患配合	□ 配合术后检查 □ 配合术后治疗 □ 配合术后换药	□ 接受出院前指导 □ 知道复查程序 □ 获取出院诊断书
重点医嘱	□ 配合定时测量生命体征，每日询问排便情况 □ 接受输液、服药等治疗 □ 接受饮食宣教 □ 接受用药及治疗宣教 □ 注意活动安全，避免坠床或跌倒 □ 配合执行探视及陪伴制度	□ 接受出院宣教 □ 办理出院手续 □ 获取出院携带药品 □ 知道药品的服用方法、作用、注意事项 □ 知道复印病历的方法
饮食	□ 由冷流质饮食逐渐过度到正常饮食，禁辛辣刺激性饮食	□ 软食，禁辛辣刺激性饮食
排泄	□ 正常排尿便 □ 避免便秘	□ 正常排尿便 □ 避免便秘
活动	□ 病房内活动，避免剧烈活动	□ 病房内活动，避免剧烈活动

附：原表单（2016 年版）

腭裂临床路径表单

适用对象：第一诊断为腭裂（ICD-10：Q35）
行腭裂修复术（ICD-9-CM-3：27.62）

| 患者姓名： | 性别： | 年龄： | 门诊号： | 住院号： |

| 住院日期：　　年　月　日 | 出院日期：　　年　月　日 | 标准住院日：≤9 天 |

时间	住院第 1 天 （入院日）	住院第 2 天 （手术准备日）	住院第 3~4 天 （手术日）
主要诊疗工作	□ 询问病史及体格检查 □ 完成病历书写 □ 开术前化验单、影像检查单、心电图检查单、会诊单（根据病情需要） □ 上级医师查房，初步确定手术方式和日期 □ 向患儿家属交代诊疗过程和住院事项	□ 上级医师查房，确认手术方案 □ 开术前医嘱、完成术前准备 □ 术前讨论（视情况而定） □ 完成必要的相关科室会诊 □ 签署手术知情同意书、自费用品协议书 □ 签署手术麻醉知情同意书 □ 向家属交代围手术期注意事项 □ 完成术前小结和上级医师查房记录	□ 完成手术 □ 开术后医嘱 □ 术者完成手术记录 □ 住院医师完成术后病程 □ 术者查房 □ 向患者或家属交代病情及术后注意事项
重点医嘱	**长期医嘱：** □ 外科二级护理 □ 饮食：普通饮食/半流质饮食/流质饮食/其他 **临时医嘱：** □ 血常规、尿常规、大便常规、血型、凝血功能、肝功能、肾功能、感染性疾病筛查 □ 心电图（视情况而定） □ 超声心动图（先天性心脏病患儿） □ 正位胸片 □ 头颈部 CT（下颌明显后缩或睡眠时打鼾患儿）	**临时医嘱：** □ 拟明日全身麻醉下行腭裂修复术 □ 术前 6 小时禁食、禁水 □ 口鼻腔清洁 □ 抗菌药物：术前 30 分钟	**长期医嘱：** □ 全身麻醉术后护理常规 □ 外科一级护理 □ 术后 6 小时流质饮食 **临时医嘱：** □ 心电监测 □ 持续或间断吸氧 □ 抗菌药物
主要护理工作	□ 介绍病房环境、设施及设备 □ 入院护理评估 □ 指导饮食及喂养方法 □ 执行入院后医嘱 □ 指导进行心电图、影像学检查等 □ 护理记录	□ 晨起静脉取血 □ 卫生知识及手术知识宣教 □ 嘱禁食、禁水时间 □ 口鼻腔清洁 □ 药敏试验 □ 护理记录	□ 术前更衣、遵医嘱给药 □ 观察术后病情变化 □ 观察创口出血情况 □ 给予术后饮食指导 □ 指导并协助术后活动 □ 护理记录
病情变异记录	□ 无　□ 有，原因： 1. 2.	□ 无　□ 有，原因： 1. 2.	□ 无　□ 有，原因： 1. 2.
护士签名			
医师签名			

时间	住院第 4~5 天 术后第 1 天	住院第 5~7 天 （术后第 2~3 天，出院前日）	住院第 8~9 天 （术后第 3~4 天，出院日）
主要诊疗工作	□ 上级医师查房，观察病情 □ 住院医师常规病历记录 □ 询问进食量 □ 观察体温 □ 观察伤口情况	□ 上级医师查房，观察病情 □ 住院医师常规病历记录 □ 询问进食量 □ 观察体温 □ 观察伤口情况 □ 必要时复查血常规	□ 上级医师查房，评估手术效果和伤口愈合 □ 住院医师完成出院记录、病案首页、出院证明书等，向患者交代出院后的注意事项，如返院复诊的时间、地点，发生紧急情况时的处理等
重点医嘱	**长期医嘱：** □ 一级护理 □ 流质饮食 □ 陪住 1 人 □ 静脉输注或口服抗菌药物 □ 解热镇痛类（小儿） □ 创口换药 **临时医嘱：** □ 必要时使用止血药及激素类药 □ 根据患儿进食量补液	**长期医嘱：** □ 二级护理（更改护理级别） □ 明日出院（出院前 1 日） □ 出院带药	
主要护理工作	□ 观察病情变化 □ 观察创口出血情况 □ 观察进食情况并给予指导 □ 术后心理与生活护理 □ 护理记录	□ 观察病情变化及饮食情况 □ 心理与生活护理 □ 护理记录	□ 指导办理出院手续 □ 指导伤口及进食护理 □ 指导复查时间及注意事项 □ 护理记录
病情变异记录	□ 无 □ 有，原因： 1. 2.	□ 无 □ 有，原因： 1. 2.	□ 无 □ 有，原因： 1. 2.
护士签名			
医师签名			

第二章

口腔内科学临床路径释义

第一节　单纯疱疹临床路径释义

【医疗质量控制指标】

指标一、病损愈合率。

一、单纯疱疹编码

1. 原编码

疾病名称及编码：单纯疱疹（不伴有并发症）（ICD-10：B00.902）

2. 修改编码

疾病名称及编码：单纯疱疹（ICD-10：B00.0，B00.1，B00.2，B00.9）

二、临床路径检索方法

B00.0/B00.1/B00.2/B00.9

三、国家医疗保障疾病诊断相关分组（CHS-DRG）

1. B00.902 单纯疱疹

MDCS　感染及寄生虫病（全身性或不明确部位的）

SU1　病毒性疾患

2. B00.101 唇单纯疱疹、B00.102 面单纯疱疹

MDCJ　皮肤、皮下组织及乳腺疾病及功能障碍

JU1　感染性皮肤病

3. B00.200x001 口腔疱疹

MDCD　头颈、耳、鼻、口、咽疾病及功能障碍

DW1　口腔、牙齿有关疾患

四、单纯疱疹临床路径标准门诊流程

（一）适用对象

第一诊断为单纯疱疹（不伴有并发症）（ICD-10：B0020.0，B00.1，B00.2，B00.9）行药物治疗为主的综合治疗。

> **释义**
>
> ■ 单纯疱疹（herpes simplex）是单纯疱疹病毒（herpes simplex virus I，HSV-I）所致的皮肤黏膜疾病。临床上以出现成簇密集性小水疱为特征，有自限性，可复发。

（二）诊断依据

根据《临床诊疗指南·口腔医学分册（2016 修订版）》（中华口腔医学会编著，人民卫生出版社，2016 年），《临床技术操作规范·口腔医学分册（2017 修订版）》（中华口腔医学会编著，人民卫生出版社，2017 年），《口腔黏膜病学》（陈谦明主编，人民卫生出版社，2012 年，第 4 版）。

1. 各年龄均可发病，原发性单纯疱疹多见于 6 个月~2 岁婴幼儿，复发性单纯疱疹可见于各年龄组。

2. 可有单纯疱疹患者接触史，可有低热、头痛、咽喉肿痛、颌下淋巴结肿大等前驱症状与体征。

3. 口腔黏膜任何部位及口周皮肤可出现成簇小水疱、糜烂与血痂等。

4. 血常规检查白细胞计数一般无异常。

5. 必要时可根据病损组织脱落细胞光镜检查、病原体检测或分离培养、血清抗体检测等辅助诊断。

6. 病程 7~14 天，可复发。

> **释义**
>
> ■ 上述诊断依据主要为临床表现。
>
> ■ 血常规检查有助于了解全身状况及有无继发感染。
>
> ■ 病毒学检查只用于最终确诊。

（三）治疗方案的选择

根据《临床技术操作规范·口腔医学分册（2017 修订版）》（中华口腔医学会编著，人民卫生出版社，2017 年），《口腔黏膜病学》（陈谦明主编，人民卫生出版社，2012 年，第 4 版）。

经临床和/或必要检查符合上述诊断依据，患者本人要求并自愿接受治疗，无药物治疗的禁忌证。

1. 局部治疗。

2. 全身治疗。

> **释义**
>
> ■ 局部治疗：包括防止继发感染、减少疼痛及促进损害愈合，可选用阿昔洛韦软膏涂布唇部及皮肤病损、0.1%依沙吖啶漱口液、复方氯己定含漱液、锡类散、养阴生肌散、西瓜霜粉剂等。继发感染时可以使用金霉素软膏。
>
> ■ 全身治疗：抗病毒治疗可以选用阿昔洛韦、伐昔洛韦、泛昔洛韦等抗病毒药；症状重者卧床休息、保持电解质平衡，补充维生素，发热者可酌情使用退热药，继发感染者使用抗菌药物。还可采用中成药或辨证论治加以治疗。
>
> ■ 支持治疗：包括保持电解质平衡，补充维生素，重症者卧床休息等。

（四）进入路径标准

1. 第一诊断必须符合 ICD-10：B00.0，B00.1，B00.2，B00.9 单纯疱疹（不伴有并发症）

疾病编码。

2. 若患者同时具有其他疾病诊断，但在门诊治疗期间不需要特殊处理也不影响第一诊断的临床路径流程实施，可以进入路径。

> **释义**
>
> ■ 若患者同时具有其他疾病影响且第一诊断的临床路径流程实施，不适合进入本路径。
>
> ■ 严重免疫缺陷患者或全身广泛播散者，不适合进入本路径。

（五）首诊

1. 必需询问的病史：包括单纯疱疹患者接触史、发热史、口腔黏膜病损史、皮肤病损史、本次发病后的就诊、感冒史和治疗情况等。

2. 必需的临床检查：包括口腔黏膜病损和皮肤病损的检查。

3. 根据患者病情选择的临床检查项目：包括口腔黏膜以外的口腔科临床检查。

4. 必需的检查项目：血常规。

5. 根据患者病情选择的项目

（1）脱落细胞学检查。

（2）血清抗体检查。

（3）病原体检测或分离培养。

（4）其他相关的检查。

> **释义**
>
> ■ 一般根据临床表现即可诊断。血常规检查有助于了解全身状况及有无继发感染，病毒学检查只适用于最终诊断。
>
> ■ 疱疹涂片：可选取疱疹的基底物直接涂片，巴氏染色或直接免疫荧光检查，可见病毒损伤的细胞如气球样变性、水肿，以及多核巨细胞、核内包涵体等。
>
> ■ 单纯疱疹病毒分离培养：近年来采用在兔肾细胞、人羊膜及鸡胚母细胞上接种分离培养的方法。
>
> ■ 免疫学检查：采用免疫印迹或放射免疫沉淀的方法检测 HSV 多糖蛋白的特异性抗原。感染晚期出现 IgG 抗体，有诊断意义。
>
> ■ 光镜及电镜检查：组织病理学表现为上皮细胞发生气球样变和网状液化而在上皮内形成疱，上皮内储存液体形成上皮内疱，基底可见多核巨细胞。电镜发现病毒颗粒。

（六）药物的选择与治疗时机

1. 局部治疗

（1）抗病毒药物。

（2）抗炎防腐类药物。

（3）镇痛药物。

（4）促进愈合药物。

（5）物理治疗。

2. 全身治疗

（1）抗病毒治疗。

（2）全身支持治疗。

（3）免疫增强治疗。

（4）必要时使用抗菌药物，应当按照《抗菌药物临床应用指导原则（2015版）》（国卫办医发〔2015〕43号）执行，根据创面细菌培养及药敏结果及时调整用药。

3. 中医中药治疗。

4. 口腔卫生宣教。

> **释义**
>
> ■原发性单纯疱疹往往全身症状较重，在疾病最初96小时内，可以口服抗病毒。超过96小时后以对症支持治疗为主；复发性单纯疱疹往往全身症状轻，仅需局部用药即可。

（七）疗效标准

1. 治愈：病损完全消失，黏膜恢复正常。

2. 好转：水疱消失，糜烂缩小。

3. 未愈：病损无改变，症状体征无好转。

> **释义**
>
> ■由主治医师进行评估。

（八）预防和预后

1. 本病具有传染性。

2. 要提高全身抵抗力以预防本病复发。

3. 极少数播散性感染可致疱疹性脑膜炎。

> **释义**
>
> ■单纯疱疹通常预后良好，但严重免疫缺陷患者可发生致命的波及全身的单纯疱疹病毒感染。
>
> ■原发感染可通过直接接触单纯疱疹患者的皮肤、黏膜病损而感染，单纯疱疹活动期感染者及无症状病毒携带者的唾液、粪便中都有病毒存在，因此应避免接触，特别是儿童。
>
> ■全身免疫力下降、紫外线照射等原因可诱发体内潜伏的HSV被激活，因此应避免复发的诱因。

（九）变异原因及分析

1. 伴有其他细菌感染或特殊感染的患者。

2. 伴有全身系统性疾病的患者。

3. 治疗前后或过程中出现并发症者。

4. 出现变异情况必要时需要进行相关的检查（血液检查、唾液检查、免疫功能检查、内分泌功能检查、特殊感染检查、X 线检查、口腔局部涂片或活体组织检查、全身其他系统检查等）、诊断和治疗，以及相关学科会诊。

释义

■ 微小变异：因医院检查项目的及时性，未完成检查，出现并发症，不能按照常规治疗方案治疗者。

■ 严重变异：因基础疾病需要进一步诊断和治疗；因各种原因需要进一步检查。

五、单纯疱疹临床路径治疗方案

1. 详细询问病史，判断发病时间。

2. 如果存在高热，同时发病时间小于 96 小时，建议口服抗病毒药物，比如阿昔洛韦片等。

3. 如果超过 96 小时，或全身症状轻微，建议对症治疗。局部预防继发感染，缓解疼痛。

4. 对于复发性疱疹性口炎建议以局部对症治疗为主。比如使用漱口水，镇痛药，唇部病损建议局部保湿。

六、单纯疱疹患者护理规范

以保持口腔卫生，抗炎，缓解疼痛及帮助进食。

1. 每日清洁护理口腔 2~3 次。使用抗菌和/或抗炎溶液清洁冲洗口腔，对创面涂擦抗炎及镇痛药物。

2. 温凉软及清淡饮食。

3. 唇部病损除可以使用保湿剂保湿。

七、单纯疱疹患者营养治疗规范

应以味道清淡饮食为主，避免味道浓烈刺激食物。减少尖锐硬脆食物，以减少对黏膜创伤的概率。

八、单纯疱疹患者健康宣教

1. 单纯疱疹病毒不会被身体清除，会在下次局部或全身抵抗力下降时再次发作。

2. 尽量避免诱因，比如生活规律，睡眠充足，避免创伤、紫外线暴晒、温度过高食物等。

3. 在唇疱疹前驱期可以使用阿昔洛韦乳膏，可以有效避免一次病毒的发作。

九、推荐表单

（一）医师表单

单纯疱疹临床路径医师表单

适用对象：第一诊断为单纯疱疹（ICD-10：B00.902，B00.101，B00.102，B00.200x001）

患者姓名：		性别： 年龄： 门诊号：
初诊日期： 年 月 日		复诊日期： 年 月 日

时间	首诊	复诊
主要诊疗工作	□ 询问病史及体格检查 □ 完成门诊病历 □ 完成初步的病情评估和治疗方案 □ 向患者及其家属交代注意事项	□ 根据实验室检查的结果，完成病情评估并完善治疗计划 □ 记录治疗后病情变化 □ 必要时请相关科室会诊
重点医嘱	**化验检查：** □ 血常规 □ 脱落细胞光镜检查（必要时） □ 病原体培养（必要时） □ 免疫功能检查（必要时） □ 其他相关疾病检查（必要时） **局部治疗：** □ 抗炎药物 □ 镇痛药物 □ 促进愈合药物 □ 物理治疗 **全身治疗：** □ 全身抗病毒治疗 □ 支持疗法 □ 中药治疗 □ 增强机体免疫力 **医嘱：** □ 疾病预防和注意事项宣教	**长期医嘱：** □ 全身抗病毒治疗 □ 免疫增强剂（必要时） □ 中药治疗（必要时） □ 局部治疗 □ 复查（必要时） □ 疾病预防和注意事项宣教 **各类检查**（必要时）： □ 血液检查 □ 唾液检查 □ 免疫功能检查 □ 内分泌功能检查 □ 特殊感染检查 □ 涂片或组织活检 □ X线检查 □ 全身其他系统检查 **临时医嘱：** □ 相关科室会诊（必要时）
病情变异记录	□ 无 □ 有，原因： 1. 2.	□ 无 □ 有，原因： 1. 2.
医师签名		

（二）护士表单

单纯疱疹临床路径护士表单

适用对象：第一诊断为单纯疱疹（ICD-10：B00.902，B00.101，B00.102，B00.200x001）

患者姓名：	性别： 年龄： 门诊号：
初诊日期： 年 月 日	复诊日期： 年 月 日

时间	首诊	复诊
健康宣教	□ 保持口腔卫生 □ 避免味道浓烈刺激食物	□ 保持口腔卫生 □ 避免诱因
护理处置	□ 遵医嘱完成相关治疗	□ 遵医嘱完成相关治疗
基础护理	□ 三级护理	□ 三级护理
专科护理	□ 护理查体 □ 口腔清洁及上药 □ 指导饮食 □ 心理护理	□ 指导口腔清洁 □ 避免诱因
重点医嘱	□ 详见医嘱执行单	□ 详见医嘱执行单
病情变异记录	□ 无 □ 有，原因： 1. 2.	□ 无 □ 有，原因： 1. 2.
护士签名		

（三）患者表单

单纯疱疹临床路径患者表单

适用对象：第一诊断为单纯疱疹（ICD-10：B00.902，B00.101，B00.102，B00.200x001）

患者姓名：	性别： 年龄： 门诊号：
初诊日期： 年 月 日	复诊日期： 年 月 日

时间	首诊	复诊
医患配合	□ 配合询问病史、收集资料，请务必详细告知既往史、用药史、过敏史 □ 配合进行体格检查 □ 有任何不适请告知医师	□ 配合进行各项化验检查 □ 有任何不适请告知医师
护患配合	□ 配合测量体温、脉搏、呼吸、血压、体重 □ 配合完成护理评估 □ 有任何不适请告知护士	□ 接受健康宣教 □ 配合完成平日护理 □ 自觉维护口腔卫生
饮食	□ 清淡普通饮食	□ 清淡普通饮食
排泄	□ 正常排尿便	□ 正常排尿便
活动	□ 正常活动	□ 正常活动

附：原表单（2019 年版）

单纯疱疹临床路径表单

适用对象：第一诊断为单纯疱疹（ICD-10：B00.0，B00.1，B00.2，B00.9）

患者姓名：	性别： 年龄： 门诊号：
初诊日期： 年 月 日	复诊日期： 年 月 日

时间	首诊	复诊
主要诊疗工作	□ 询问病史及体格检查 □ 完成门诊病历 □ 完成初步的病情评估和治疗方案 □ 向患者及其家属交代注意事项	□ 根据实验室检查的结果，完成病情评估并完善治疗计划 □ 记录治疗后病情变化 □ 必要时请相关科室会诊
重点医嘱	□ 实验室检查 □ 血常规 □ 脱落细胞光镜检查（必要时） □ 病原体培养（必要时） □ 免疫功能检查（必要时） □ 其他相关疾病检查（必要时） □ 局部治疗 □ 抗炎药物 □ 镇痛药物 □ 促进愈合药物 □ 物理治疗 □ 全身治疗 □ 全身抗病毒治疗 □ 支持疗法 □ 中药治疗 □ 增强机体免疫力 **医嘱：** □ 疾病预防和注意事项宣教	**长期医嘱：** □ 全身抗病毒治疗 □ 免疫增强剂（必要时） □ 中药治疗（必要时） □ 局部治疗 □ 复查（必要时） □ 疾病预防和注意事项宣教 □ 各类检查（必要时） □ 血液检查 □ 唾液检查 □ 免疫功能检查 □ 内分泌功能检查 □ 特殊感染检查 □ 涂片或组织活检 □ X 线检查 □ 全身其他系统检查 **临时医嘱：** □ 相关科室会诊（必要时）
病情变异记录	□ 无 □ 有，原因： 1. 2.	□ 无 □ 有，原因： 1. 2.
医师签名		

第二节　复发性阿弗他溃疡临床路径释义

【医疗质量控制指标】

指标一、疼痛缓解率、溃疡好转率。

指标二、溃疡痊愈率、显效、有效、无效率。

指标三、评价时段分短期疗效及长期疗效（治疗 6 个月及以上）。

一、复发性阿弗他溃疡编码

疾病名称及编码：复发性阿弗他溃疡（ICD-10：K12.0）

二、临床路径检索方法

K12.0

三、国家医疗保障疾病诊断相关分组（CHS-DRG）

MDCD　头颈、耳、鼻、口、咽疾病及功能障碍

DW1　口腔、牙齿有关疾患

四、复发性阿弗他溃疡临床路径标准门诊流程

（一）适用对象

第一诊断为复发性阿弗他溃疡（ICD-10：K12.0）

行药物治疗为主的综合治疗。

> **释义**
>
> ■ 复发性阿弗他溃疡（recurrent aphthous ulcer，RAU）又称复发性口腔溃疡（recurrent oral ulcer，ROU），复发性阿弗他口炎（recurrent aphthous stomatitis，RAS）是指发生在口腔黏膜的溃疡性疾病，具有周期性、反复发作、自限性、溃疡灼痛等特征，是最常见的口腔黏膜溃疡类疾病。

（二）诊断依据

根据《临床诊疗指南·口腔医学分册（2016 修订版）》（中华口腔医学会编著，人民卫生出版社，2016 年），《临床技术操作规范·口腔医学分册（2017 修订版）》（中华口腔医学会编著，人民卫生出版社，2017 年），《口腔黏膜病学》（陈谦明主编，人民卫生出版社，2012年，第4 版）。

结合复发性、自限性、周期性特点及病史和临床症状体征作出诊断。

1. 病史规律

（1）复发性：1 年内至少反复发作 3 次。

（2）自限性。

（3）周期性。

2. 临床表现

（1）口腔黏膜溃疡呈单个或数个反复发作，间歇期不规律。

（2）溃疡发生部位多见于非角化黏膜。

（3）溃疡呈圆形或椭圆形，中心略凹陷，周围有充血红晕，表面有黄色假膜。

（4）轻型溃疡直径<10mm；疱疹样（口炎型）溃疡直径稍小，可出现十余个至数十个散在分布的小溃疡；重型（腺周口疮）溃疡可深达黏膜下层，常单发，直径>10mm，愈合后常留有瘢痕。

（5）溃疡疼痛明显。

> **释义**
>
> ■根据典型的病史及临床特征即可诊断，同时需除外全身系统性疾病或药物不良反应所致的口腔溃疡。复发性阿弗他溃疡在临床上还需与其他原因导致的口腔溃疡或糜烂相鉴别。RAU临床表现为反复发作的圆形或椭圆形溃疡，具有"黄、红、凹、痛"的典型临床特征。
>
> ■临床上RAU分为三型：轻型、疱疹样型及重型。三型的临床特征、全身合并症状及预后等有一定差异。
>
> ■实验室检查：目前尚无特异性实验室辅助检查指标可作为诊断依据或指标。

（三）治疗方案的选择

根据《临床诊疗指南·口腔医学分册（2016修订版）》（中华口腔医学会编著，人民卫生出版社，2016年），《临床技术操作规范·口腔医学分册（2017修订版）》（中华口腔医学会编著，人民卫生出版社，2017年），《口腔黏膜病学》（陈谦明主编，人民卫生出版社，2012年，第4版）。

符合上述诊断依据，患者本人要求并自愿接受治疗，无药物治疗的禁忌证。

1. 局部治疗：以抗炎、镇痛、促进愈合为原则。

（1）消毒防腐药物。

（2）镇痛药物。

（3）促进愈合药物。

（4）糖皮质激素局部应用。

（5）物理治疗。

2. 全身治疗

（1）糖皮质激素及其他免疫抑制剂。

（2）免疫增强剂。

（3）其他辅助治疗药物。

3. 中医中药。

4. 卫生保健宣教。

> **释义**
>
> ■由于RAU的病因及发病机制尚未完全明确，该病目前仍缺乏根治的特效方法。临床以对症治疗为主。减轻疼痛，促进愈合，延长溃疡的复发间歇期，去除可能的诱因是目前治疗该病的主要策略。治疗分为局部治疗及全身治疗，可根据RAU患者病情严重程度不同如溃疡数目、大小、疼痛程度、溃疡的复发频率等不同，选择不同的治疗方案。

（四）进入路径标准

1. 第一诊断必须符合 ICD-10：K12.0 复发性阿弗他溃疡。
2. 当患者同时具有其他疾病诊断，但在门诊治疗期间不需要特殊处理也不影响第一诊断的临床路径流程实施时，可以进入路径。

> **释义**
>
> ■ 患者同时具有其他疾病，影响第一诊断的临床路径流程实施时均不进入临床路径。
> ■ 重症 RAU 患者不适合进入临床路径。

（五）首诊

1. 必须询问的病史：口腔病损以往发生的诱因，发病的状况（溃疡是否反复发作、间歇期长短、溃疡的部位、个数、大小、愈合时间、愈后有无瘢痕等）、就诊、治疗、使用药物等的情况。
（1）皮肤病损、外生殖器病损、眼部病损等。
（2）其他相关系统疾病。
2. 根据患者病情选择的检查项目
（1）口腔临床检查。
（2）血细胞分析检查。
（3）免疫功能检查。
（4）其他实验室检查
（5）活体组织检查。

> **释义**
>
> ■ 根据病情及鉴别诊断需要选择实验室检查项目。对于临床频发 RAU 的患者或伴有其他系统症状的 RAU 患者，必要时可行血细胞分析、血糖检测、特殊感染筛查、胃肠道检查或活体组织检查等。

（六）药物的选择与治疗时机

1. 局部治疗
（1）去除各种刺激因素：如去除牙垢牙石，保持口腔卫生，调整咬合，去除不良刺激因素。
（2）消毒防腐药物：用药时间及剂型视病情而定。
（3）镇痛药物：用药时间视病情而定。
（4）糖皮质激素局部应用：对经久不愈或疼痛明显的溃疡，如重型复发性阿弗他溃疡，用药时间视病情而定。
（5）物理治疗：治疗时间视病情而定。
（6）中医中药局部应用。
2. 全身治疗
（1）糖皮质激素和/或其他免疫抑制剂：对频繁发作的重型或疱疹样（又称口炎型）复发性阿弗他溃疡者可联合应用，视病情而定。

（2）免疫调节剂：应用视病情而定。

（3）其他辅助治疗药物：补充维生素类和微量元素等。

3. 中医中药：辨证论治。

4. 卫生健康宣教。

（七）疗效标准

1. 疼痛缓解，溃疡愈合。

2. 溃疡发作的间歇时间延长和/或溃疡个数减少。

（八）预防

寻找复发诱因，避免和减少诱发因素的刺激。

> **释义**
>
> ■本病的发生与不良的生活习惯等有密切关系，因此预防尤为重要。应注意保持口腔清洁，少食辛辣刺激性食物生活起居有规律。妇女经期前后要注意休息，保持心情愉快。

（九）变异及原因分析

治疗过程中，出现或符合以下情况时：

1. 伴全身系统性疾病的患者。

2. 符合白塞综合征（贝赫切特综合征）的症状和体征者。

3. 长期不愈（大于1个月）的重型阿弗他溃疡患者。

4. 出现严重并发症者。

5. 出现变异情况，必要时需进行相关辅助检查（血细胞分析、免疫功能、活体组织检查、结核菌素试验、干扰素释放试验、胃肠道检查等）诊断和治疗，以及请相关学科会诊。

> **释义**
>
> ■微小变异：不能按照要求完成检查；因为节假日不能按照要求完成检查；患者不愿配合完成相应检查，患者不愿按照要求随诊。
>
> ■重大变异：因各种原因长期不愈的重型口腔溃疡的患者需要其他治疗措施；出现全身症状需要进一步诊断和治疗；出现严重并发症者或药物不良反应；医院与患者或家属发生医疗纠纷。

五、复发性阿弗他溃疡给药方案

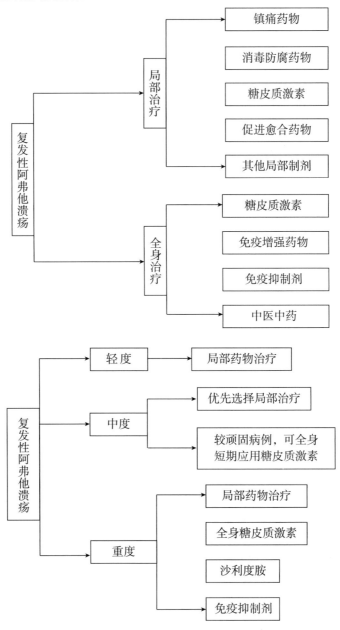

RAU 治疗措施及方案取决于患者症状的严重程度、发作频率、大小和溃疡的数量。偶发的症状轻微口腔溃疡的患者（轻度），通过适当的局部治疗（如含漱液，苯佐卡因凝胶、氨来占诺贴片等）可获得良好的治疗效果。较为频繁发作或更为严重疾病的患者（中度），使用局部糖皮质激素（局部涂擦或局部封闭）是一种有效的治疗方法，可以减少溃疡的大小和愈合时间建议在病变发展的早期上述药物。频发的及严重的 RAU 的患者（重度）应考虑局部与全身治疗相结合的措施。建议短疗程的全身应用糖皮质激素，如泼尼松。秋水仙碱、氨苯砜和沙利度胺在降低 RAU 发作频率方面有一定效果。不推荐全身长期应用糖皮质激素治疗RAU，因为长期治疗的不良反应大于其对患者受益。

【用药选择】

1. 首先应寻找相关诱因并加以控制。

2. 轻症患者首选局部治疗。局部治疗的药物可选择：①镇痛药物：利多卡因凝胶、喷剂，苯佐卡因凝胶等；②消毒防腐药物：氯己定含漱液、西吡氯铵含漱液、聚维酮碘含漱液、硼砂含漱液、苯扎氯铵溶液等；③糖皮质激素类药物：曲安奈德口腔糊剂（膏），地塞米松软膏、喷雾剂，醋酸氟轻松的口腔软膏，丙酸倍氯米松软膏或喷雾剂等。严重者也可行糖皮质激素局部病损黏膜下注射，如倍他米松、地塞米松、曲安奈德。此外须对患者进行正确的口腔卫生宣教。

3. 病情严重者可考虑全身治疗或全身联合局部治疗的措施。全身治疗药物可选择短疗程的糖皮质激素、沙利度胺、秋水仙碱等。

【药学提示】

1. 糖皮质激素：可短期用于频繁发作或重型 ROU 患者。长期应用需注意禁忌证，如有胃溃疡、糖尿病、活动期肺结核的患者应禁用或慎用。常用药物为泼尼松或泼尼松龙。

2. 沙利度胺：用于治疗病情严重、较难愈合、治疗效果不明显的患者或重型 ROU 患者。药物不良反应包括可导致畸胎，故对孕妇及有生育要求者禁用。其他有口干、头晕、倦怠、恶心、腹痛等。

3. 秋水仙碱：可用于重型溃疡 ROU 患者，常见不良反应包括恶心、呕吐、腹泻、腹痛等，此外少数患者可出现血尿、少尿，及粒细胞缺乏、再生障碍性贫血等。

4. 胸腺素：可增强细胞免疫功能的作用，可用于细胞免疫功能低下的 ROU 患者。常见的不良反应为发热。少数患者有荨麻疹、皮疹，个别患者出现头晕等。

5. 转移因子：有报道转移因子可有效延长 ROU 复发周期，并且无明显不良反应发生。

【注意事项】

应用全身药物治疗时，应对上述药物的不良反应进行定期监测。

六、复发性阿弗他溃疡患者护理规范

1. 口腔护理：应保持口腔清洁，加强口腔保健，早晚刷牙，餐后漱口；清理口腔时动作温柔；及时拔出残根，修复不合适的充填物或不良修复体；避免粗糙食物或过烫过硬的食物。

2. 用药护理：患者局部上药或口内治疗（如激光、雾化治疗等），需指导患者给药完成或局部治疗后 30 分钟避免饮水或进食，以免影响局部药物的治疗效果。

3. 心理护理：RAU 患者应疾病易出现心理负面情绪。医护人员应注意与患者加强沟通，及时掌握患者心理状态，及时疏导不良情绪。改善心理健康状况，增加治疗自信心及依从性。总之，在常规口腔护理、用药护理的基础上，有针对性开展心理调适及饮食调节等措施是保障其疗效及预后的关键。

七、复发性阿弗他溃疡患者健康宣教

1. 去除口腔局部刺激因素如残根、残冠等，保持口腔卫生。

2. 避免粗糙、过硬、过烫的食物对黏膜的损伤。

3. 均衡营养。

4. 保证充足睡眠，保持心情愉悦，避免情绪波动。

八、推荐表单

复发性阿弗他溃疡临床路径表单

适用对象：第一诊断为复发性阿弗他溃疡（ICD-10：K12.0）

患者姓名：	性别：　　年龄：　　门诊号：
初诊日期：　　年　月　日	复诊日期：　　年　月　日

时间	首诊	复诊
主要诊疗工作	□ 询问病史及体格检查 □ 完成病历书写 □ 完成初步病情评估和治疗方案 □ 必要时请相关科室会诊（根据病情需要） □ 向患者及其家属交代注意事项 □ 签署治疗计划和治疗费用知情同意书	□ 记录治疗后病情变化 □ 根据实验室检查的结果，完成病情评估并完善治疗计划 □ 必要时请相关科室会诊（根据病情需要）
重点医嘱	**局部治疗（根据病情需要）：** □ 消毒防腐药物 □ 镇痛药物 □ 促进溃疡愈合药物 □ 糖皮质激素局部应用 □ 物理治疗 □ 去除局部刺激因素 □ 中医中药 **全身治疗：** □ 糖皮质激素及其他免疫抑制剂 □ 免疫增强剂 □ 其他辅助治疗药物 □ 中医中药 **化验检查：** □ 血常规 □ 免疫功能检查 □ 其他实验室检查 **临时医嘱：** □ 相关科室会诊 **长期医嘱：** □ 疾病预防和注意事项宣教	**局部治疗（根据病情需要）：** □ 消毒防腐药物 □ 镇痛药物 □ 促进溃疡愈合药物 □ 糖皮质激素局部、全身应用（根据病情需要） □ 其他免疫制剂（根据病情需要） □ 去除局部刺激因素 □ 中医中药 **化验检查（根据病情需要）：** □ 活体组织检查 □ 结核菌素试验 □ 胃肠道检查等 □ 其他实验室检查 **临时医嘱：** □ 相关科室会诊 **长期医嘱：** □ 疾病预防和注意事项宣教 □ 定期复查
病情变异记录	□ 无　□ 有，原因： 1. 2.	□ 无　□ 有，原因： 1. 2.
医师签名		

附：原表单（2019 年版）

复发性阿弗他溃疡临床路径表单

适用对象：第一诊断为复发性阿弗他溃疡（ICD-10：K12.0）

患者姓名：	性别： 年龄： 门诊号：
初诊日期： 年 月 日	复诊日期： 年 月 日

时间	首诊	复诊
主要诊疗工作	□ 询问病史及体格检查 □ 完成病历书写 □ 完成初步病情评估和治疗方案 □ 必要时请相关科室会诊（根据病情需要） □ 向患者及其家属交代注意事项 □ 签署治疗计划和治疗费用知情同意书	□ 记录治疗后病情变化 □ 根据实验室检查的结果，完成病情评估并完善治疗计划 □ 必要时请相关科室会诊（根据病情需要）
重点医嘱	局部治疗： □ 消毒防腐药物 □ 镇痛药物 □ 促进溃疡愈合药物 □ 糖皮质激素局部应用 □ 物理治疗 □ 洁治 □ 中医中药 全身治疗： □ 糖皮质激素及其他免疫抑制剂 □ 免疫调节剂 □ 其他辅助治疗药物 □ 中医中药 实验室检查： □ 血常规 □ 免疫功能检查 □ 其他实验室检查 临时医嘱： □ 相关科室会诊 医嘱： □ 疾病预防和注意事项宣教	长期医嘱： □ 消毒防腐药物 □ 镇痛药物 □ 促进溃疡愈合药物 □ 糖皮质激素局部、全身应用（根据病情需要） □ 其他免疫制剂（根据病情需要） □ 洁治 □ 中医中药 实验室检查： □ 活体组织检查 □ 结核菌素试验等 □ 胃肠道检查等 □ 其他实验室检查 临时医嘱： □ 相关科室会诊 长期医嘱： □ 疾病预防和注意事项宣教 □ 定期复查
病情变异记录	□ 无 □ 有，原因： 1. 2.	□ 无 □ 有，原因： 1. 2.
医师签名		

第三节　口腔念珠菌病临床路径释义

【医疗质量控制指标】
指标一、口腔念珠菌病患者病原学检查诊断率。
指标二、口腔念珠菌病患者规范治疗后病原学转阴率。

一、口腔念珠菌病编码

1. 原编码

疾病名称及编码：口腔念珠菌病（ICD-10：B37.001，B37.052，B37.053，B37.054）

2. 修改编码

疾病名称及编码：口腔念珠菌病（ICD-10：B37.0）

二、临床路径检索方法

B37.0

三、国家医疗保障疾病诊断相关分组（CHS-DRG）

MDCD　头颈、耳、鼻、口、咽疾病及功能障碍

DW1　　口腔、牙齿有关疾患

四、口腔念珠菌病临床路径标准门诊流程

（一）适用对象

第一诊断为口腔念珠菌病（ICD-10：B37.0）

行药物治疗为主的综合治疗。

> **释义**
>
> ■ 口腔念珠菌病（oral candidiasis，oral candidosis）是念珠菌属（*candida spp.*）感染引起的急性、亚急性或慢性口腔黏膜疾病。现已知念珠菌属中以白念珠菌致病性最强，临床最常见其所致感染。
>
> ■ 按照临床表现分为以下类型：急性假膜型念珠菌病（acute pseudomembranous candidiasis）、急性红斑型念珠菌病（acute erythematous candidosis）、慢性红斑型念珠菌病（chronic erythematous candidosis）、慢性增殖型念珠菌病（chronic hyperplastic-candidosis）。另外，慢性皮肤黏膜念珠菌病（chronic mucocutanous candidosis）是一组特殊类型的念珠菌感染，目前已经证实是一种与自身免疫调节基因缺陷相关的疾病，病变范围累及口腔黏膜、皮肤及甲床等。

（二）诊断依据

根据《临床诊疗指南·口腔医学分册（2016 修订版）》（中华口腔医学会编著，人民卫生出版社，2016 年），《临床技术操作规范·口腔医学分册（2017 修订版）》（中华口腔医学会编著，人民卫生出版社，2017 年），《口腔黏膜病学》（陈谦明主编，人民卫生出版社，2012年，第 4 版）。

依靠病史和临床表现，结合实验室检查诊断。

1. 病史：有抗菌药物、糖皮质激素等免疫抑制剂用药史；头颈部放射治疗史；义齿戴用史；

贫血等血液系统疾病；糖尿病及免疫功能低下等病史。

2. 临床症状和体征：口干、疼痛、烧灼感；口腔黏膜出现白色凝乳状假膜（假膜型）；舌背乳头萎缩、口角炎、口腔黏膜发红（红斑型）；或有白色角化斑块及肉芽肿样增生（增殖型）。

3. 实验室检查：病损区或义齿组织面涂片可见念珠菌菌丝及孢子；唾液或含漱浓缩液培养或棉拭子真菌培养阳性。

> **释义**
>
> ■ 口腔念珠菌病的诊断主要依据病史和临床表现，并结合实验室检查。
>
> ■ 确定诊断须根据病史、临床症状和体征，同时经过病原学检查证实为口腔念珠菌病。
>
> ■ 病原学检查：适用于所有临床疑似口腔念珠菌病的病例。病原学常用检测方法包括涂片法和分离培养法。
>
> 1. 涂片法：对于确定念珠菌处于致病状态有重要意义，临床常用的涂片法包括直接涂片镜检法和革兰染色法等。
>
> 2. 分离培养法：该方法敏感，能定量判断感染及治疗效果。根据取材不同可分为棉拭子法、唾液培养法含漱浓缩法和印迹培养法等。
>
> ■ 病原学诊断指标：病损区涂片可见念珠菌芽生孢子和假菌丝和/或念珠菌培养阳性（唾液培养 > 100CFU/ml，含漱浓缩培养 > 300CFU/ml）。
>
> ■ 慢性增殖型念珠菌病需组织病理学确诊。
>
> ■ 组织学检查：组织病理学检查是诊断慢性增殖型念珠菌病的重要辅助检查，适用于临床疑似慢性增殖型念珠菌病的患者。病理报告送检组织过碘酸–雪夫（Periodic Acid-Schiff, PAS）染色检查有念珠菌菌丝侵入，同时结合病史和临床表现可确诊为慢性增殖型念珠菌病。

（三）治疗方案的选择

根据《临床技术操作规范·口腔医学分册》（2017 修订版）（中华口腔医学会编著，人民卫生出版社，2017 年），《口腔黏膜病学》（陈谦明主编，人民卫生出版社，2012 年，第 4 版）。

符合上述诊断依据，患者本人要求并自愿接受治疗，无药物治疗的禁忌证。

1. 局部治疗

（1）去除局部刺激因素。

（2）局部抑/抗真菌药物治疗。

2. 全身治疗

（1）抗真菌治疗。

（2）免疫治疗。

（3）相关疾病治疗。

3. 中医中药。

4. 手术治疗。

5. 卫生健康宣教。

> **释义**
>
> ■ 治疗原则：选用合适的抗真菌药物控制真菌；积极治疗伴随的全身系统性疾患；停用或少用抗生素、糖皮质激素或免疫抑制剂；加强义齿清洁，使口腔 pH 偏碱性；改善口腔环境，给口腔菌群平衡创造条件。

（四）进入路径标准

1. 第一诊断必须符合 ICD-10：B37.0 口腔念珠菌病疾病编码。
2. 当患者同时具有其他疾病诊断，但在门诊治疗期间不需要特殊处理也不影响第一诊断的临床路径流程实施时，可以进入路径。

第一诊断符合者。

> **释义**
>
> ■ 患者伴有严重的全身系统性疾病，如恶性肿瘤放化疗后、器官移植手术后等不适合进入临床路径。
>
> ■ 慢性黏膜皮肤念珠菌病（chronic mucocutanous candidosis）患者不适合进入临床路径。

（五）首诊

1. 必须询问的病史
（1）用药史：抗菌药物及免疫抑制剂用药史。
（2）义齿佩戴情况。
（3）皮肤等全身病损。
（4）其他相关全身疾病。

2. 根据患者病情选择的项目
（1）涂片法。
（2）真菌培养。
（3）组织活检。
（4）药敏试验。

> **释义**
>
> ■ 菌种鉴定及药物敏感性试验：适用于反复感染、治疗效果不佳、迁延不愈的病例，有助于抗真菌药物选择和指导临床治疗。

（六）药物的选择

1. 去除各种刺激因素：如去除牙垢牙石，保持口腔卫生，调整咬𬌗，去除不良刺激因素。

2. 局部治疗
（1）注意清洁义齿等。
（2）局部抑/抗真菌药物治疗。

3. 全身治疗

（1）抗真菌治疗。

（2）调整机体免疫力：免疫力低下或长期应用免疫抑制剂者。

（3）相关疾病治疗。

4. 中医中药治疗。

5. 手术治疗：增殖型口腔念珠菌病经抗真菌药物治疗效果不佳者可考虑行手术治疗。

6. 健康卫生宣教。

> **释义**
>
> ■ 常用抗真菌药物：
>
> （1）制霉菌素：多烯类抗真菌药物。其抗真菌谱广，安全性好，不易产生耐药性。推荐作为不伴全身系统性因素的口腔念珠菌病治疗的一线药物。
>
> （2）氟康唑：三唑类抗真菌药物。其抗菌谱较广，副作用较小，但克柔念珠菌是氟康唑的天然耐药菌，治疗光滑念珠菌感染所需氟康唑的最小抑菌浓度也较高。推荐作为用于伴全身系统性因素的非克柔念珠菌感染的口腔念珠菌病治疗的一线药物。
>
> （3）伊曲康唑：三唑类抗真菌药物。其抗菌谱广，对氟康唑耐药的口腔念珠菌感染可口服伊曲康唑。推荐作为用于伴全身系统性因素的口腔念珠菌病治疗的二线药物。
>
> （4）克霉唑：吡咯类抗真菌药。其抗菌谱较广，外用克霉唑乳膏可用于口角炎的治疗。
>
> （5）咪康唑：咪唑类抗真菌药。其抗菌谱广，安全性好。口腔贴膜剂型具有缓释作用。

（七）疗效标准

1. 治愈：口腔念珠菌病的临床症状及体征消失，实验室检查涂片或培养结果转阴性。

2. 好转：口腔念珠菌病的临床症状及体征好转，实验室检查涂片或培养转阴性或培养虽为阳性但菌落数量减少。

3. 未愈：口腔念珠菌病的临床症状及体征无好转或加重，实验室检查涂片或培养仍为阳性，菌落数量未减少或增加。

> **释义**
>
> ■ 疗效评价标准参考2015年颁布的《抗菌药物临床试验技术指导原则》。各型念珠菌病用药均应至症状和体征消失，并在停用抗真菌药物7天后复查临床表现及行病原学检查。

（八）预防

新生儿避免产道交叉感染；奶具或餐具清洁与消毒；长期应用抗菌药物和免疫抑制剂者应当警惕和预防。

> **释义**
>
> ■ 对于老、幼、弱等易感人群，应注意接触用具的清洁与消毒，同时做好口腔卫生维护。
> ■ 抗菌药物使用应在医师指导下按照规定剂量及疗程应用，避免滥用及过度使用。
> ■ 积极治疗系统性疾患（如甲状腺功能低下、糖尿病、贫血、HIV 感染等）。

（九）变异及原因分析

治疗过程中，出现或符合以下情况时：

1. 伴全身系统性疾病的患者。
2. 伴有特殊感染的患者。
3. 治疗过程中出现并发症者。

出现变异情况必要时需进行相关检查（血细胞分析、肝肾检查、免疫功能、活体组织检查、内分泌功能检查、结核菌素试验、HIV 检测等）、诊断和治疗以及相关学科会诊。

> **释义**
>
> ■ 微小变异：医院因条件所限无法开展口腔念珠菌病诊断与治疗所需的某些检验项目（如菌种鉴定和药物敏感性试验等）；患者不愿配合完成相应检查或不能按照要求完成随访。
> ■ 重大变异：因基础疾病（如伴有全身系统性疾病、伴有特殊感染等）或治疗过程中出现并发症等原因需要其他治疗措施；或因各种原因患者不愿接受治疗或自行终止治疗。

五、口腔念珠菌病临床路径给药方案

【用药选择】

1. 选用合适的抗真菌药物治疗控制真菌，同时应去除可能的诱发因素，给口腔菌群平衡创造条件；如改善口腔环境，使口腔 pH 偏碱性，加强义齿清洁等。全身系统性疾患应积极治疗。轻症患者首选局部抗真菌治疗。
2. 病情严重者或对局部治疗反应不佳者考虑全身应用抗真菌药物或联合局部治疗。难治性或反复感染病例应念珠菌培养鉴定和药物敏感性试验，尽早进行针对性用药。

【药学提示】

1. 制霉菌素一般在体内不易产生耐药性，但口服有胃肠道反应，如恶心、呕吐、食欲缺乏、腹泻等。
2. 伏力康唑可用于难治性口腔念珠菌病，最常见的不良反应为可逆性视觉障碍，唑类药物间的交叉耐药问题也不容忽视。
3. 两性霉素 B 有较广的抗真菌谱，但副作用较大，目前应用较少。初用时可引起发热，寒战。长期用可引起消化道反应，甚至消化道出血及肾脏损害。主要用于全身性深部感染，如黏膜、皮肤感染长期不能控制病情者可短期使用。

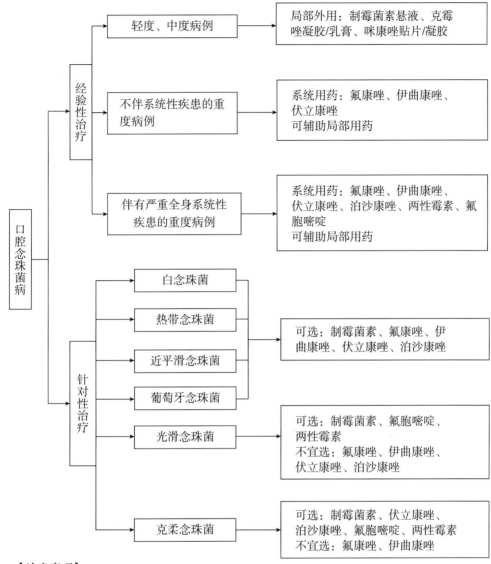

【注意事项】

近年来，获得性耐药菌株及天然耐药菌株（克柔念珠菌、光滑念珠菌）均有不断增加的趋势，增加了临床治疗的难度。

六、口腔念珠菌病患者护理规范

常规应用2%~4%的碳酸氢钠漱口液每日进行口腔护理3~4次，尽可能地延长含漱时间。如患者不能自理，可应用棉签蘸取碳酸氢钠漱口液轻柔擦拭全口黏膜。其机制为碳酸氢钠漱口液将口腔的生理环境保持为碱性，抑制念珠菌的生长和繁殖。

七、口腔念珠菌病患者营养治疗规范

制定合适的膳食计划，均衡饮食。进食高热量、高蛋白质和高维生素，易消化、清淡饮食。对于重度营养不良的患者必要时采取肠道或静脉营养。同时，避免过量及频繁的甜食摄入，每次进食后需要清洁口腔。

八、口腔念珠菌病患者健康宣教

告知口腔念珠菌病患者口腔卫生维护的重要性，教育患者养成良好卫生与饮食习惯，指导患者养成餐后刷牙及清洁口腔的习惯。对于义齿佩戴者，鼓励患者日间戴好义齿，晚间休息时取下义齿冲洗干净，浸泡于2%~4%的碳酸氢钠溶液中。同时，指导口腔念珠菌病患者规范正确使用抗真菌药物。

九、推荐表单

口腔念珠菌病临床路径表单

适用对象：第一诊断为口腔念珠菌病（ICD-10：B37.0）

患者姓名：		性别： 年龄： 门诊号：
初诊日期： 年 月 日		复诊日期： 年 月 日

时间	首诊	复诊
主要诊疗工作	□ 询问病史及体格检查 □ 完成门诊病历 □ 完成初步的病情评估和治疗方案 □ 必要时请相关科室会诊（根据病情需要） □ 向患者及其家属交代注意事项 □ 签署治疗计划和治疗费用知情同意书	□ 根据实验室检查的结果，完成病情评估并完善治疗计划 □ 临床检查，记录治疗后病情变化 □ 必要时请相关科室会诊
重点医嘱	**化验检查：** □ 涂片法 □ 培养法 □ 药物敏感试验 □ 免疫功能检查 □ 其他实验室检查 **局部治疗：** □ 局部治疗 □ 清洁义齿（义齿患者） □ 洁治 □ 中医中药 **全身治疗：** □ 抗真菌治疗 □ 调整机体免疫力：对于免疫力低下或长期应用免疫抑制剂者 □ 支持治疗 □ 中医中药 **手术治疗：** □ 对于增殖型口腔念珠菌病经抗真菌药物治疗效果不佳者 □ 疾病预防和注意事项宣教	**化验检查：** □ 涂片法 □ 培养法 □ 药物敏感试验 □ 免疫功能检查 □ 其他实验室检查 **局部治疗：** □ 局部治疗 □ 清洁义齿（义齿患者） □ 洁治 **全身治疗：** □ 支持治疗 □ 免疫治疗 □ 中医中药 **临时医嘱：** □ 相关科室会诊 **长期医嘱：** □ 预防和注意事项宣教 □ 定期复查
病情变异记录	□ 无 □ 有，原因： 1. 2.	□ 无 □ 有，原因： 1. 2.
医师签名		

附：原表单（2019 年版）

口腔念珠菌病临床路径表单

适用对象：第一诊断为口腔念珠菌病（ICD-10：B37.0）

患者姓名：		性别： 年龄： 门诊号：
初诊日期： 年 月 日		复诊日期： 年 月 日

时间	首诊	复诊
主要诊疗工作	□ 询问病史及体格检查 □ 完成门诊病历 □ 完成初步的病情评估和治疗方案 □ 必要时请相关科室会诊（根据病情需要） □ 向患者及其家属交代注意事项 □ 签署治疗计划和治疗费用知情同意书	□ 根据实验室检查的结果，完成病情评估并 　 完善治疗计划 □ 临床检查，记录治疗后病情变化 □ 必要时请相关科室会诊
重点医嘱	**实验室检查：** □ 涂片法 □ 培养法 □ 药物敏感试验 □ 免疫功能检查 □ 其他实验室检查 **局部治疗：** □ 局部治疗 □ 清洁义齿（义齿患者） □ 洁治 □ 中医中药 **全身治疗：** □ 抗真菌治疗 □ 调整机体免疫力：对于免疫力低下或长期应用免 　 疫抑制剂者 □ 支持治疗 □ 中医中药 **手术治疗：** □ 对于增殖型口腔念珠菌病经抗真菌药物治疗效果 　 不佳者 □ 疾病预防和注意事项宣教	**实验室检查：** □ 涂片法 □ 培养法 □ 药物敏感试验 □ 免疫功能检查 □ 其他实验室检查 **局部治疗：** □ 局部治疗 □ 清洁义齿（义齿患者） □ 洁治 **全身治疗：** □ 支持治疗 □ 免疫治疗 □ 中医中药 **临时医嘱：** □ 相关科室会诊 **长期医嘱：** □ 预防和注意事项宣教 □ 定期复查
病情变异记录	□ 无 □ 有，原因： 1. 2.	□ 无 □ 有，原因： 1. 2.
医师签名		

第四节 口腔扁平苔藓临床路径释义

【医疗质量控制指标】

指标一、口腔扁平苔藓好转率。

指标二、口腔扁平苔藓患者定期随访率。

指标三、口腔扁平苔藓患者唾液真菌培养或者念珠菌涂片检查率。

一、口腔扁平苔藓编码

1. 原编码

疾病名称及编码：口腔扁平苔藓（ICD-10：L43.901, L43.851）

2. 修改编码

疾病名称及编码：口腔扁平苔藓（ICD-10：L43）

二、临床路径检索方法

L43

三、国家医疗保障疾病诊断相关分组（CHS-DRG）

MDCD 头颈、耳、鼻、口、咽疾病及功能障碍

DV1 头颈、耳、鼻、咽、口非恶性增生性疾患

四、口腔扁平苔藓临床路径标准门诊流程

（一）适用对象

第一诊断为口腔扁平苔藓（ICD-10：L43）

行药物治疗为主的综合治疗。

> **释义**
>
> ■ 口腔扁平苔藓（oral lichen planus, OLP）是一种 T 细胞介导的，发生于黏膜和皮肤的慢性自身免疫性炎症，黏膜及皮肤可单独或同时发病。

（二）诊断依据

根据《临床诊疗指南·口腔医学分册（2016 修订版）》（中华口腔医学会编著，人民卫生出版社，2016 年），《临床技术操作规范·口腔医学分册（2017 修订版）》（中华口腔医学会编著，人民卫生出版社，2017 年），《口腔黏膜病学》（陈谦明主编，人民卫生出版社，2012 年，第4 版）。

1. 各年龄均可发病，多见于中年女性。

2. 病损可发生于口腔黏膜任何部位，可有对称性，颊黏膜最常见。

3. 病损由白色丘疹排列网状、树枝状、环状成条纹或斑块等，可伴有基底黏膜充血、糜烂。

4. 可同时伴有全身皮肤损害，多发生于四肢和躯干，为扁平多角紫红色丘疹，有瘙痒；亦可出现指（趾）甲病损。

5. 病损部位活体组织检查可见扁平苔藓组织病理学改变。

> **释义**
>
> ■ 虽然大多数病例根据病史以及典型的口腔黏膜表现即可做出临床性诊断。但 WHO 诊断标准较为强调病理学在口腔扁平苔藓诊断中的地位和作用。必要时辅助免疫组织化学检查。
>
> ■ 在诊断中，要注意与接触性苔藓样反应、药物性苔藓样反应和移植物抗宿主反应性苔藓样反应的鉴别诊断。
>
> ■ 口腔扁平苔藓根据表现分为网纹型、斑块型、萎缩型、水疱型和糜烂型。
>
> ■ 口腔黏膜以外病损：口腔扁平苔藓患者还可能同时具有皮肤、生殖器及指（趾）甲表现。
>
> ■ 组织病理学表现：上皮过度角化不全，基底细胞液化变性及基底膜下方固有层中大量 T 淋巴细胞呈带状浸润是扁平苔藓的典型病理表现。
>
> ■ 直接免疫荧光：OLP 上皮基底膜区有免疫球蛋白沉积，主要为 IgM，也可有 IgG 和 C3 的胶样小体沉积。

（三）治疗方案的选择

根据《临床技术操作规范·口腔医学分册》（2017 修订版）（中华口腔医学会编著，人民卫生出版社，2017 年），《口腔黏膜病学》（陈谦明主编，人民卫生出版社，2012 年，第 4 版）。经临床和/或组织病理学检查符合上述诊断依据，患者本人要求并自愿接受治疗，无药物治疗的禁忌证。

1. 局部治疗
（1）去除局部刺激因素，如洁治、调𬌗。
（2）局部消毒防腐药物。
（3）镇痛药物。
（4）局部免疫治疗。
（5）去除角化病损药物。
（6）物理治疗。
2. 全身治疗
（1）免疫治疗。
（2）去角化治疗。
3. 中医中药治疗。
4. 口腔卫生和心理宣教。

> **释义**
>
> ■ 本病尚无特效治疗方法。临床上根据病损严重程度、临床类型、患者的症状选择治疗措施。对无症状的网纹状病损可以不予治疗，但需临床追踪随访，观察其病情变化情况，对于有症状的病损可以选择局部或全身治疗，目的是消除损害，促进糜烂愈合，缓解疼痛等不适症状。

（四）进入路径标准

1. 第一诊断必须符合 ICD-10：L43 口腔扁平苔藓（不伴有并发症）疾病编码。

2. 当患者同时具有其他疾病诊断，但在门诊治疗期间不需要特殊处理也不影响第一诊断的临床路径流程实施时，可以进入路径。

> **释义**
> ■ 患者同时具有其他疾病影响第一诊断的临床路径流程实施均不适合进入本路径。
> ■ 患者患有全身系统性疾病以及皮肤等病损者不适合进入本路径。可疑的药物性苔藓样反应的患者也不应进入本路径。
> ■ 口腔扁平苔藓伴癌变者不适合进入本路径。

（五）首诊

1. 必须询问的病史

（1）本病在口腔黏膜发生、发展、诊治的情况。

（2）精神创伤史。

（3）皮肤病损、外阴部病损、指（趾）甲病损等病史。

（4）烟酒史、进食刺激食物情况。

（5）与本病有关的全身病史，如糖尿病、高血压、肝炎、胃肠道疾病和甲状腺疾病等。

2. 必需的临床检查：口腔黏膜病损的检查。

3. 必需的实验室检查项目：血常规。

4. 根据患者病情选择的临床检查项目

（1）口腔黏膜以外的口腔科临床检查。

（2）皮肤病损的检查。

5. 根据患者病情选择的实验室检查项目

（1）病损活体组织的组织病理学检查。

（2）病损活体组织的直接免疫荧光检查。

（3）血生化、肝功能、肾功能、免疫功能、HBV、HCV、甲状腺功能等项目的检查。

> **释义**
> ■ 初诊时，要包括所有必需询问的病史和必须的临床检查。
> ■ 可能影响口腔扁平苔藓病情的口腔其他疾病，包括充填体和修复体，残根残冠以及活动义齿等，须同时检查。
> ■ 伴有全身系统性疾病时，需要到相应科室进行相关诊治。
> ■ 由于口腔扁平苔藓通常需要进行全身性的药物治疗，故建议进行相关的血液学检查。

（六）药物的选择与治疗时机

1. 局部治疗

（1）去除各种机械化学等刺激因素：去除牙垢牙石，保持口腔卫生；调整咬𬌗及去除不良修复因素。

（2）局部抗炎（感染）治疗。

（3）局部免疫治疗，视情况而定：①局部使用糖皮质激素；②局部使用其他免疫制剂。

（4）局部去除角化病损的治疗，视情况而定。

（5）物理治疗。

> **释义**
>
> ■强调口腔的整体环境影响疾病的发生发展的概念，故首先应去除各种机械化学刺激，如去除牙垢牙石，以消除牙龈炎症和对口腔黏膜病损的刺激。其次调整咬殆，修整不良修复体，减少锐利牙尖及边缘对病损黏膜的刺激。保持口腔卫生。
>
> ■糖皮质激素：是一种有效的抗炎和免疫抑制剂，局部涂擦曲安奈德乳膏，氯倍他索乳膏，地塞米松溶液等，可消除局部炎症，抑制免疫反应。顽固的糜烂性扁平苔藓也可以采用曲安奈德注射液或地塞米松注射液等局部封闭治疗。
>
> ■其他免疫抑制剂：可以使用环孢素A、他克莫司、吡美莫司等。
>
> ■维A酸类：可促进表皮细胞更新，消除白色角化病损，不良反应是可能发生红斑、肿胀、脱屑、结痂、色素增加或减退。停药后白色角化病损易复发。常作为斑纹型损害（特别是发生在腭部和舌部的斑块型损害）辅助用药。

2. 全身治疗

（1）免疫治疗，视病情而定：①糖皮质激素；②其他免疫制剂。

（2）去角化的治疗，视病情而定。

> **释义**
>
> ■局部治疗无效者，可以给予全身治疗。可以选用糖皮质激素、羟氯喹、雷公藤、昆明山海棠等。①糖皮质激素：对于顽固性糜烂型OLP给予短期、小剂量糖皮质激素治疗；一日15~30mg，疗程一般为1~2周；②羟氯喹：自身免疫类疾病中常用的免疫抑制类药物，可有效降低免疫性炎症反应；③雷公藤：具有类似糖皮质激素的作用，对机体的细胞免疫和体液免疫均有较强的抑制作用；④昆明山海棠：使细胞免疫受到抑制；⑤有免疫功能低下者可采用免疫增强剂如胸腺素、转移因子等。

3. 中医中药治疗。

> **释义**
>
> ■可以使用中成药或采用辨证论治治疗。可以考虑使用白芍总苷胶囊、加味逍遥丸等。

4. 心理卫生宣教。

> **释义**
>
> ■精神因素如重大精神创伤、持久的紧张和焦虑状态、高度的精神压力是口腔扁平苔藓的诱发因素之一，解释病情、缓解患者的紧张情绪是重要的辅助性治疗手段。

（七）疗效标准

1. 有效：症状和病损完全消失，黏膜恢复正常；或症状减轻，病损部位充血和糜烂缩小或消失，白色条纹范围缩小或变浅。
2. 无效：症状、体征无改变，病损部位原有充血、糜烂未缩小。

释义

■ 评价指标①客观指标：由观察者测算病损面积的大小；②主观指标：采用直观类比标尺法（visualanaloguescale，VAS），分为 10 个等级，记录疼痛程度，由患者评估。

■ 记分标准

1. 体征（sign）记分：

0 分：无病损，正常黏膜。

1 分：轻微白色条纹，无充血、萎缩或糜烂面。

2 分：白色条纹伴充血或萎缩面＜$1cm^2$。

3 分：白色条纹伴充血或萎缩面＞$1cm^2$。

4 分：白色条纹伴糜烂面＜$1cm^2$。

5 分：白色条纹伴糜烂面＞$1cm^2$。

2. 症状（symptom）记分：

0 分：无疼痛（VAS：0）。

1 分：轻度疼痛（VAS：1~3）。

2 分：中度疼痛（VAS：4~6）。

3 分：重度疼痛（VAS：7~10）。

■ 评价标准

1. 显效

（1）客观指标：治疗后充血、糜烂完全消失，白色条纹无或轻微（体征记分为 0 或 1 分）。

（2）主观指标：疼痛完全消失（症状记分为 0 分）。

2. 有效

（1）客观指标：治疗后充血、糜烂的面积缩小，白色条纹减少（体征记分下降）。

（2）主观指标：疼痛减轻（症状记分下降）。

3. 无效

（1）客观指标：治疗后充血、糜烂的面积无变化或增加，白色条纹无变化或增加（体征记分不变或增加）。

（2）主观指标：疼痛无减轻或加重（症状记分不变或增加）。

（八）预防

1. 调理精神情绪，减轻心理压力，避免进食刺激性食物，戒烟酒。
2. 本病可能发生癌变，应当积极治疗长期糜烂不愈的病损，防止或减少癌变的发生。
3. 定期随访。

（九）变异及原因分析

1. 口腔内存在大面积长期（＞2 个月）糜烂不愈的重症型病变。
2. 伴有皮肤损害者。

3. 口腔内存在金属充填体、修复体者。

4. 伴全身系统性疾病的患者。

5. 治疗前后或过程中出现口腔感染等并发症者。

6. 治疗后出现药物不良反应者。

7. 病情发展为癌者。

8. 出现变异情况必要时需要进行相关的检查（血液检查、唾液检查、免疫功能检查、X 线检查、口腔局部涂片或活体组织检查、全身其他系统检查等）、诊断和治疗以及相关学科会诊。

> **释义**
>
> ■ 微小变异：因为医院检查项目的及时性，不能按照要求完成检查；因为节假日不能按照要求完成检查；患者不愿配合完成相应检查；不能按照要求定期复诊者。
>
> ■ 重大变异：因基础疾病需要其他科室治疗；治疗后出现药物副作用需要终止治疗者；医院与患者或家属发生医疗纠纷，患者不愿继续治疗。

五、口腔扁平苔藓给药方案

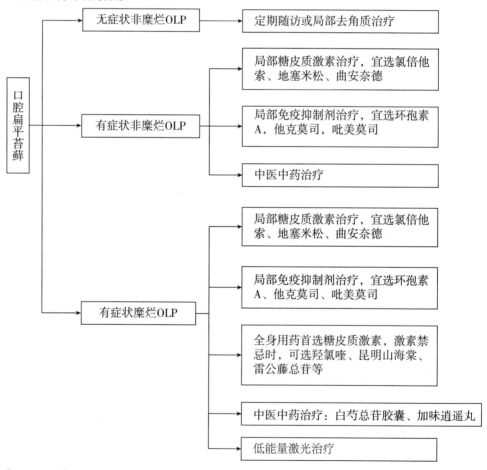

【用药选择】

无症状患者可以不采用药物治疗或者只给予去角质治疗。

对于有症状患者，先采取局部治疗，无明显改善时采用全身用药。

1. 有症状非糜烂型

（1）损害充血明显，有疼痛症状，可以局部使用糖皮质激素，必要时全身使用糖皮质激素。

（2）损害角化程度高，粗糙紧绷症状明显，可以局部使用维 A 酸类制剂，病情缓解后逐渐减少用药次数至停药，唇部病损禁用。

（3）全身明确有免疫功能低下者，可以选用免疫增强药。

（4）酌情补充维生素类，如 β 胡萝卜素、维生素 A、维生素 E 等。

（5）伴随真菌感染，应用抗真菌制剂。

（6）根据临床情况考虑配合中医药治疗。

2. 糜烂型

（1）轻中度面积<1cm²，使用糖皮质激素制剂局部应用，也可以局部封闭。完全愈合者，观察随访；部分缓解者局部继续使用维持治疗；无效者参考重度糜烂型的治疗方法。

（2）重度，面积>1cm²，久治不愈，无糖皮质激素禁忌，可以全身使用糖皮质激素，15～30mg/d，1～2 周，配合糖皮质激素局部使用。无效或糖皮质激素禁忌，可以选用免疫抑制剂，例如硫唑嘌呤、羟氯喹、沙利度胺、环孢素（局部用）、他克莫司（局部用）等。

上述效果不佳，伴随免疫功能低下者，选用免疫增强药例如胸腺肽，转移因子等。

【药学提示】

1. 局部用药：环孢素 A 效果弱于氯倍他索或他克莫司，与曲安奈德类似。副作用是引起高血压和肾毒性，缺点是费用高、味道差。他克莫司副作用是烧灼感。建议短期、小剂量、间断使用。吡美莫司免疫抑制作用低于环孢素和他克莫司，有轻微渗透性，优于其他药物，作用相当于中效糖皮质激素类药物。

2. 全身用药：糖皮质激素短期、小剂量应用。其他免疫抑制剂注意副作用。

【注意事项】

口腔扁平苔藓尚无特效治疗方法，临床上需根据病损的严重程度、临床类型以及患者的症状选择治疗措施。

六、口腔扁平苔藓患者护理规范

1. 保持口腔卫生，有龋病和牙周疾病需要及时治疗。

2. 口腔内不能保存的残根残冠等需要及时拔除。

3. 口腔内的糜烂病损，需要用漱口水，局部散剂、膏剂等促进愈合，减轻疼痛和消除局部炎症反应。

4. 对患者进行心理护理和心理疏导，减轻患者心理负担和心理压力。

七、口腔扁平苔藓患者营养治疗规范

1. 高蛋白、高维生素、低糖、低盐饮食。

2. 清淡饮食，忌食过热，过硬，辛辣刺激食物。

八、口腔扁平苔藓患者健康宣教

1. 告知患者口腔扁平苔藓基本知识，让患者在了解的情况下积极配合治疗。

2. 注意饮食习惯，辛辣刺激、过烫。过硬的食物尽量不吃。

3. 保持良好心态，调节情绪，避免过度紧张焦虑。

4. 多做运动，提高身体素质，避免过度劳累。

5. 同时伴有龋齿、牙周病的情况及时治疗。

6. 定期复查非常重要。

九、推荐表单

（一）医师表单

口腔扁平苔藓（不伴有并发症）临床路径医师表单

适用对象：第一诊断为口腔扁平苔藓（不伴有并发症）（ICD-10：L43）

患者姓名：	性别：　　年龄：　　门诊号：
初诊日期：　　　年　月　日	复诊日期：　　　年　月　日

时间	首诊	复诊
主要诊疗工作	□ 询问病史及体格检查 □ 完成病历书写 □ 完成初步的病情评估和治疗方案设计 □ 必要时请相关科室会诊（根据病情需要） □ 向患者及其家属交代注意事项 □ 签署治疗计划和治疗费用知情同意书	□ 记录治疗后病情变化 □ 根据实验室检查的结果，完成病情评估 □ 完善治疗计划 □ 必要时请相关科室会诊
重点医嘱	**局部治疗（必要时）：** □ 抗炎药物 □ 镇痛药物 □ 局部免疫治疗 □ 物理治疗 □ 中医中药 □ 洁治 **全身治疗（必要时）：** □ 糖皮质激素（必要时） □ 免疫制剂 □ 中医中药 □ 去角化的治疗 □ 卫生宣教 □ 其他辅助治疗药物 **各类检查（必要时）：** □ 化验检查（必要时） □ 血液检查 □ 唾液检查 □ 免疫功能检查 □ 涂片或组织活检 □ 其他相关疾病检查 **医嘱：** □ 疾病预防和注意事项宣教	**长期医嘱：** □ 局部治疗（必要时） □ 免疫治疗（必要时） □ 去角化的治疗（必要时） □ 中医中药治疗（必要时） □ 避免刺激性食物 □ 戒烟酒 □ 卫生宣教 □ 定期复查 □ 疾病预防和注意事项宣教 **各类检查（必要时）：** □ 血液检查 □ 唾液检查 □ 免疫功能检查 □ 涂片或组织活检 □ X线检查 □ 全身其他系统检查 **临时医嘱（必要时）：** □ 相关科室会诊
病情变异记录	□ 无　□ 有，原因： 1. 2.	□ 无　□ 有，原因： 1. 2.
医师签名		

（二）护士表单

口腔扁平苔藓（不伴有并发症）临床路径护士表单

适用对象：第一诊断为口腔扁平苔藓（不伴有并发症）（ICD-10：L43）

患者姓名：	性别：　　年龄：　　门诊号：
初诊日期：　　年　月　日	复诊日期：　　年　月　日

时间	首诊	复诊
健康宣教	□ 宣教保持口腔卫生重要性 □ 指导口腔卫生护理 □ 建议戒除不良口腔习惯	□ 口腔卫生宣教 □ 饮食指导
护理处置	□ 核对患者、登记基本信息 □ 遵医嘱完成相关配合治疗	□ 遵医嘱完成相关治疗
基础护理	□ 二级护理 □ 患者安全管理	□ 二级护理 □ 患者安全管理
专科护理	□ 护理查体 □ 口腔清洁及上药 □ 指导饮食 □ 心理护理	□ 病情观察 □ 遵医嘱局部及口服药治疗 □ 需要时，联系主管医师给予相关治疗及用药 □ 心理护理
重点医嘱	□ 详见医嘱执行单	□ 详见医嘱执行单
病情变异记录	□ 无　□ 有，原因： 1. 2.	□ 无　□ 有，原因： 1. 2.
护士签名		

（三）患者表单

口腔扁平苔藓（不伴有并发症）临床路径患者表单

适用对象：第一诊断为口腔扁平苔藓（不伴有并发症）（ICD-10：L43）

患者姓名：		性别：　　年龄：　　门诊号：
初诊日期：　　年　月　日		复诊日期：　　年　月　日

时间	首诊	复诊
医患配合	□ 配合询问病史、收集资料，请务必详细告知既往史、用药史、过敏史 □ 配合进行体格检查和化验检查 □ 有任何不适请告知医师	□ 配合进行病情变化询问 □ 配合进行各项化验检查 □ 有任何不适请告知医师
护患配合	□ 配合测量体温、登记基本信息等 □ 配合完成相关基本护理 □ 接受健康宣教（疾病基本情况，饮食注意、治疗注意、药物使用等） □ 有任何不适请告知护士	□ 接受健康宣教 □ 配合完成平日护理 □ 自觉维护口腔卫生
饮食	□ 清淡普通饮食	□ 清淡普通饮食
排泄	□ 正常排尿便	□ 正常排尿便
活动	□ 正常活动	□ 正常活动

附：原表单（2019 年版）

口腔扁平苔藓（不伴有并发症）临床路径表单

适用对象：第一诊断为口腔扁平苔藓（不伴有并发症）（ICD-10：L43）

患者姓名：		性别： 年龄： 门诊号：
初诊日期： 年 月 日		复诊日期： 年 月 日

时间	首诊	复诊
主要诊疗工作	□ 询问病史及体格检查 □ 完成病历书写 □ 完成初步的病情评估和治疗方案设计 □ 必要时请相关科室会诊（根据病情需要） □ 向患者及其家属交代注意事项 □ 签署治疗计划和治疗费用知情同意书	□ 记录治疗后病情变化 □ 根据实验室检查的结果，完成病情评估 □ 完善治疗计划 □ 必要时请相关科室会诊
重点医嘱	**局部治疗（必要时）：** □ 抗菌药物 □ 镇痛药物 □ 局部免疫治疗 □ 物理治疗 □ 中医中药 □ 洁治 **全身治疗（必要时）：** □ 糖皮质激素（必要时） □ 免疫制剂 □ 中医中药 □ 去角化的治疗 □ 卫生宣教 □ 其他辅助治疗药物 **实验室检查（必要时）：** □ 血液检查 □ 唾液检查 □ 免疫功能检查 □ 涂片或组织活检 □ 其他相关疾病检查 **医嘱：** □ 疾病预防和注意事项宣教	**长期医嘱：** □ 局部治疗（必要时） □ 免疫治疗（必要时） □ 去角化的治疗（必要时） □ 中医中药治疗（必要时） □ 避免刺激性食物 □ 戒烟酒 □ 卫生宣教 □ 定期复查 □ 疾病预防和注意事项宣教 **各类检查（必要时）：** □ 血液检查 □ 唾液检查 □ 免疫功能检查 □ 涂片或组织活检 □ X 线检查 □ 全身其他系统检查 **临时医嘱（必要时）：** □ 相关科室会诊
病情变异记录	□ 无 □ 有，原因： 1. 2.	□ 无 □ 有，原因： 1. 2.
医师签名		

第五节 放射性口腔黏膜炎临床路径释义

【医疗质量控制指标】

指标一、疼痛缓解率。

指标二、溃疡好转率。

一、放射性口腔黏膜炎编码

疾病名称及编码：放射性口腔黏膜炎（ICD-10：K12.118）

二、临床路径检索方法

K12.118

三、国家医疗保障疾病诊断相关分组（CHS-DRG）

MDCD 头颈、耳、鼻、口、咽疾病及功能障碍

DV1 头颈、耳、鼻、咽、口、非恶劣性增生性疾患

四、放射性口腔黏膜炎临床路径标准住院流程

（一）适用对象

第一诊断为 3~4 级放射性口腔黏膜炎

行头颈部肿瘤放射治疗过程中或放射治疗结束后 2 周内。

> 释义
>
> ■ 放射性口腔黏膜炎共分为 5 级，本路径仅适用于临床症状较重患者，3~4 级
> 放射性口腔黏膜炎。

（二）诊断依据

根据美国肿瘤放射治疗协作组（Radiation Therapy Oncology Group，RTOG）急性放射损伤分级标准，《肿瘤放射治疗学（第四版）》（殷蔚伯主编，中国协和医科大学出版社，2008年）等国内、外临床诊疗指南。

0 级：口腔黏膜无变化。

1 级：口腔黏膜轻度疼痛，可不使用镇痛剂。

2 级：口腔黏膜中度疼痛，可耐受，也可使用镇痛剂。

3 级：口腔充血性黏膜炎症，重度疼痛，需使用强镇痛剂。

4 级：口腔黏膜溃疡形成、出血、剧痛。

上述各项加上头颈部正在或刚结束的放疗史，基本可明确诊断。

> 释义
>
> ■ 放射性口腔黏膜炎的诊断主要依靠放疗史及典型的临床表现。

（三）治疗方案的选择

根据根据美国肿瘤放射治疗协作组（Radiation Therapy Oncology Group，RTOG）急性放射损

伤分级标准，《肿瘤放射治疗学（第四版）》（殷蔚伯主编，中国协和医科大学出版社，2008 年）等国内、外临床诊疗指南。

1. 对症支持治疗，进食困难或无法进食者采用胃肠营养。

2. 口腔护理。

3. 局部口腔用药（抗炎、修复黏膜）。

4. 经验性抗炎（感染）治疗：包括抗菌及激素治疗。

5. 根据病原学检查及治疗反应调整抗菌治疗用药。

> **释义**
>
> ■ 加强口腔卫生是预防及治疗放射性口腔黏膜炎的有效方法。使用软毛牙刷，小心清洁牙齿，每日 2~3 次。建议使用不刺激的牙膏、牙线或漱口水。戒除烟酒。如果有可能，最好在开始放射治疗之前治疗口内龋齿、牙周病等口腔基础疾病。
>
> ■ 局部及口服用药包括抗菌、抗炎药物等。
>
> ■ 尽管细菌、真菌及病毒并非放射性口腔黏膜炎的直接因素，但其会显著加重放射性口腔黏膜炎的症状。常见的微生物感染包括念珠菌及单纯疱疹病毒感染。
>
> ■ 激素及非激素类抗炎药。
>
> ■ 其他药物包括：局部及全身镇痛药、苄达明、促愈合的局部生物制剂，以及清热利咽作用中药等。

（四）标准住院日 7~10 天

> **释义**
>
> ■ 对于 4 级放射性口腔黏膜炎患者需要进行肠外营养或胃管，因此需要住院治疗。

（五）进入路径标准

1. 第一诊断必须符合疾病编码 ICD-10：K12.105，B37.001。

2. 若患者同时具有其他疾病诊断，但在治疗期间不需要特殊处理也不影响第一诊断的临床路径流程实施，可以进入路径。

> **释义**
>
> ■ 进入路径前应对患者进行详细的临床检查及评估，不需要住院及伴有严重并发症患者不能纳入本路径。

（六）入院后第 1~3 天

必须检查的项目：

（1）血常规、尿常规、大便常规、生化全套。

（2）病原学检查及药敏。

释义

■ 患者入院后要进行相关检查，排除潜在风险，同时便于临床治疗。
■ 部分患者同时合并微生物感染，为了更有针对性同时减少药物滥用，病原学检查十分必要。

（七）治疗方案与药物选择

1. 评估特定病原体的危险因素，入院后尽快给予营养支持（4~8小时）、口腔护理（4~8小时）、抗菌药物和激素等治疗（4~24小时）。
2. 药物选择：根据《抗菌药物临床应用指导原则（2015年版）》（国卫办医发〔2015〕43号），结合患者病情合理使用抗菌药物。
3. 初始治疗2~3天后进行临床评估，根据患者病情变化调整抗菌药物。
4. 对症支持治疗：局部镇痛、营养支持治疗。

释义

■ 患者入院除常规抗炎（感染）治疗外，应积极进行病原菌检查，根据检查结果选用抗菌药物。
■ 随着患者治疗的进行，临床症状不断变化，要根据病损愈合情况，调整药物使用方案，避免过度治疗。

（八）出院标准

1. 症状好转，可正常进食48小时。
2. 临床检查见口腔溃疡明显缩小，黏膜充血红肿明显消退，症状明显减轻。

释义

■ 患者症状好转、感染控制情况下，可以出院。患者评级低于3级。

五、放射性口腔黏膜炎临床路径治疗方案

1. 术前预防。进行口腔检查，治疗口内患牙，进行基础牙周治疗，去除显著牙结石，拔除不能保留患牙。注意保持口腔卫生，早晚刷牙，软毛牙刷，使用含氟牙膏，餐后清水漱口。
2. 局部口腔用药。包括局部使用糖皮质激素药膏或者漱口水，局部使用镇痛药物，局部使用阳离子活性剂漱口水，中药漱口水，比如含有菊花、栀子、茱萸、苦参等。
3. 局部病原学检查，包括念珠菌涂片或念珠菌唾液培养。根据病原学检查及治疗反应调整抗菌治疗用药。
4. 经验性抗炎（感染）治疗。对于没有检测条件的情况，对于临床高度可疑合并念珠菌感染的情况，尝试抗念珠菌。
5. 口服药还包括镇痛药，抗炎药及清热利咽类中药等。
6. 对症支持治疗，进食困难或无法进食者采用胃肠营养。

六、放射性口腔黏膜炎患者护理规范

以保持口腔卫生，抗炎，缓解疼痛及帮助进食为原则。

1. 每日清洁护理口腔 2~3 次。使用抗菌和/或抗炎溶液清洁冲洗口腔，对创面涂擦抗炎及镇痛药物。

2. 温凉软食及清淡饮食。

七、放射性口腔黏膜炎患者营养治疗规范

应以清淡饮食为主，增加优质蛋白摄入，同时荤素搭配。减少尖锐硬脆食物，以减少对黏膜创伤的概率。

八、放射性口腔黏膜炎患者健康宣教

1. 放射性口腔预防重于治疗。术前保持好口腔卫生，积极治疗基础口腔疾患，有利于减少放射性口炎的发生。

2. 在治疗过程中，保护好口腔卫生，认真刷牙，能够减轻症状，帮助愈合。

3. 放射性口炎是需要缓慢愈合的疾病，需要进行心理建设。

九、推荐表单

(一) 医师表单

放射性口腔黏膜炎临床路径医师表单

适用对象: 第一诊断为Ⅱ~Ⅲ度放射性口腔黏膜炎

患者姓名:	性别: 年龄: 门诊号:	住院号:
住院日期: 年 月 日	出院日期: 年 月 日	标准住院日: 7~10天

时间	住院第1~3天	住院期间
主要诊疗工作	□ 询问病史及体格检查 □ 进行病情初步评估 □ 上级医师查房 □ 评估特定病原体的危险因素,进行初始口腔清洁、镇痛、支持治疗、经验性抗感染及激素治疗 □ 开化验单,完成病历书写	□ 上级医师查房 □ 核查辅助检查的结果是否有异常 □ 病情评估,维持原有治疗或调整抗菌药物 □ 观察药物不良反应 □ 住院医师书写病程记录
重点医嘱	长期医嘱: □ 放疗科护理常规 □ 一级/二级/三级护理(根据病情) □ 吸氧(必要时) □ 抗菌药物 □ 祛痰剂 临时医嘱: □ 血常规、尿常规、大便常规 □ 生化全套、口腔pH测定 □ 病原学检查及药敏试验 □ 对症镇痛处理	长期医嘱: □ 放疗科护理常规 □ 一级/二级/三级护理(根据病情) □ 口腔护理 □ 雾化吸入(必要时) □ 胃肠营养 □ 抗菌药物 □ 激素治疗 □ 根据病情调整抗菌药物 临时医嘱: □ 对症处理 □ 复查病原学检查 □ 异常指标复查
病情变异记录	□ 无 □ 有,原因: 1. 2.	□ 无 □ 有,原因: 1. 2.
医师签名		

时间	出院前 1~3 天	住院第 7~10 天 （出院日）
主要 诊疗 工作	□ 上级医师查房 □ 评估治疗效果 □ 确定出院后治疗方案 □ 完成上级医师查房记录	□ 完成出院小结 □ 向患者交代出院后注意事项 □ 预约复诊日期
重 点 医 嘱	**长期医嘱：** □ 放疗科护理常规 □ 二级/三级护理（根据病情） □ 营养支持治疗 □ 抗菌药物 □ 激素的使用 □ 根据病情调整 **临时医嘱：** □ 复查病原学检查 □ 根据需要，复查有关检查	**出院医嘱：** □ 出院带药 □ 门诊随诊
病情 变异 记录	□ 无　□ 有，原因： 1. 2.	□ 无　□ 有，原因： 1. 2.
医师 签名		

（二）护士表单

放射性口腔黏膜炎临床路径护士表单

适用对象：第一诊断为Ⅱ～Ⅲ度放射性口腔黏膜炎

患者姓名：	性别： 年龄： 门诊号：	住院号：
住院日期： 年 月 日	出院日期： 年 月 日	标准住院日：7～10天

时间	住院第1～3天	住院期间
健康宣教	□ 宣教保持口腔卫生重要性 □ 指导口腔卫生护理 □ 建议戒除不良口腔习惯	□ 口腔卫生宣教 □ 饮食指导
护理处置	□ 核对患者 □ 建立入院护理病历	□ 遵医嘱完成相关治疗
基础护理	□ 二级护理 □ 晨晚间护理 □ 患者安全管理	□ 二级护理 □ 晨晚间护理 □ 患者安全管理
专科护理	□ 护理查体 □ 口腔清洁及上药 □ 指导饮食 □ 心理护理	□ 病情观察 □ 遵医嘱局部及口服药治疗 □ 需要时，联系主管医师给予相关治疗及用药 □ 心理护理
重点医嘱	□ 详见医嘱执行单	□ 详见医嘱执行单
病情变异记录	□ 无 □ 有，原因： 1. 2.	□ 无 □ 有，原因： 1. 2.
护士签名		

时间	出院前 1~3 天	住院第 7~10 天 （出院日）
健康 宣教	□ 口腔卫生宣教 □ 饮食指导	□ 出院宣教：复查时间，服药方法，活动休息，饮食 □ 指导办理出院手续
护理 处置	□ 遵医嘱完成相关治疗	□ 办理出院手续 □ 书写出院记录
基础 护理	□ 二级护理 □ 晨晚间护理 □ 患者安全管理	□ 二级护理 □ 晨晚间护理 □ 患者安全管理
专 科 护 理	□ 病情观察 □ 遵医嘱局部及口服药治疗 □ 需要时，联系主管医师给予相关治疗及用药 □ 心理护理	□ 病情观察，写出院记录 □ 指导口腔清洁
重点 医嘱	□ 详见医嘱执行单	□ 详见医嘱执行单
病情 变异 记录	□ 无　□ 有，原因： 1. 2.	□ 无　□ 有，原因： 1. 2.
护士 签名		

(三) 患者表单

放射性口腔黏膜炎临床路径患者表单

适用对象：第一诊断为 Ⅱ ~ Ⅲ 度放射性口腔黏膜炎

患者姓名：	性别： 年龄： 门诊号：	住院号：
住院日期： 年 月 日	出院日期： 年 月 日	标准住院日：7~10 天

时间	住院第 1~3 天	住院期间
医患配合	□ 配合询问病史、收集资料，请务必详细告知既往史、用药史、过敏史 □ 配合进行体格检查 □ 有任何不适请告知医师	□ 配合进行各项化验检查 □ 有任何不适请告知医师
护患配合	□ 配合测量体温、脉搏、呼吸、血压、体重 □ 配合完成入院护理评估（简单询问病史、过敏史、用药史） □ 接受入院宣教（环境介绍、病室规定、订餐制度、贵重物品保管等） □ 有任何不适请告知护士	□ 接受健康宣教 □ 配合完成平日护理 □ 自觉维护口腔卫生
饮食	□ 清淡普通饮食	□ 清淡普通饮食
排泄	□ 正常排尿便	□ 正常排尿便
活动	□ 正常活动	□ 正常活动

时间	出院前 1~3 天	住院第 7~10 天 （出院日）
医患 配合	□ 配合进行各项化验检查 □ 有任何不适请告知医师	□ 配合进行各项化验检查 □ 有任何不适请告知医师
护患 配合	□ 接受健康宣教 □ 配合完成平日护理 □ 自觉维护口腔卫生	□ 接受健康宣教 □ 配合完成平日护理 □ 自觉维护口腔卫生
饮食	□ 清淡普通饮食	□ 清淡普通饮食
排泄	□ 正常排尿便	□ 正常排尿便
活动	□ 正常活动	□ 正常活动

附：原表单（2016 年版）

放射性口腔黏膜炎临床路径表单

适用对象：第一诊断为 Ⅱ～Ⅲ度放射性口腔黏膜炎

患者姓名：	性别：	年龄：	门诊号：	住院号：
住院日期： 年 月 日	出院日期： 年 月 日			标准住院日：7～10 天

时间	住院第 1~3 天	住院期间
主要诊疗工作	□ 询问病史及体格检查 □ 进行病情初步评估 □ 上级医师查房 □ 评估特定病原体的危险因素，进行初始口腔清洁、镇痛、支持治疗、经验性抗感染及激素治疗 □ 开化验单，完成病历书写	□ 上级医师查房 □ 核查辅助检查的结果是否有异常 □ 病情评估，维持原有治疗或调整抗菌药物 □ 观察药物不良反应 □ 住院医师书写病程记录
重点医嘱	**长期医嘱：** □ 放疗科护理常规 □ 一级/二级/三级护理（根据病情） □ 吸氧（必要时） □ 抗菌药物 □ 祛痰剂 **临时医嘱：** □ 血常规、尿常规、大便常规 □ 生化全套、口腔 pH 测定 □ 病原学检查及药敏 □ 对症镇痛处理	**长期医嘱：** □ 放疗科护理常规 □ 一级/二级/三级护理（根据病情） □ 口腔护理 □ 雾化吸入（必要时） □ 胃肠营养 □ 抗菌药物 □ 激素治疗 □ 根据病情调整抗菌药物 **临时医嘱：** □ 对症处理 □ 复查病原学检查 □ 异常指标复查
主要护理工作	□ 入院介绍 □ 护理评估 □ 健康教育 □ 用药指导 □ 医嘱执行，病情观察 □ 协助患者完成实验室检查及辅助检查	□ 护理评价 □ 用药效果观察 □ 健康教育 □ 医嘱执行
病情变异记录	□ 无 □ 有，原因： 1. 2.	□ 无 □ 有，原因： 1. 2.
护士签名		
医师签名		

时间	出院前 1~3 天	住院第 7~10 天 （出院日）
主要 诊疗 工作	□ 上级医师查房 □ 评估治疗效果 □ 确定出院后治疗方案 □ 完成上级医师查房记录	□ 完成出院小结 □ 向患者交代出院后注意事项 □ 预约复诊日期
重 点 医 嘱	**长期医嘱：** □ 放疗科护理常规 □ 二级/三级护理（根据病情） □ 营养支持治疗 □ 抗菌药物 □ 激素的使用 □ 根据病情调整 **临时医嘱：** □ 复查病原学检查 □ 根据需要，复查有关检查	**出院医嘱：** □ 出院带药 □ 门诊随诊
主要 护理 工作	□ 观察患者一般情况 □ 观察疗效、各种药物作用和副作用 □ 康复护理 □ 出院指导	□ 协助患者办理出院手续 □ 出院指导
病情 变异 记录	□ 无　□ 有，原因： 1. 2.	□ 无　□ 有，原因： 1. 2.
护士 签名		
医师 签名		

第六节　慢性牙周炎行牙周基础治疗临床路径释义

【医疗质量控制指标】

指标一、治疗前牙周病情评估。

指标二、治疗后牙石情况。

指标三、治疗后 BOP 减少情况。

指标四、PD≥4mm 牙位数减少情况。

一、慢性牙周炎行牙周基础治疗编码

1. 原编码

疾病名称及编码：慢性牙周炎（ICD-10：K05.301）

2. 修改编码

疾病名称及编码：慢性牙周炎（ICD-10：K05.3）

二、临床路径检索方法

K05.3

三、国家医疗保障疾病诊断相关分组（CHS-DRG）

MDCD　头颈、耳、鼻、口、咽疾病及功能障碍

DW1　口腔、牙齿有关疾患

四、慢性牙周炎行牙周基础治疗临床路径标准门诊流程

（一）适用对象

第一诊断为慢性牙周炎（ICD-10：K05.301）

行牙周基础治疗（ICD-9-CM-3：24.39/89.31/96.54）。

> 释义
>
> ■ 本路径仅适用于慢性牙周炎患者中的轻、中度患者。重度慢性牙周炎患者、侵袭性牙周炎患者和反映全身疾病的牙周炎患者的病情重，单纯靠基础治疗难以控制疾病，还需要手术治疗等其他治疗手段，不适宜本路径。
>
> ■ 本路径仅适用于慢性牙周炎的基础治疗阶段。牙周炎的治疗包括4个治疗阶段，即牙周基础治疗阶段、牙周手术治疗阶段、正畸和修复治疗阶段、牙周支持治疗阶段。本路径只是对牙周基础治疗阶段的路径。

（二）诊断依据

根据《临床诊疗指南·口腔医学分册》（中华医学会编著，人民卫生出版社，2005 年）。

1. 临床表现

（1）牙龈炎症表现：牙龈鲜红色或暗红色、质松软、易出血、龈缘变厚、龈乳头变圆钝，牙龈组织表面光亮，点彩消失，有时牙龈也可表现为肥厚。

（2）有牙周袋形成，并有附着丧失，即袋底在釉牙骨质界的根方。

（3）牙槽骨吸收。可表现为水平型吸收；垂直型吸收；凹坑状吸收；以及其他形式的牙槽骨吸收。

（4）可出现牙齿松动和移位。

（5）可伴发牙周牙髓联合病变、根分叉病变、牙周脓肿、牙龈退缩和牙根面敏感。

2. 诊断要点

（1）牙龈红肿或探诊后有出血。

（2）探诊深度>3mm，且有附着丧失>1mm。

（3）X线片显示牙槽骨吸收。

释义

■慢性牙周炎是最常见的一类牙周炎，占牙周炎患者的95%。可发生于任何年龄，但大多数发生于35岁以上的成年人。这类牙周炎的特征是病情进展过程缓慢。

■慢性牙周炎患者的常见主诉是刷牙或进食时牙龈出血，或口内有异味。检查时可观察到牙龈的色、形、质呈炎症表现，有时牙龈也呈肥厚增生表现。进一步牙周探诊检查时，可发现有牙周袋形成和附着丧失，即临床检查可看到或探及釉牙骨质界。

■辅助影像学检查如拍摄X线片检查时，可发现牙槽骨吸收，表现为牙槽骨高度降低、密度降低，吸收的形态可以为水平型、垂直型。常规X线片上无法观察到牙槽骨的凹坑状吸收，只有在CBCT检查或牙周手术时才能观察到。

■慢性牙周炎有时会伴发牙龈退缩和牙根面的敏感，到中、晚期可出现牙松动和移位，并可能伴发牙周牙髓联合病变、根分叉病变、牙周脓肿。

■根据牙周袋探诊深度、结缔组织附着丧失和牙槽吸收程度，慢性牙周炎可分为轻度、中度和重度：

（1）轻度：牙龈有炎症和探诊出血，牙周袋探诊深度≤4mm，附着丧失1~2mm，X线片显示牙槽骨吸收不超过根长的1/3。

（2）中度：牙周袋探诊深度≤6mm，附着丧失3~4mm，X线片显示牙槽骨吸收超过根长的1/3，但不超过根长的1/2，可有轻度牙松动，多根牙可有轻度根分叉病变。

（3）重度：牙周袋探诊深度>6mm，附着丧失≥5mm，X线片显示牙槽骨吸收超过根长的1/2，牙多有松动，多根牙有根分叉病变，可发生牙周脓肿。

■要作出牙周炎的诊断，除具有牙龈炎症表现（即红肿和探诊后出血）外，还须探查到釉牙骨质界和/或在X线片上观察到牙槽骨吸收。

■在作出慢性牙周炎诊断后，还需根据疾病进展速度和破坏程度对慢性牙周炎的程度作出判断，轻度和中度慢性牙周炎才适宜进入本路径。重度牙周炎病情过重，单纯通过本路径难以控制疾病，还需要其他治疗，因此不适宜进入本路径。

（三）治疗方案的选择

根据《临床诊疗指南·口腔医学分册》（中华医学会编著，人民卫生出版社，2005年），治疗原则及方案为：

1. 慢性牙周炎的治疗原则是有效清除和控制菌斑及其他致病因子，消除炎症并促进牙周组织的修复和再生，恢复牙周组织的生理形态，重建有稳定的良好功能的牙列。

2. 牙周基础治疗

（1）口腔卫生指导，菌斑控制。

（2）施行洁治术、龈下刮治术和根面平整，以消除龈上和龈下菌斑、牙石，平整根面。

（3）消除菌斑滞留因素和其他局部刺激因素。

（4）拔除无保留价值或预后极差的牙。

（5）炎症控制后进行必要的咬合调整，如需要可做暂时性松牙固定。

（6）药物治疗：对有明显的急性炎症或某些重症患者，可辅予局部用抗菌药物或全身用抗菌药物。

（7）尽可能纠正全身危险因素或环境危险因素，如全身病的控制、戒烟等。

3. 牙周手术治疗：在基础治疗后4~12周，对牙周情况进行再评估。若仍有较深的牙周袋（≥5mm），且探诊有出血，或根面牙石不易彻底清除，炎症不能控制，或有牙龈及骨形态不良、膜龈关系不正常时，可选择各种牙周手术治疗。

4. 正畸与修复治疗：一般在牙周手术治疗后3个月进行。

5. 牙周支持治疗：是牙周疗效得以长期保持的先决条件。根据复查发现的问题进行治疗和口腔卫生指导。

释义

■牙周基础治疗是四个阶段治疗中的第一阶段，每位慢性牙周炎患者都必须接受的最基本的治疗。

■牙周基础治疗是针对病因的治疗，目的是消除局部及系统性致病因素，消除危险因素，将炎症控制到最低程度。

■菌斑是慢性牙周炎的始动因子，并且会不断地形成，因此，消除和控制菌斑是基础治疗的首要内容。要针对患者的病情，进行个性化的口腔卫生知识的宣传教育，有针对性指导患者进行菌斑清除和控制的方法，如正确刷牙、使用牙线或牙间隙刷等，通过患者自我口腔清洁，达到控制菌斑的目的。

■龈上和龈下牙石是最常见的牙周炎局部促进因素，在牙石表面总有菌斑存在，因此，去除龈上和龈下牙石及菌斑是最主要的治疗措施。龈上洁治术是清除龈上牙石和菌斑的方法，龈下刮治和根面平整术是消除龈下牙石和菌斑、进行根面清创的方法。

■充填物悬突、邻面龋、食物嵌塞等菌斑滞留因素和其他局部因素的存在，使菌斑难以被清除，导致疾病持续存在或发展。因此应采取措施消除这些因素。

■无保留价值的患牙应予拔除。病情发展到附着丧失达根尖、牙槽骨吸收达根尖或根尖1/3、牙松动Ⅲ度等情况时，患牙的预后极差，应及时拔除，避免其对邻牙带来损害，也避免其对整体疗效和功能的不良影响。

■咬合创伤也是慢性牙周炎的致病促进因素，在与炎症同时存在时会加速牙周支持组织的破坏。在炎症控制后应对咬合创伤进行处理，可根据病情进行咬合调整、松牙固定等治疗。

■药物治疗是慢性牙周炎的辅助治疗措施，不能替代洁治和刮治等机械治疗。药物治疗包括局部用药或全身用药。主要用于牙周脓肿等急性炎症患者、重度慢性牙周炎患者、侵袭性牙周炎患者、伴有全身疾病的牙周炎患者等。轻度和中度慢性牙周炎患者一般不需药物治疗。

■甲硝唑是治疗重度慢性牙周炎、牙周脓肿的常用抗菌药物。侵袭性牙周炎患者常需甲硝唑和阿莫西林联合应用。

■糖尿病等全身疾病、吸烟等是慢性牙周炎的全身危险因素或环境危险因素，需要给予控制和纠正。

■牙周手术治疗、正畸和修复治疗是牙周炎治疗的第二、第三阶段治疗，只有部分患者需要这些治疗，应根据患者的病情来选择。这些治疗内容不是本路径的治疗内容。

■牙周支持治疗是牙周炎治疗的第四阶段,每位患者都需要。在经过前几阶段的治疗后,需定期复查,加强口腔卫生指导,并针对复查发现的问题进行治疗。这样才能长期保持牙周治疗的效果。这个阶段的治疗对疗效的长期维持是必须的,但也不是本路径的治疗内容。

(四) 标准治疗疗程2~9次

释义

■疾病的程度不同,需要的疗程不同。龈上洁治、抛光可以1~3次完成,全口牙周探诊检查、龈下刮治和根面平整可以1~6次完成。口腔卫生指导贯穿于上述治疗中,其他治疗内容可以合并或单独疗程完成。

(五) 进入路径标准

1. 第一诊断必须符合慢性牙周炎(ICD-10:K05.301)。
2. 若患者同时具有其他疾病诊断,但在治疗期间不需要特殊处理也不影响第一诊断的临床路径流程实施,可以进入路径。

释义

■进入本路径前必须经过全面的牙周检查,包括牙周探诊检查,必要时拍摄X线片,经过检查明确诊断为慢性牙周炎,而且为轻度或中度慢性牙周炎,才适合进入本路径。

■如果患者同时伴有其他疾病,例如控制良好的糖尿病、高血压但经过服药血压控制在正常范围等,在治疗期间不需要特殊处理,也不影响本临床路径流程的实施,可进入本路径,但若疾病控制不佳,或需要特殊处理者,则不适宜进入本路径。

(六) 疗效好转标准

1. 好转:牙龈炎症减轻,自觉症状明显改善。
2. 未愈:症状未改善或症状加重。

释义

■经过牙周基础治疗,牙石和菌斑等致病因素被清除,在治疗后1~3个月内,慢性牙周炎患者的牙龈炎症将会减轻,即:牙龈红肿减轻或消退,探诊后出血减轻,刷牙后牙龈出血等自觉症状也会减轻或消退。此外,牙周探诊深度也往往会变浅。这些变化说明治疗有效,疾病好转。

■如果患者的牙龈红肿和牙龈出血症状在治疗后1~3个月内未改善或还加重,说明治疗无效。

■ 由于菌斑是不断形成的，如果患者没有很好地进行自我菌斑控制，有可能在治疗后短期内疾病明显改善或好转，但随着菌斑不断地形成和增多，甚至新的牙石形成，牙龈会再次出现红肿、出血等表现，探诊深度又会加深，疾病复发。牙周治疗不是一劳永逸的治疗，需要终生维护（第四阶段的牙周支持治疗），因此，疗效的评判需在治疗后的一定时间范围内（如治疗后1个月、3个月）进行。

（七）变异及原因分析

1. 患者病情重，存在下列病情之一者不进入路径。

（1）探诊深度≥6mm。

（2）牙槽骨吸收超过根长的1/2。

（3）牙齿松动。

（4）炎症较明显且伴有牙周脓肿。

（5）后牙有Ⅱ度或Ⅲ度根分叉病变。

（6）牙周牙髓联合病变。

2. 患者病情较重，基础治疗后仍存在探诊深度≥5mm位点且有探诊出血时，若再次治疗效果不佳，可进一步考虑牙周手术治疗或药物治疗。

3. 患者因身心原因不能耐受或配合治疗时，需在征得患者或监护人同意后延缓治疗，此前需完成必要的相关检查。

> **释义**
>
> ■ 患者病情符合重度牙周炎的表现不进入本路径。
>
> ■ 患者在基础治疗后仍存在探诊深度≥5m的位点且伴有探诊后出血，有可能是患者自我菌斑控制不佳造成的，对此可加强口腔卫生指导，再次基础治疗；如果不是菌斑控制不佳所导致，则为牙周治疗的第二阶段即手术阶段治疗的适应证，应属于变异情况，退出本路径。
>
> ■ 牙周基础治疗主要为机械治疗，需要患者的配合，患者由于身心原因无法耐受或配合治疗时，需要与患者或其监护人沟通，他们同意后可延缓治疗。这属于变异情况，不进入本路径。
>
> ■ 在延缓治疗前，需进行对疾病诊断和病情判断有关的必要检查，以便告知患者的病情及可能的预后。

五、慢性牙周炎行牙周基础治疗临床路径治疗方案

1. 口腔卫生指导。

2. 洁治、喷砂和/或牙面抛光（根据病情1~3次完成）。

3. 龈下刮治及根面平整（根据病情1~6次完成）。

4. 局部冲洗和/或局部用药。

5. 菌斑滞留因素和其他局部致病因素的去除（根据情况采用）。

六、慢性牙周炎行牙周基础治疗患者健康宣教

1. 说明菌斑是导致慢性牙周炎的病因因素，牙石等是局部刺激因素。

2. 说明菌斑的形成过程。

3. 说明控制菌斑的方法。

4. 说明控制菌斑在慢性牙周炎治疗中的作用。

5. 指导患者采用正确方法进行菌斑控制（刷牙、牙线使用、牙间隙刷使用）。

6. 说明基础治疗后要控制好菌斑才能保证疗效。

7. 说明治疗后要定期复查、复治，才能保持疗效。

七、推荐表单

慢性牙周炎行牙周基础治疗临床路径表单

适用对象：第一诊断为慢性牙周炎（ICD-10：K05.301）

行牙周基础治疗（ICD-9-CM-3：24.39/89.31/96.54）

患者姓名：	性别： 年龄：	门诊号：
初诊日期： 年 月 日	治疗完成日期： 年 月 日	疗程： 天

时间	诊疗第1次 （初次门诊、洁治）	诊疗第2次 （补充洁治）	诊疗第3次 （牙周专科检查）
主要诊疗工作	□ 询问病史及体格检查 □ 牙周检查 □ 必要的辅助检查 □ 诊断 □ 制订治疗计划 □ 必要时会诊 □ 完成病历书写 □ 洁治治疗（部分或全部牙齿） □ 局部冲洗 □ 局部用药 □ 牙面抛光术（色素多、牙龈炎症轻的患者） □ 口腔卫生指导	□ 口腔卫生情况检查 □ 牙龈炎症情况的检查 □ 余留牙齿洁治（必要时） □ 局部冲洗 □ 局部用药 □ 喷砂 □ 牙面抛光术 □ 口腔卫生指导	□ 口腔卫生情况检查 □ 牙龈炎症情况的检查 □ 详细牙周专科检查记录 □ 必要时会诊 □ 完善治疗计划 □ 局部冲洗 □ 局部用药 □ 口腔卫生指导
重点医嘱	**长期医嘱：** □ 向患者或监护人交代诊疗过程和注意事项 □ 需转科治疗的患牙 □ 定期复查复治 **临时医嘱：** □ 洁治后注意事项 □ 菌斑控制方法 □ 局部抗炎药（必要时）	**长期医嘱：** □ 定期复查复治 **临时医嘱：** □ 治疗后注意事项 □ 菌斑控制方法 □ 局部抗炎药（必要时）	**长期医嘱：** □ 需转科治疗的患牙 □ 定期复查复治 **临时医嘱：** □ 治疗后注意事项 □ 菌斑控制方法 □ 局部抗炎药（必要时） □ 全身应用抗菌药物（必要时）
主要护理工作	□ 协助医师完成相关工作	□ 协助医师完成相关工作	□ 协助医师完成相关工作
病情变异记录	□ 无 □ 有，原因： 1. 2.	□ 无 □ 有，原因： 1. 2.	□ 无 □ 有，原因： 1. 2.
护士签名			
医师签名			

时间	诊疗第 4 次 （龈下刮治及根平）	诊疗第 5 次 （龈下刮治及根平）	诊疗第 6 次 （龈下刮治及根平）
主要诊疗工作	□ 口腔卫生情况检查 □ 牙龈炎症情况的检查 □ 治疗计划的调整 □ 局部麻醉 □ 分区段龈下刮治及根面平整 □ 局部冲洗 □ 局部用药 □ 口腔卫生指导	□ 口腔卫生情况检查 □ 牙龈炎症情况的检查 □ 治疗计划的调整 □ 局部麻醉 □ 分区段龈下刮治及根面平整 □ 局部冲洗 □ 局部用药 □ 口腔卫生指导	□ 口腔卫生情况检查 □ 牙龈炎症情况的检查 □ 治疗计划的调整 □ 局部麻醉 □ 分区段龈下刮治及根面平整 □ 局部冲洗 □ 局部用药 □ 牙面抛光术 □ 口腔卫生指导
重点医嘱	**长期医嘱：** □ 需转科治疗的患牙 □ 定期复查复治 **临时医嘱：** □ 治疗后注意事项 □ 菌斑控制方法 □ 局部抗炎药（必要时） □ 全身应用抗菌药物（必要时）	**长期医嘱：** □ 需转科治疗的患牙 □ 定期复查复治 **临时医嘱：** □ 治疗后注意事项 □ 菌斑控制方法 □ 局部抗炎药（必要时） □ 全身应用抗菌药物（必要时）	**长期医嘱：** □ 需转科治疗的患牙 □ 定期复查复治 **临时医嘱：** □ 治疗后注意事项 □ 菌斑控制方法 □ 局部抗炎药（必要时） □ 全身应用抗菌药物（必要时）
主要护理工作	□ 协助医师完成相关工作	□ 协助医师完成相关工作	□ 协助医师完成相关工作
病情变异记录	□ 无　□ 有，原因： 1. 2.	□ 无　□ 有，原因： 1. 2.	□ 无　□ 有，原因： 1. 2.
护士签名			
医师签名			

时间	诊疗第 7 次 （龈下刮治及根平）	诊疗第 8 次 （龈下刮治及根平）	诊疗第 9 次 （龈下刮治后检查）
主要诊疗工作	□ 口腔卫生情况检查 □ 牙龈炎症情况的检查 □ 治疗计划的调整 □ 局部麻醉 □ 分区段龈下刮治及根面平整 □ 局部冲洗 □ 局部用药 □ 口腔卫生指导	□ 口腔卫生情况检查 □ 牙龈炎症情况的检查 □ 治疗计划的调整 □ 局部麻醉 □ 分区段龈下刮治及根面平整 □ 局部冲洗 □ 局部用药 □ 口腔卫生指导	□ 口腔卫生情况检查 □ 牙龈炎症情况的检查 □ 咬合检查和调整 □ 松牙夹板 □ 喷砂 □ 牙面抛光 □ 口腔卫生指导
重点医嘱	长期医嘱： □ 需转科治疗的患牙 □ 定期复查复治 临时医嘱： □ 治疗后注意事项 □ 菌斑控制方法 □ 局部抗炎药（必要时） □ 全身应用抗菌药物（必要时）	长期医嘱： □ 需转科治疗的患牙 □ 定期复查复治 临时医嘱： □ 治疗后注意事项 □ 菌斑控制方法 □ 局部抗炎药（必要时） □ 全身应用抗菌药物（必要时）	长期医嘱： □ 需转科治疗的患牙 □ 定期复查复治 临时医嘱： □ 治疗后注意事项 □ 菌斑控制方法 □ 局部抗炎药（必要时） □ 全身应用抗菌药物（必要时）
主要护理工作	□ 协助医师完成相关工作	□ 协助医师完成相关工作	□ 协助医师完成相关工作
病情变异记录	□ 无 □ 有，原因： 1. 2.	□ 无 □ 有，原因： 1. 2.	□ 无 □ 有，原因： 1. 2.
护士签名			
医师签名			

附：原表单（2016 年版）

慢性牙周炎行牙周基础治疗临床路径表单

适用对象：第一诊断为慢性牙周炎（ICD-10：K05.301）

行牙周基础治疗（ICD-9-CM-3：24.39/89.31/96.54）

患者姓名：		性别：　　年龄：　　门诊号：	
初诊日期：　　年　月　日		治疗完成日期：　　年　月　日	疗程：　　天

时间	诊疗第 1 次 （初次门诊、洁治）	诊疗第 2 次 （补充洁治）	诊疗第 3 次 （牙周专科检查）
主要诊疗工作	□ 询问病史及体格检查 □ 牙周检查 □ 必要的辅助检查 □ 诊断 □ 制订治疗计划 □ 必要时会诊 □ 完成病历书写 □ 洁治治疗（部分或全部牙齿） □ 局部冲洗 □ 局部用药 □ 牙面抛光术（色素多、牙龈炎症轻的患者） □ 口腔卫生指导	□ 口腔卫生情况检查 □ 牙龈炎症情况的检查 □ 余留牙齿洁治（必要时） □ 局部冲洗 □ 局部用药 □ 喷砂 □ 牙面抛光术 □ 口腔卫生指导	□ 口腔卫生情况检查 □ 牙龈炎症情况的检查 □ 详细牙周专科检查记录 □ 必要时会诊 □ 完善治疗计划 □ 局部冲洗 □ 局部用药 □ 口腔卫生指导
重点医嘱	长期医嘱： □ 向患者或监护人交代诊疗过程和注意事项 □ 需转科治疗的患牙 □ 定期复查复治 临时医嘱： □ 洁治后注意事项 □ 菌斑抑制剂 □ 局部消炎药	长期医嘱： □ 定期复查复治 临时医嘱： □ 治疗后注意事项 □ 菌斑抑制剂 □ 局部消炎药	长期医嘱： □ 需转科治疗的患牙 □ 定期复查复治 临时医嘱： □ 治疗后注意事项 □ 菌斑抑制剂 □ 局部消炎药 □ 全身应用抗菌药物
主要护理工作	□ 协助医师完成相关工作	□ 协助医师完成相关工作	□ 协助医师完成相关工作
病情变异记录	□ 无　□ 有，原因： 1. 2.	□ 无　□ 有，原因： 1. 2.	□ 无　□ 有，原因： 1. 2.
护士签名			
医师签名			

时间	诊疗第4次 （龈下刮治及根平）	诊疗第5次 （龈下刮治及根平）	诊疗第6次 （龈下刮治及根平）
主要诊疗工作	□ 口腔卫生情况检查 □ 牙龈炎症情况的检查 □ 治疗计划的调整 □ 局部麻醉 □ 分区段龈下刮治及根面平整 □ 局部冲洗 □ 局部用药 □ 口腔卫生指导	□ 口腔卫生情况检查 □ 牙龈炎症情况的检查 □ 治疗计划的调整 □ 局部麻醉 □ 分区段龈下刮治及根面平整 □ 局部冲洗 □ 局部用药 □ 口腔卫生指导	□ 口腔卫生情况检查 □ 牙龈炎症情况的检查 □ 治疗计划的调整 □ 局部麻醉 □ 分区段龈下刮治及根面平整 □ 局部冲洗 □ 局部用药 □ 牙面抛光术 □ 口腔卫生指导
重点医嘱	长期医嘱： □ 需转科治疗的患牙 □ 定期复查复治 临时医嘱： □ 治疗后注意事项 □ 菌斑抑制剂 □ 局部消炎药 □ 全身应用抗菌药物	长期医嘱： □ 需转科治疗的患牙 □ 定期复查复治 临时医嘱： □ 治疗后注意事项 □ 菌斑抑制剂 □ 局部消炎药 □ 全身应用抗菌药物	长期医嘱： □ 需转科治疗的患牙 □ 定期复查复治 临时医嘱： □ 治疗后注意事项 □ 菌斑抑制剂 □ 局部消炎药 □ 全身应用抗菌药物
主要护理工作	□ 协助医师完成相关工作	□ 协助医师完成相关工作	□ 协助医师完成相关工作
病情变异记录	□ 无　□ 有，原因： 1. 2.	□ 无　□ 有，原因： 1. 2.	□ 无　□ 有，原因： 1. 2.
护士签名			
医师签名			

时间	诊疗第 7 次 （龈下刮治及根平）	诊疗第 8 次 （龈下刮治及根平）	诊疗第 9 次 （龈下刮治后检查）
主要诊疗工作	□ 口腔卫生情况检查 □ 牙龈炎症情况的检查 □ 治疗计划的调整 □ 局部麻醉 □ 分区段龈下刮治及根面平整 □ 局部冲洗 □ 局部用药 □ 口腔卫生指导	□ 口腔卫生情况检查 □ 牙龈炎症情况的检查 □ 治疗计划的调整 □ 局部麻醉 □ 分区段龈下刮治及根面平整 □ 局部冲洗 □ 局部用药 □ 口腔卫生指导	□ 口腔卫生情况检查 □ 牙龈炎症情况的检查 □ 咬合检查和调整 □ 松牙夹板 □ 喷砂 □ 牙面抛光 □ 口腔卫生指导
重点医嘱	长期医嘱： □ 需转科治疗的患牙 □ 定期复查复治 临时医嘱： □ 治疗后注意事项 □ 菌斑抑制剂 □ 局部消炎药 □ 全身应用抗菌药物	长期医嘱： □ 需转科治疗的患牙 □ 定期复查复治 临时医嘱： □ 治疗后注意事项 □ 菌斑抑制剂 □ 局部消炎药 □ 全身应用抗菌药物	长期医嘱： □ 需转科治疗的患牙 □ 定期复查复治 临时医嘱： □ 治疗后注意事项 □ 菌斑抑制剂 □ 局部消炎药 □ 全身应用抗菌药物
主要护理工作	□ 协助医师完成相关工作	□ 协助医师完成相关工作	□ 协助医师完成相关工作
病情变异记录	□ 无　□ 有，原因： 1. 2.	□ 无　□ 有，原因： 1. 2.	□ 无　□ 有，原因： 1. 2.
护士签名			
医师签名			

第七节 牙周脓肿行急症处理临床路径释义

【医疗质量控制指标】

指标一、脓液引流效果。

指标二、复查时脓肿消退情况。

一、牙周脓肿行急症处理编码

1. 原编码

疾病名称及编码：（急性）牙周脓肿（ICD-10：K05.204）

2. 修改编码

疾病名称及编码：急性牙周脓肿（ICD-10：K05.201）

二、临床路径检索方法

K05.201

三、国家医疗保障疾病诊断相关分组（CHS-DRG）

MDCD 头颈、耳、鼻、口、咽疾病及功能障碍

DW1 口腔、牙齿有关疾患

四、牙周脓肿行急症处理临床路径标准门诊流程

（一）适用对象

第一诊断为（急性）牙周脓肿（ICD-10：K05.204）

行急症处理。

> **释义**
>
> ■ 牙周脓肿一般为急性过程，称为急性牙周脓肿，急性期过后可转为慢性期，称为慢性牙周脓肿。急性牙周脓肿可能发生在单颗牙位，也可能同时发生在多颗牙，此时称为多发性牙周脓肿。
>
> ■ 适宜本路径的是急性牙周脓肿，并且是单发的急性牙周脓肿。多发性牙周脓肿不适宜进入本路径，脓肿引流后进入慢性期的牙周脓肿也不适宜本路径。
>
> ■ 牙龈脓肿和来自于牙髓疾病或根尖周感染的牙槽脓肿不适宜本路径。

（二）诊断依据

根据《临床牙周病学》（孟焕新主编，北京大学医学出版社，2014年，第2版）或《牙周病学》（孟焕新主编，人民卫生出版社，2013年，第4版）。

1. 临床表现

（1）起病急，局部有疼痛。

（2）患牙唇颊侧或舌腭侧形成椭圆形或半球状的肿胀突起，牙龈发红水肿，表面光亮。

（3）患牙可有叩痛并伴有明显松动，牙周探诊可及深牙周袋及龈下牙石，袋内可有溢脓。

（4）X线片显示有明显牙槽骨吸收，可呈水平型或垂直吸收。

（5）脓肿单发或多发，可累及单牙或多牙。

（6）患者一般无明显的全身症状，可有局部淋巴结肿大或白细胞轻度增多。多发性牙周脓

肿，常伴有较明显的全身不适。

2. 诊断要点

（1）急性病程，伴疼痛症状。

（2）牙龈可见脓肿形成，伴附着丧失，可探及深牙周袋，患牙可伴松动。

（3）X线片可显示明显牙槽骨吸收。

（4）牙髓活力正常。

（5）多发脓肿应警惕伴有全身疾病（如糖尿病）的可能性。

释义

■ 牙周脓肿是牙周炎发展到晚期出现的一个伴发症状或伴发病变，是位于牙周袋壁的深层结缔组织内的局限性、化脓性炎症。

■ 急性牙周脓肿的发病急，在脓肿的早期，炎症浸润较为广泛，组织张力大，导致局部疼痛明显，可表现为搏动性疼痛。

■ 牙周脓肿是牙周袋壁的急性局限性化脓性炎症，会表现为牙周袋壁局限性的肿胀突起，牙龈红肿发亮，呈半球形或椭圆形，可发生于患牙的唇颊侧，也可发生于舌腭侧。

■ 注意牙周脓肿肿胀的部位是牙周袋壁，而不是根尖部。

■ 牙周脓肿形成时，急性炎症明显，炎症会波及牙周膜，牙周膜水肿会使患牙出现"浮起感"，叩诊时疼痛，牙的松动度增加。

■ 因感染来自牙周袋，患牙的牙髓活力一般是正常的，除非同时伴有牙髓疾病。

■ 在脓肿形成的晚期，脓液相对局限，脓肿表面变软，扪诊时有波动感，此时疼痛可能减轻。牙周探诊检查或轻压牙龈时可见到牙周袋溢脓。

■ 牙周脓肿是牙周炎晚期出现的伴发病变，因此存在牙周炎晚期的所有表现：牙龈红肿等炎症表现、有深牙周袋和附着丧失、X线片显示牙槽骨吸收（水平型或垂直型吸收）、牙齿松动。

■ 牙周脓肿可发生于一个患牙的牙周袋壁，也可发生于多个患牙的牙周袋壁。

■ 单发牙周脓肿的患者一般无明显的全身症状，可有局部淋巴结肿大，或白细胞轻度增多。而多发性牙周脓肿形成时，患者的痛苦较大，常伴有较明显的全身不适。

■ 患者伴有糖尿病等全身疾病时，全身抵抗力低，易发生牙周脓肿，常会形成多发性牙周脓肿。

■ 要诊断急性牙周脓肿，牙周袋壁部位的牙龈要有脓肿形成，伴附着丧失和深牙周袋，也可能脓肿与深牙周袋不是同一位点，形成复杂牙周袋；病程急，伴有疼痛；牙髓活力正常；患牙可伴松动；X线片上可见明显牙槽骨吸收。

■ 诊断急性牙周脓肿时，还要注意脓肿是单发还是多发。如果是多发脓肿，应注意是否伴有糖尿病等全身疾病。

■ 急性牙周脓肿引流后，如未及时治疗，就会进入慢性期，形成慢性牙周脓肿。

■ 急性牙周脓肿需与牙龈脓肿鉴别，牙龈脓肿的部位局限于龈乳头或龈缘，并非在牙周袋底对应的袋壁处，常由异物刺入等因素引起，无牙周炎病史，因此无牙周袋和牙槽骨吸收。

■ 急性牙周脓肿还需与急性牙槽脓肿鉴别，牙槽脓肿的感染来源于牙髓感染扩散至根尖周，因此脓肿部位位于根尖周区域，脓肿位于骨膜下时疼痛重，移行沟变浅，患牙无牙髓活力，叩痛重。根尖片显示根尖周骨质破坏，而牙槽骨嵴顶无吸收。

（三）治疗方案的选择

根据《临床牙周病学》（孟焕新主编，北京大学医学出版社，2014年，第2版）治疗原则及方案为：

1. （急性）牙周脓肿的总体治疗原则是镇痛、防止感染扩散以及脓液引流。

2. 脓肿初期脓液尚未形成前，可清除大块牙石，冲洗牙周袋，袋内使用防腐收敛药或抗菌药。

3. 脓肿后期脓液形成出现波动感时，可以进行脓肿切开引流，并彻底冲洗脓腔。

4. 给予含漱药物，协助控制口腔卫生，必要时给予全身抗菌药或支持疗法。

5. 急性期过后要进行积极的牙周基础治疗，治疗慢性牙周感染，避免脓肿再次发生，没有保留价值的患牙应在急性症状缓解后予以拔除。

> **释义**
>
> ■ 急性牙周脓肿的总体治疗原则是：镇痛、防止感染扩散、引流脓液。
>
> ■ 如果在脓肿初期，脓液还未形成时，可清除大块牙石，冲洗牙周袋，可局部用药：袋内用抗菌药或防腐收敛药。
>
> ■ 如果在脓肿后期，有波动感，说明脓液已经形成，此时，应切开脓肿，或袋内刺破脓肿，彻底引流脓液，并冲洗脓腔；可局部用药，如袋内用抗菌药物，尤其是抗厌氧菌药物，还可给予含漱药物，如含甲硝唑的含漱液、氯己定含漱液等，协助控制口腔卫生，必要时给予全身抗菌药或支持疗法，用抗厌氧菌的药物效果最佳。
>
> ■ 在急性期过后，需进行积极的牙周基础治疗，加强控制感染，拔除无保留价值的患牙，酌情手术治疗，如不积极治疗牙周炎，牙周脓肿有可能再次复发。

（四）标准治疗疗程为2~5次

> **释义**
>
> ■ 急性牙周脓肿诊断后，需进行急症处理1次，脓肿切开引流、冲洗，局部用药，并进行口腔卫生指导。
>
> ■ 复查需1~4次，根据病情不同疗程次数不同，复查时观察脓肿恢复情况，重复冲洗、局部用药，和加强口腔卫生指导，直至脓肿消退。

（五）进入路径标准

1. 第一诊断必须符合（急性）牙周脓肿（ICD-10：K05.204）。

2. 患者全身健康，不伴有加重牙周感染的其他全身疾病。

3. 急性后期牙周脓肿，慢性牙周脓肿，多发性牙周脓肿，或者患牙同时伴有牙髓感染不进入此路径。

4. 当患者同时具有其他疾病诊断时，但在治疗期间不需要特殊处理也不影响第一诊断的临床路径流程实施时，可以进入路径。

释义

　　■ 经过检查后确诊为急性牙周脓肿，并且是单发的牙周脓肿，需要急症处理，才适合进入本路径。

　　■ 如果是多发的牙周脓肿，往往有全身因素的影响，不适宜进入本路径。

　　■ 慢性牙周脓肿、急性期已得到引流的牙周脓肿，已不需要急症处理，不适宜进入本路径。

　　■ 牙周牙髓联合病变引起的牙周脓肿，由于伴有牙髓来源的感染，处理方式与单纯的牙周脓肿不同，不适宜进入本路径。

　　■ 急性牙周脓肿的患者同时患有其他疾病，若属于不影响牙周感染控制的全身疾病或在治疗期间不需要特殊处理的疾病，可进入本路径。否则不适宜进入本路径。

（六）疗效标准

1. 痊愈：脓肿消退，牙龈肿痛症状消失。
2. 好转：脓肿症状减轻，牙龈肿痛症状缓解。
2. 未愈：肿痛症状未消失或扩散至更大范围。

释义

　　■ 经过去除大块牙石、脓肿引流、局部冲洗上药后等处理，并加上药物含漱和口腔卫生指导后良好的菌斑控制，脓肿在3天后会明显减轻，牙龈肿痛症状缓解，即好转。

　　■ 急症处理后1周或2周时脓肿多会消退，肿痛症状会消失，即脓肿痊愈。

　　■ 因为急症处理后，组织的愈合需要一定的时间，因此判断疗效时需在适宜的时间进行。

　　■ 急症处理后的脓肿消退只是急性牙周脓肿的消退，牙周炎依然存在，牙周组织仍有感染和炎症，因此，在牙周脓肿的急症消退后，仍需对牙周炎进行彻底的牙周治疗，才能控制牙周疾病，避免牙周脓肿的再次发生。

　　■ 如果处理后肿痛症状未消失或扩散至更大范围，说明脓肿未愈。牙周脓肿未愈的原因是多方面的，可能有一种或多种原因，例如患者免疫力低下，或急症处理时脓肿切口或刺破的部位不适当，脓肿未得到充分引流，或使用了不适当的药物如过氧化氢等冲洗，将脓肿的感染推向了组织深部，也可能伴有一些全身因素而未能发现等。

（七）变异及原因分析

1. 患者不能维持良好口腔卫生或者不能按照医嘱用药，可能导致治疗周期延长，就诊次数增加。
2. 脓肿出现波动，需要切开引流者。
3. 患者出现体温升高，需要全身服用抗菌药。

释义

■ 在对急性牙周脓肿急症处理时，除了医师操作处理外，还需要患者配合，如按医嘱用药物含漱，根据口腔卫生指导的方法控制菌斑，如果患者不能维持良好口腔卫生或者不能按照医嘱用药，或未按医嘱按时复诊，有可能导致治疗周期延长，就诊次数增加。如确因患者不遵从医嘱出现的变异，应退出本路径。

■ 如果在急性牙周脓肿的初期就诊，脓液尚未完全形成，此时的处理尚不需切开引流，而在处理后复查时，有可能炎症局限而脓液形成，脓肿出现波动，此时需要切开引流。此种变异有可能导致疗程增加。

■ 急性牙周脓肿的病程是个连续的过程，有早期和晚期，患者可能在不同时期就诊，尤其在脓肿早期尚未形成脓液时，炎症范围较为广泛，此时就诊的急症处理不能使疾病戛然停止，需要一个过程，有可能在处理的 1~3 日患者出现体温升高，此时需要全身服用抗菌药，应退出本路径。

■ 如果患者伴有未发现的全身因素如未发现的糖尿病等，更容易出现上述情况，因此，上述情况出现时，应警惕全身疾病的存在，退出本路径，建议患者到相应科室进行全身检查，以便对可能的全身疾病及时诊治。

五、牙周脓肿行急症处理临床路径治疗方案

1. 清除大块牙石。
2. 脓肿切开引流。
3. 局部冲洗、局部用药。
4. 口腔卫生指导。
5. 复查 1~4 次。

六、牙周脓肿行急症处理患者健康宣教

1. 说明牙周脓肿是牙周炎发展到晚期出现的一个伴发症状或伴发病变，是位于牙周袋壁的深层结缔组织内的局限性、化脓性炎症。
2. 治疗后症状需要一定的时间才能逐渐消退。
3. 急性症状消退后仍要进行牙周炎的治疗。

附：原表单（2017年版）

（急性）牙周脓肿行急症处理临床路径表单

适用对象：第一诊断为（急性）牙周脓肿（ICD-10：K05.204）
行急症处理

患者姓名：	性别： 年龄：		门诊号：
初诊日期： 年 月 日	治疗完成日期： 年 月 日		疗程： 天

时间	诊疗第1次 （初次门诊、引流、冲洗）	诊疗第2次 （初诊后3天，复查、冲洗上药）	诊疗第3次 （初诊后1周，复查、确认疾病转归）
主要诊疗工作	□ 询问病史及体格检查 □ 牙周检查 □ 必要的辅助检查 □ 诊断 □ 制订治疗计划 □ 完成病历书写 □ 清除大块牙石 □ 脓肿切开引流 □ 局部冲洗、上药 □ 开具漱口液 □ 口腔卫生指导	□ 脓肿变化情况的检查 □ 局部冲洗、上药 □ 开具漱口液 □ 口腔卫生指导	□ 脓肿愈合情况检查 □ 局部冲洗、上药 □ 完善后续治疗计划
重点医嘱	**长期医嘱：** □ 向患者或监护人交代诊疗过程和注意事项 □ 完善后续牙周治疗 **临时医嘱：** □ 切开引流后注意事项 □ 菌斑抑制剂 □ 局部抗生素	**长期医嘱：** □ 完善后续牙周治疗 **临时医嘱：** □ 治疗后注意事项 □ 菌斑抑制剂 □ 局部抗生素	**长期医嘱：** □ 完善后续牙周治疗 **临时医嘱：** □ 治疗后注意事项
主要护理工作	□ 协助医师完成相关工作	□ 协助医师完成相关工作	□ 协助医师完成相关工作
病情变异记录	□ 无 □ 有，原因： 1. 2.	□ 无 □ 有，原因： 1. 2.	□ 无 □ 有，原因： 1. 2.
护士签名			
医师签名			

第八节 菌斑性龈炎（边缘性龈炎）行牙周基础治疗临床路径释义

【医疗质量控制指标】

指标一、治疗前牙周病情评估。

指标二、治疗后 1~3 月牙石情况。

指标三、治疗后 1~3 月 BOP 减少情况。

一、菌斑性龈炎行牙周基础治疗编码

1. 原编码

疾病名称及编码：菌斑性龈炎（边缘性龈炎）（ICD-10：K05.101）

2. 修改编码

疾病名称及编码：菌斑性龈炎（边缘性龈炎）（ICD-10：K05.104）

二、临床路径检索方法

K05.104

三、国家医疗保障疾病诊断相关分组（CHS-DRG）

MDCD 头颈、耳、鼻、口、咽疾病及功能障碍

DW1 口腔、牙齿有关疾患

四、菌斑性龈炎行牙周基础治疗临床路径标准门诊流程

（一）适用对象

第一诊断为菌斑性龈炎（边缘性龈炎）（ICD-10：K05.104）

行牙周洁治。

> **释义**
>
> ■ 本路径适用于菌斑性龈炎患者。菌斑性龈炎又称边缘性龈炎、慢性龈炎，也被称为单纯性龈炎，是牙龈病中最常见的疾病。
>
> ■ 菌斑性龈炎患者都需要进行牙周洁治治疗，但有少部分患者因慢性炎症导致牙龈明显肥大，形成深的假性牙周袋，这部分患者除洁治外还可能需要刮治来清除假性牙周袋内的龈下牙石，或部分患者还需要手术切除肥大的牙龈，这些患者不适宜进入本路径。
>
> ■ 青春期龈炎、妊娠期龈炎、急性龈乳头炎、坏死性溃疡性龈炎、药物性牙龈肥大、牙龈纤维瘤病、白血病的牙龈病损都是牙龈病，在这些疾病的病因因素中，除菌斑外，还有其他因素，不适宜进入本路径。

（二）诊断依据

根据《临床牙周病学》（孟焕新主编，北京大学医学出版社，2014 年，第 2 版）或《牙周病学》（孟焕新主编，人民卫生出版社，2013 年，第 4 版）。

1. 临床表现

（1）患者自觉症状：刷牙或咬硬物时常有牙龈出血，出血少量或中量，可自行停止，一般没有自发性出血，部分患者可有牙龈痒、胀等不适，可伴口臭。

（2）牙龈有不同程度的炎症表现，充血、水肿、质地松软，炎症一般局限在边缘龈和龈

乳头。

（3）炎症牙龈局部常伴有菌斑和牙石。

（4）探诊深度可以超过 3mm，但不伴有临床附着丧失，牙龈探诊多有出血。

（5）X 线片显示无牙槽骨吸收。

2. 诊断要点

（1）牙龈颜色、形态、质地的改变。

（2）牙龈炎症程度与菌斑、牙石等局部因素相一致。

（3）牙周探诊检查不能探及附着丧失。

（4）X 线片显示无牙槽骨吸收。

释义

■ 菌斑性龈炎是最常见的牙龈病，在我国儿童和青少年的患病率达 70%~90%，成人的患病率达 70% 以上。几乎每个人都可能在其一生的某个时间段发生过，其程度和范围可能不同。

■ 菌斑性龈炎是由菌斑微生物引起的发生于游离龈和龈乳头的慢性炎症性疾病。

■ 菌斑性龈炎的常见主诉症状是刷牙或进食或吸吮时牙龈出血，出血量不多，出血可以自行停止，一般无自发性出血。部分患者可能因牙龈痒、胀等不适来就诊，部分患者可能伴有口腔内异味。

■ 检查时可观察到牙龈有色、形、质的炎症改变，即牙龈充血变红或暗红，龈缘因水肿而变厚，龈乳头可能变得圆钝、肥大，质地松软、变脆，这些炎症表现局限在边缘龈和龈乳头部位。探诊检查时会发现龈沟的探诊深度（龈沟底至龈缘的距离）多在 3mm 以内，也有部分位点可超过 3mm，但探查不到釉牙骨质界，即无临床附着丧失。在牙周探诊检查后常有牙龈出血。如果辅助进行了 X 线片检查，X 线片上显示无牙槽骨吸收，即牙槽骨嵴顶白线清晰，距离釉牙骨质界的距离不超过 2mm。

■ 检查口腔卫生情况时会发现，在炎症牙龈的局部都伴有菌斑堆积、牙石等局部致病因素，牙龈炎症的程度常与菌斑等局部致病因素相一致。

■ 要作出菌斑性龈炎的诊断，首要根据是有牙龈的炎症表现（牙龈色、形、质的改变即牙龈红肿，探诊后出血），牙龈炎症程度与菌斑、牙石等局部病因素相一致；另外的重要依据是在牙周探诊检查时探查不到附着丧失，如果拍摄了 X 线片，X 线片上应显示无牙槽骨吸收。

（三）治疗方案的选择

根据《临床牙周病学》（孟焕新主编，北京大学医学出版社，2014 年，第 2 版），治疗原则及方案为：

1. 去除病因：牙菌斑是引起菌斑性龈炎（边缘性龈炎）的直接病因，通过洁治术清除菌斑、牙石，去除造成菌斑滞留和刺激牙龈的因素，牙龈炎症可在 1 周左右改善。

2. 对于牙龈炎症较重的患者，可配合局部药物治疗，常用的局部药物包括 0.12% 氯己定，3% 过氧化氢（医师用药）等，不建议全身使用抗菌药。

3. 防止复发：菌斑性龈炎（边缘性龈炎）是可逆的，但容易复发，在去除病因的同时，应对患者进行口腔卫生指导，使其能够长期保持良好的口腔卫生状况，并能够进行定期复查和治疗，这样才能保持疗效，防止复发。

释义

■ 对菌斑性龈炎的治疗最主要的是针对病因的治疗，目的是消除致病因素，控制炎症，治愈疾病。

■ 菌斑是菌斑性龈炎的始动因子，菌斑钙化形成牙石，牙石是最常见的局部促进因素，可促进菌斑的积聚，其表面总附着有菌斑，从而引发和/或加重牙龈的炎症。因此，去除龈上牙石和菌斑是最主要的治疗措施。龈上洁治术是清除龈上牙石和菌斑的有效方法。

■ 食物嵌塞、充填体悬突或不密合的修复体边缘、颈部龋洞、口呼吸等因素可导致菌斑滞留，因此，治疗菌斑性龈炎时，还应注意去除这些导致菌斑滞留因素。

■ 牙龈炎症较重时，会有明显的红肿和出血，可配合局部药物治疗。在洁治后通常由医师用3%过氧化氢局部冲洗或擦洗，也可让患者使用0.12%氯己定含漱，每天2次，每次含漱1分钟，辅助化学性控制菌斑，促进愈合。由于菌斑性牙龈炎通过洁治清除菌斑后能很快治愈，病情较重的患者在洁治及局部药物辅助治疗后也能很快治愈，没有必要全身使用抗菌药治疗。

■ 菌斑是菌斑性龈炎的病因，菌斑在被清除后仍会不断地形成，新形成的菌斑需要患者自己通过刷牙、使用牙线等措施及时清除，如果未及时清除，疾病就可能复发。因此，需要针对每位患者的特点，进行个性化的口腔卫生知识的宣传教育，有针对性指导患者正确地刷牙和使用牙线，进行自我菌斑清除和控制，从而治愈疾病和防止疾病复发。

■ 由于患者没能做好菌斑控制，菌斑性龈炎很容易复发，因此，定期复查和定期洁治，可预防菌斑性龈炎发生，也是及时治疗复发的菌斑性龈炎的有效措施。

（四）标准治疗疗程为 2~3 次

释义

■ 根据疾病的程度不同，龈上洁治可以1~2次完成，抛光可以1次完成。局部药物辅助治疗和口腔卫生指导贯穿于上述治疗中。

（五）进入路径标准

1. 第一诊断必须符合菌斑性龈炎（边缘性龈炎）（ICD-10：K05.104）。

2. 患者全身健康，不伴有影响口腔治疗的其他疾病。

3. 探诊深度大于4mm，需要龈下刮治者不纳入此路径。

4. 患者不伴有明显的牙龈肥大或瘤样病损，无须牙周手术纠正牙龈形态。

5. 患者心理状况能够接受常规牙周治疗，过于紧张需要心理干预或者复杂镇静措施的患者不进入此路径。

6. 当患者同时具有其他口腔疾病诊断时，但在治疗期间不需要特殊处理也不影响第一诊断的临床路径流程实施时，可以进入路径。

释义

■ 进入本路径前必须经过全面的牙周检查，包括牙周探诊检查，必要时拍摄 X 线片，经过检查明确诊断为菌斑性龈炎，且不伴有明显的牙龈肥大，才适合进入本路径。

■ 患者诊断为菌斑性龈炎，但有明显的牙龈肥大、增生，形成假性牙周袋，探诊深度大于4mm，有龈下牙石，仅经过洁治和口腔卫生指导控制菌斑，难以获得治愈，还需要龈下刮治以清除龈下牙石，甚至需要手术切除肥大增生的牙龈，因此不适宜进入本路径。

■ 患者全身健康，不伴有影响口腔治疗的其他疾病，可纳入本路径。但如果患者同时伴有其他疾病，这些疾病会影响口腔治疗，则不适宜进入本路径。例如未控制的糖尿病，因血糖高会影响患者对治疗后的反应，可能需要先控制血糖再进行口腔疾病的治疗，或需要同期使用抗菌药，因此不适合进入本路径；未控制的高血压、心脏病等全身疾病，需要在口腔治疗的同时进行特殊处理，这些情况都不适宜进入本路径。

■ 患者不伴有明显的牙龈肥大或瘤样病损，不需牙周手术纠正牙龈形态者可纳入本路径。如果患者伴有某些全身疾病或状态，如高血压、癫痫、肾移植等，需服用的药物会引起牙龈肥大，伴有药物性牙龈肥大，则不纳入本路径。

■ 如果患者由于对口腔治疗过于紧张，需要心理干预或者复杂镇静措施才能接受常规牙周治疗，这些患者不适宜进入本路径。

■ 当患者同时具有其他口腔疾病诊断，对这些疾病的治疗期间不需要特殊处理，也不影响对菌斑性龈炎治疗的临床路径流程实施时，可以进入本路径。

（六）疗效标准

1. 治愈：牙龈炎症消退，自觉症状消失。
2. 好转：牙龈炎症减轻，自觉症状明显改善。
3. 未愈：症状未消失或加重。

释义

■ 经过牙周洁治和菌斑控制，牙石和菌斑等致病因素被清除，在治疗后1周左右，牙龈的炎症将会消退，牙龈的色、形、质可完全恢复正常，即红肿消退，刷牙或进食时牙龈出血等自觉症状也会减轻或消退。达到这种效果为菌斑性龈炎得到治愈。

■ 如果经过本路径的治疗，牙龈的炎症减轻，牙龈的色、形、质明显改善，但未完全恢复正常，即红肿减轻，刷牙或进食时牙龈出血等自觉症状减轻，这种疗效称为好转。

■ 如果经过本路径的治疗，牙龈的炎症没有改善，牙龈的色、形、质与治疗前相比没有变化，牙龈依然红肿或还有加重，刷牙或进食时牙龈出血等自觉症状没有改善甚至加重，说明治疗无效。这种情况应称为未愈。

■ 由于菌斑是不断形成的，如果患者没有很好地进行自我菌斑控制，有可能在治疗后短期内疾病消退或明显改善或好转，但随着菌斑不断地形成和增多，甚至新的牙石形成，牙龈会再次出现红肿、出血等表现，疾病复发。牙周治疗不是一劳永逸的治疗，需要定期维护，因此，疗效的评判需在治疗后的一定时间范围内（如治疗后1周或更长时间）进行。

（七）变异及原因分析

1. 牙龈炎症轻微，菌斑牙石量少的患者，经过1次洁治可以达到完善治疗效果，初诊治疗时即可完成抛光治疗。

2. 患者不能维持良好口腔卫生，牙龈炎症持续，可能需要增加治疗次数，并强化口腔卫生指导。

> **释义**
>
> ■菌斑性龈炎患者的疗效取决于洁治的质量和菌斑控制，如果因洁治的质量不佳，导致牙龈仍有炎症，则认为治疗无效，为未治愈。如果洁治的质量很好，而患者没能控制好菌斑，没能维持良好的口腔卫生，则牙龈炎症也会持续存在，这时就可能需要增加治疗次数，并强化口腔卫生指导。这种情况下应退出本路径。

五、菌斑性龈炎（边缘性龈炎）行牙周基础治疗临床路径治疗方案

1. 口腔卫生指导。
2. 洁治、喷砂和/或牙面抛光（根据病情1~3次完成）。
3. 局部冲洗和/或局部用药。
4. 菌斑滞留因素的去除（根据情况采用）。

六、菌斑性龈炎（边缘性龈炎）行牙周洁治患者健康宣教

1. 说明菌斑是导致菌斑性龈炎的病因因素，牙石等是局部刺激因素。
2. 说明菌斑的形成过程和控制菌斑的方法。
3. 说明控制菌斑在菌斑性龈炎治疗中的作用。
4. 指导患者采用正确方法进行菌斑控制（刷牙、牙线使用、牙间隙刷使用）。
5. 说明治疗后要控制好菌斑才能保证疗效。
6. 说明定期洁治和菌斑控制是预防菌斑性龈炎的重要方法。

附：原表单（2017 年版）

菌斑性龈炎（边缘性龈炎）行牙周洁治临床路径表单

适用对象：第一诊断为菌斑性龈炎（边缘性龈炎）（ICD-10：K05.104）
行牙周洁治

患者姓名：	性别：　　年龄：	门诊号：
初诊日期：　　年　月　日	治疗完成日期：　　年　月　日	疗程：　　天

时间	诊疗第 1 次 （初次门诊、洁治）	诊疗第 2 次 （补充洁治，初次门诊后 1 周）
主要诊疗工作	□ 询问病史及体格检查 □ 牙周检查 □ 诊断 □ 制订治疗计划 □ 完成病历书写 □ 洁治治疗 □ 局部冲洗 □ 口腔卫生指导	□ 口腔卫生情况检查 □ 牙龈炎症情况的检查 □ 针对余留牙石和菌斑再次洁治 □ 局部冲洗 □ 喷砂（色素多的患者） □ 牙面抛光术 □ 口腔卫生指导
重点医嘱	**长期医嘱：** □ 向患者或监护人交代诊疗过程和注意事项 □ 需转科治疗的患牙 □ 个性化口腔卫生指导 □ 定期复查复治 **临时医嘱：** □ 洁治后注意事项	**长期医嘱：** □ 需专科治疗的患牙 □ 强化口腔卫生指导 □ 定期复查复治 **临时医嘱：** □ 治疗后注意事项
主要护理工作	□ 协助医师完成相关工作	□ 协助医师完成相关工作
病情变异记录	□ 无　□ 有，原因： 1. 2.	□ 无　□ 有，原因： 1. 2.
护士签名		
医师签名		

第九节 乳牙慢性牙髓炎临床路径释义

【医疗质量控制指标】

指标一、合适的开髓洞型。

指标二、正确的根管数目。

指标三、充分的根管消毒。

指标四、完善的根管充填。

指标五、严密的冠方封闭。

一、乳牙慢性牙髓炎编码

1. 原编码

疾病名称及编码：乳牙慢性牙髓炎（ICD-10：K04.003，K04.011）

手术操作名称及编码：根管治疗术（ICD-9-CM-3：23.7）

2. 修改编码

疾病名称及编码：乳牙慢性牙髓炎（ICD-10：K04.002）

手术操作名称及编码：根管治疗术（ICD-9-CM-3：23.7）

二、临床路径检索方法

K04.002 伴 23.7

三、国家医疗保障疾病诊断相关分组（CHS-DRG）

MDCD 头颈、耳、鼻、口、咽疾病及功能障碍

DW1 口腔、牙齿有关疾患

四、乳牙慢性牙髓炎临床路径标准门诊流程

（一）适用对象

第一诊断为乳牙慢性牙髓炎（ICD-10：K04.002）

行根管治疗术（ICD-9-CM-3：23.7）。

> **释义**
>
> ■ 乳牙慢性牙髓炎是指发生在乳牙牙髓组织中的慢性炎症，有时可为急性牙髓炎演变所致。慢性牙髓炎可根据是否穿髓分为两类，未穿髓者称慢性闭锁性牙髓炎，穿髓者称慢性开放性牙髓炎。其病因主要为龋病，也可由牙外伤或牙齿发育畸形所致。

（二）诊断依据

根据《临床诊疗指南·口腔医学分册（2016修订版）》（中华口腔医学会编著，人民卫生出版社，2016年）。

1. 症状：可无疼痛史；若有自觉症状，可表现为：①咀嚼食物嵌塞窝洞时有不适感；②较轻的隐痛、钝痛；③一过性冷热刺激痛或不适；④自发痛、放射痛、阵发痛。

2. 检查：表面可有颜色改变或呈墨浸样变，牙齿表面完整性破坏，可见近髓龋洞，探诊可有疼痛；叩诊时无明显疼痛或稍感不适。

3. X线片：牙齿冠部可有透影区，根尖周组织无病理性改变。

> **释义**
>
> ■ 乳牙慢性牙髓炎可无自发痛史，有些患儿甚至无明显疼痛史，检查见近髓或露髓龋洞，治疗中去腐未净露髓可诊断为慢性牙髓炎。
>
> ■ 为避免引起剧烈疼痛，临床检查发现近髓或露髓的龋洞时不应盲目探诊检查。
>
> ■ 由于乳牙慢性根尖周炎可以为活髓，因此，临床上初步判断为慢性牙髓炎后，还要观察 X 线片，若根尖周及根分歧区均无病理性改变时方可诊断为慢性牙髓炎，据此与乳牙慢性根尖周炎相鉴别。

（三）治疗方案的选择

根据《临床诊疗指南·口腔医学分册（2016 修订版）》（中华口腔医学会编著，人民卫生出版社，2016 年）。

对乳牙慢性牙髓炎的治疗指征为：

1. 凡确诊为慢性牙髓炎的患牙，牙根生理性吸收未超过 1/3，应当选择根管治疗。
2. 征得患儿及其监护人的同意。

> **释义**
>
> ■ 乳牙慢性牙髓炎早期，感染仅局限于冠髓时，可采用牙髓切断术。此时，患牙无自发痛，无叩痛、松动和瘘管，影像学检查无根尖周及根分歧病变；治疗中去净腐质后露髓，揭髓顶后可见冠髓成形、出血颜色鲜红，去除冠髓后出血可止。牙髓切断术应局部麻醉后，在橡皮障下操作，盖髓剂可为 MTA（可能造成牙齿变色）等生物相容性良好的盖髓剂。严密充填窝洞，推荐使用金属预成冠修复乳磨牙。
>
> ■ 乳牙慢性牙髓炎常用的治疗方法是根管治疗术。
>
> （1）根管治疗过程中，提倡局部麻醉后，在橡皮障下摘除牙髓。对牙根没有发育完成的婴幼儿和有牙根吸收的乳牙，禁用化学失活剂。如果使用化学失活的方法失活牙髓后再摘除牙髓，应注意化学失活剂毒性可能产生的局部、甚至全身影响；避免暂封药脱落造成的失活剂误吞和局部软组织化学烧灼伤。
>
> （2）乳牙根管消毒封药过程中，慎用甲醛甲酚（FC）、戊二醛等可造成化学性烧灼伤的制剂，可使用氢氧化钙制剂或双联抗生素制剂（不含四环素类抗生素，要注意可能的过敏反应）。
>
> （3）常用的根管充填材料是可吸收的复合氢氧化钙制剂，或氧化锌丁香油制剂。
>
> （4）严密充填窝洞，推荐使用金属预成冠修复乳磨牙。
>
> ■ 原则上根管充填后应拍摄 X 线片检查根充情况，如患儿不耐受拍片或极不合作患儿，常略去此步，待复查时酌情拍摄。

（四）标准治疗疗程为 1~3 次

> **释义**
>
> ■ 乳牙牙髓切断术标准疗程 1~2 次
>
> （1）一般情况下 1 次疗程，治疗应局部麻醉后，在橡皮障（特别是磨牙区）下完成。

（2）如果需要预成冠修复且患儿不能耐受长时间操作，可考虑2次疗程。第一次完成牙髓切断术和窝洞充填，第二次完成预成冠修复。

■乳牙根管治疗术1~3次

（1）一般情况下为2次疗程，推荐治疗局部麻醉后，在橡皮障（特别是磨牙区）下进行。首次去净腐，摘除牙髓，根管预备，根管消毒，根管封药；第2次治疗进行根管充填及牙体修复。

（2）根据患儿的配合情况，可行3次疗程。首次可仅进行局部麻醉后去腐，开髓并封失活剂；第二次摘除牙髓，根管预备，根管消毒，根管封药；第三次在橡皮障下进行根管充填及牙体修复。若首次根管封药后患牙恢复不佳，可进行二次根管消毒、封药，感染控制后再行根管充填及牙体修复。若患牙需预成冠修复，可将疗程调整为3~4次，即增加一次用于预成冠修复。预成冠修复可提高冠方封闭效果，减少继发龋的发生，也有利于恢复患牙的咀嚼功能。如果牙髓感染不重（无化脓性感染，存在成形根髓，拔髓后可有效止血），治疗条件良好且患儿配合较好时，也可一次完成根管治疗全过程。一般来说应具备的条件是：良好的局部麻醉效果，橡皮障下操作，使用消毒效果优良的根管消毒剂（如1.0%~1.5%次氯酸钠等）。

（五）进入路径标准

1. 第一诊断必须符合 ICD-10：K04.002乳牙慢性牙髓炎疾病编码。

2. 当患儿同时具有其他疾病诊断，但在治疗期间不需要特殊处理也不影响第一诊断的临床路径流程实施时，可以进入路径。

> 释义
>
> ■患儿同时具有其他疾病诊断并影响第一诊断的临床路径实施，不适合进入本路径或需延迟进入路径。

（六）治愈标准或疗效好转标准

1. 治愈：无自觉症状，功能良好，修复体完好，X线片提示根充物完好，根尖周组织无病理性改变。

2. 好转：无明显自觉症状，功能基本恢复，修复体基本完好，X线片示根充物基本完好，根尖周组织无病理性改变。

3. 未愈：症状未消失或加重，X线片示根尖周组织出现明显病理性改变。

（七）变异及原因分析

1. 患牙大面积缺损，无法修复者。

2. 患牙大面积缺损、固位较差，需行预成冠等治疗。

3. 患儿因身心原因不能耐受或配合治疗时，需在征得监护人同意后采取全身麻醉、镇静或保护性固定下的治疗方式，此前需完成必要的相关检查。

释义

■ 若需采取全身麻醉、镇静或保护性固定下的治疗方式，需提前与监护人充分沟通各方式的优缺点及注意事项。

五、乳牙慢性牙髓炎临床路径治疗方案

1. 凡确诊为慢性牙髓炎的患牙，牙根生理性吸收未超过 1/3，应当治疗。
2. 乳牙慢性牙髓炎早期，感染仅局限于冠髓时，可采用牙髓切断术。
3. 乳牙慢性牙髓炎常用的治疗方法是根管治疗。
4. 乳牙慢性牙髓炎治疗中严密充填和良好的冠方修复有利于控制感染，避免二次感染，推荐使用金属预成冠修复乳磨牙。

六、乳牙慢性牙髓炎患者护理规范

1. 准备器械盘、机头、钻针、三用枪、吸引器、拔髓针、系列锉、冲洗器、纸尖、暂封物、光固化灯、充填器械、预成冠等（必要时准备橡皮障）。
2. 辅助吸唾并保护患儿口腔软组织。
3. 辅助隔湿并传递充填材料和器械（必要时辅助使用橡皮障）。
4. 必要时调制垫底材料（如玻璃离子）。
5. 清理工作台。
6. 再次强调局部麻醉后、封失活剂后、根管充填后注意事项，向患儿及家长宣教刷牙方法及牙线使用。

七、乳牙慢性牙髓炎患者营养治疗规范

局部麻醉 3 小时内，避免咀嚼误咬伤唇颊部黏膜，建议流质饮食。

八、乳牙慢性牙髓炎患者健康宣教

1. 保持良好的口腔卫生习惯。
2. 刷牙，至少 2 次/天，使用牙线至少 1 次/天。
3. 定期涂氟，及时进行窝沟封闭。
4. 减少游离糖的摄入，包括含糖饮料及零食。
5. 定期检查口腔健康状况。

九、推荐表单

(一) 医师表单

乳牙慢性牙髓炎临床路径医师表单

适用对象：第一诊断为乳牙慢性牙髓炎（ICD-10：K04.002）

行根管治疗术（ICD-9-CM-3：23.7）

患儿姓名：	性别：	出生日期： 年 月	年龄：
门诊号： 年 月 日	就诊日期： 年 月 日		标准治疗次数：1~3 次

时间	诊疗第 1~2 次	诊疗第 2~3 次
主要诊疗工作	□ 询问病史，完成临床和 X 线片检查，明确诊断 □ 向患儿及其监护人交代诊疗过程 □ 局部麻醉（橡皮障）下去腐、开髓、隔湿 □ 封失活剂（7~4 天），延期拔髓 □ 拔髓 □ 根管预备 □ 根管消毒、封药 □ 预约复诊	□ 询问患儿和家长前次治疗后的反应 □ 患牙临床检查（暂封物完整性等） □ 隔湿（橡皮障）、去除暂封物，清洁干燥根管 □ 根管充填，拍摄 X 线片确认根充情况 □ 垫底 □ 牙冠修复 □ 光固化树脂修复 □ 预成冠 □ 其他 □ 修整、抛光、调殆
重点医嘱	**长期医嘱：** □ 口腔卫生宣教 **临时医嘱：** □ 使用局麻时交代相关注意事项 □ 封失活剂时交代相关注意事项	**长期医嘱：** □ 口腔卫生宣教 □ 定期复查 **临时医嘱：** □ 按所使用充填材料交代术后注意事项
病情变异记录	□ 无 □ 有，原因： 1. 2.	□ 无 □ 有，原因： 1. 2.
医师签名		

（二）护士表单

乳牙慢性牙髓炎临床路径护士表单

适用对象：第一诊断为乳牙慢性牙髓炎（ICD-10：K04.002）

行根管治疗术（ICD-9-CM-3：23.7）

患儿姓名：	性别：　出生日期：　年　月	年龄：
门诊号：　年　月　日	就诊日期：　年　月　日	标准治疗次数：1~3 次

时间	诊疗第 1~2 次	诊疗第 2~3 次
健康宣教	□ 向患儿及家长宣教刷牙方法及牙线使用 □ 饮食指导	□ 向患儿及家长宣教刷牙方法及牙线使用 □ 饮食指导
护理处置	□ 准备器械盘、机头、钻针、三用枪、吸引器、拔髓针、系列锉、冲洗器、纸尖、暂封物等（必要时准备橡皮障）	□ 准备器械盘、机头、钻针、三用枪、吸引器、冲洗器、纸尖、光敏灯、充填器械等（必要时准备橡皮障）
基础护理	□ 酌情为患者唇部涂抹保湿剂（如凡士林等）	□ 酌情为患者唇部涂抹保湿剂（如凡士林等）
专科护理	□ 辅助吸唾并保护患儿口腔软组织 □ 辅助隔湿（必要时辅助使用橡皮障） □ 清理工作台	□ 辅助吸唾并保护患儿口腔软组织 □ 辅助隔湿并传递充填材料和器械（必要时辅助使用橡皮障） □ 必要时调制垫底材料（如玻璃离子） □ 清理工作台
重点医嘱	□ 详见医嘱执行单	□ 详见医嘱执行单
病情变异记录	□ 无　□ 有，原因： 1. 2.	□ 无　□ 有，原因： 1. 2.
护士签名		

（三）患者表单

乳牙慢性牙髓炎临床路径患儿监护人表单

适用对象：第一诊断为乳牙慢性牙髓炎（ICD-10：K04.002）

行根管治疗术（ICD-9-CM-3：23.7）

患儿姓名：	性别：	出生日期： 年 月	年龄：
门诊号： 年 月 日	就诊日期： 年 月 日		标准治疗次数：1~3 次

时间	诊疗第 1~2 次	诊疗第 2~3 次
医患配合	□ 配合病史采集及资料收集，准确告知的患儿既往病史、全身情况和过敏史 □ 鼓励患儿配合医师进行相关口腔检查及治疗 □ 关注患儿局部麻醉后或封失活剂后相关注意事项 □ 避免就诊前过饱饮食 □ 遵医嘱定期复诊	□ 告知患儿上次治疗后的反应 □ 鼓励患儿配合医师进行相关口腔检查及治疗 □ 关注患儿局部麻醉后或根充后相关注意事项 □ 避免就诊前过饱饮食 □ 遵医嘱定期复查
护患配合	□ 接受口腔卫生宣教及饮食指导	□ 接受口腔卫生宣教及饮食指导
饮食	□ 若使用局部麻醉，3 小时内建议流质饮食	□ 若使用局部麻醉，3 小时内建议流质饮食
排泄	□ 正常排尿便	□ 正常排尿便
活动	□ 正常活动	□ 正常活动

附：原表单（2019 年版）

乳牙慢性牙髓炎临床路径表单

适用对象：第一诊断为乳牙慢性牙髓炎（ICD-10：K04.002）
行根管治疗术（ICD-9-CM-3：23.7）

患儿姓名：	性别：	出生日期：　　年　　月	年龄：
门诊号：　　年　月　日	就诊日期：　　年　月　日		标准治疗次数：2~3 次

时间	诊疗第 1~2 次	诊疗第 2~3 次
主要诊疗工作	□ 询问病史，完成临床检查，明确诊断 □ 向患儿及其监护人交代诊疗过程 □ 局部麻醉下去腐、开髓、隔湿： 　　◎封失活剂（7~14 天），延期拔髓 　　◎拔髓 □ 根管预备 □ 根管消毒、封药 □ 预约复诊	□ 询问患儿上次治疗后的反应 □ 隔湿、去除暂封物，清洁干燥根管 □ 根管充填，拍 X 线片确认根充情况 □ 垫底 □ 按所使用的充填材料要求完成对龋洞的充填 □ 修整、抛光、调𬌗
重点医嘱	**长期医嘱：** □ 口腔卫生宣教 **临时医嘱：** □ 局部麻醉时交代相关注意事项 □ 封失活剂时交代相关注意事项	**长期医嘱：** □ 定期复查 **临时医嘱：** □ 按所使用充填材料交代术后注意事项
主要护理工作	□ 协助医师完成相关工作	□ 协助医师完成相关工作
病情变异记录	□ 无　□ 有，原因： 1. 2.	□ 无　□ 有，原因： 1. 2.
护士签名		
医师签名		

第十节 乳牙中龋临床路径释义

【医疗质量控制指标】

指标一、去净龋坏组织，合理制备洞型。

指标二、严格隔湿；严密充填。

指标三、使用光固化材料时，应充分光照保证材料固化均匀。

一、乳牙中龋编码

1. 原编码

疾病名称及编码：乳牙中龋（ICD-10：K02.901，K02.102）

手术操作名称及编码：龋齿充填术（ICD-9-CM-3：23.2）

2. 修改编码

疾病名称及编码：乳牙中龋（ICD-10：K02.1）

手术操作名称及编码：龋齿充填术（ICD-9-CM-3：23.2）

二、临床路径检索方法

K02.1 伴 23.2

三、国家医疗保障疾病诊断相关分组（CHS-DRG）

MDCD 头颈、耳、鼻、口、咽疾病及功能障碍

DW1 口腔、牙齿有关疾患

四、乳牙中龋临床路径标准门诊流程

（一）适用对象

第一诊断为乳牙中龋（ICD-10：K02.1）

行龋齿充填术（ICD-9-CM-3：23.2）。

> **释义**
>
> ■ 中龋是指龋损达牙本质浅层。

（二）诊断依据

根据《临床诊疗指南·口腔医学分册（2016 修订版）》（中华医学会编著，人民卫生出版社，2016 年）。

1. 症状：一般无自觉症状，或偶有冷热酸甜敏感，无自发痛史。

2. 检查：表面可有颜色改变或呈墨浸样变，牙齿表面完整性破坏，质地粗糙、松软。

3. 咬合翼片有助于显示发生于邻面的龋损，釉质及牙本质浅层可见透影区。

> **释义**
>
> ■ 光滑面中龋较容易发现，表现为牙齿表面完整性破坏，出现龋洞；窝沟中龋可通过窝沟墨浸状变色或窝沟底探诊质软或有缺损等来进行判断；邻面龋不易发现：由于乳牙邻面为面接触，在牙齿排列紧密时，乳磨牙邻面中龋有时难以发现，应仔细检查边缘嵴是否有变色或墨浸样变，必要时拍摄咬合翼片辅助诊断。

■ 龋齿诊断中常需要去净腐质后才能准确判断龋损深度。

（三）治疗方案的选择

根据《临床诊疗指南·口腔医学分册（2016 修订版）》（中华口腔医学会编著，人民卫生出版社，2016 年）。

对乳牙中龋的治疗指征为：

1. 凡有以上症状者都应进行治疗。
2. 征得患儿及其监护人的同意。

> 释义

> ■ 明确诊断为乳牙中龋的牙齿原则上应进行龋齿治疗，去除感染，防止龋损的进一步进展。若乳牙接近替换，可在征得患儿监护人同意后，对患牙进行拔除或暂时性保髓充填（ITR）治疗。

> ■ 对于窝沟龋，进行充填后，可对未发生龋坏的深窝沟进行窝沟封闭，即：行预防性树脂充填术。

> ■ 去净龋坏后，根据患牙缺损情况，在征得患儿监护人同意后，可选择不同种类光固化复合树脂、玻璃离子水门汀或银汞合金充填材料，对固位不良或多个牙面受累的患牙应使用预成冠修复。

（四）标准治疗疗程 1 次

> 释义

> ■ 一般情况下，乳牙中龋治疗为 1 次疗程。若出现患儿不耐受治疗，出现剧烈哭闹或呕吐等突发情况时，应暂停治疗，可对窝洞进行暂封，择日继续治疗。

（五）进入路径标准

1. 第一诊断必须符合 ICD-10：K02.1 乳牙中龋疾病编码。
2. 当患儿同时具有其他疾病诊断时，但在治疗期间不需要特殊处理也不影响第一诊断的临床路径流程实施时，可以进入路径。

> 释义

> ■ 若乳牙接近替换，可在征得患儿监护人同意后，对患牙进行拔除或 ITR 治疗，不进入本路径。

（六）治愈标准或疗效好转标准

1. 治愈：患牙无自觉症状，功能良好。

2. 未愈：充填体折断或脱落。

> **释义**
>
> ■ 造成乳牙中龋充填失败的主要原因有：①未去净腐质则充填体下方龋损易进展或充填体易脱落；②乳磨牙邻面龋损接近牙颈部，制备Ⅱ类洞时无法获得足够的龈阶宽度，容易出现充填体折断；③充填操作过程因患儿不耐受等因素导致隔湿不良，充填体易脱落。

（七）变异及原因分析

1. 患牙大面积缺损、固位较差，需行预成冠等治疗。
2. 患儿因身心原因不能耐受或配合治疗时，需在征得监护人同意后采取全身麻醉、镇静或保护性固定下的治疗方式，此前需完成必要的相关检查。

五、乳牙中龋临床路径治疗方案

1. 乳牙中龋原则上应去除感染的腐质后行充填治疗，防止龋损的进一步进展。若乳牙接近替换，可在征得患儿监护人同意后，对患牙进行拔除或 ITR 治疗。
2. 对于窝沟龋，进行充填后，应对未患龋的窝沟进行窝沟封闭。
3. 根据患牙龋坏情况，合理制备洞型，对固位不良或多个牙面受累的患牙应使用预成冠修复。

六、乳牙中龋患者护理规范

1. 准备器械盘、机头、钻针、三用枪、吸引器、光固化灯、充填器械、棉卷等（必要时准备橡皮障）。
2. 辅助吸唾并保护患儿口腔软组织，避免治疗过程中的软组织损伤。
3. 辅助隔湿并传递充填材料和器械。
4. 清理工作台并进行消毒。
5. 向患儿及家长宣教正确的刷牙方法及牙线使用。

七、乳牙中龋治疗后患者营养治疗规范

1. 治疗完成后正常饮食。
2. 建议减少游离糖的摄入。

八、乳牙中龋患者口腔健康宣教

1. 保持良好的口腔卫生习惯。
2. 刷牙，至少 2 次/天，使用牙线至少 1 次/天。
3. 每 3 个月涂氟，必要时进行窝沟封闭。
4. 减少游离糖的摄入，包括含糖饮料及零食。
5. 定期检查口腔健康状况。

九、推荐表单

（一）医师表单

乳牙中龋临床路径医师表单

适用对象：第一诊断为乳牙中龋（ICD-10：K02.1）

行龋齿充填术（ICD-9-CM-3：23.2）

患儿姓名：	性别：	出生日期： 年 月		年龄：
门诊号：	就诊日期： 年 月 日			标准治疗次数：1 次

时间	诊疗内容
主要诊疗工作	□ 询问病史，完成临床检查，明确诊断 □ 向患儿及其监护人交代诊疗过程 □ 隔湿、去尽龋坏组织（必要时在局部麻醉和橡皮障下进行） □ 制备必要的洞型 □ 按所使用的充填材料要求完成对龋洞的充填 □ 修整抛光
重点医嘱	**长期医嘱：** □ 口腔卫生宣教 □ 定期复查 **临时医嘱：** □ 按所使用充填材料交代术后注意事项 □ 使用局部麻醉时交代相关注意事项
病情变异记录	□ 无 □ 有，原因： 1. 2.
医师签名	

（二）护士表单

乳牙中龋临床路径护士表单

适用对象：第一诊断为乳牙中龋（ICD-10：K02.1）
行龋齿充填术（ICD-9-CM-3：23.2）

患儿姓名：	性别： 出生日期： 年 月	年龄：
门诊号：	就诊日期： 年 月 日	标准治疗次数：1 次

时间	护理内容
健康宣教	□ 口腔卫生宣教（包括刷牙方法、牙线使用）
护理处置	□ 准备器械盘、机头、钻针、三用枪、吸引器、光固化灯、充填器械、棉卷等（必要时准备橡皮障）
基础护理	□ 酌情为患者唇部涂抹保湿剂（如凡士林等）
专科护理	□ 辅助吸唾并保护患儿口腔软组织 □ 辅助隔湿并传递充填材料和器械 □ 清理工作台
重点医嘱	□ 按所使用充填材料交代术后注意事项 □ 使用局部麻醉时交代相关注意事项
病情变异记录	□ 无 □ 有，原因： 1. 2.
护士签名	

（三）患者表单

乳牙中龋临床路径患儿监护人表单

适用对象：第一诊断为乳牙中龋（ICD-10：K02.1）

行龋齿充填术（ICD-9-CM-3：23.2）

患儿姓名：	性别：	出生日期：　　　年　月	年龄：
门诊号：	就诊日期：　　　年　月　日		标准治疗次数：1 次

时间	具体内容
医患配合	□ 配合医护病史采集及资料收集，准确告知的患儿既往病史、全身情况和过敏史 □ 鼓励患儿配合医师进行相关口腔检查及治疗 □ 避免就诊前过饱饮食 □ 遵医嘱定期复诊
护患配合	□ 接受口腔卫生宣教及饮食指导
饮食	□ 正常饮食 □ 减少游离糖的摄入，包括含糖饮料及零食
排泄	□ 正常排尿便
活动	□ 正常活动

附：原表单（2019 版）

乳牙中龋临床路径表单

适用对象：第一诊断为乳牙中龋（ICD-10：K02.1）
行龋齿充填术（ICD-9-CM-3：23.2）

患儿姓名：	性别：	出生日期： 年 月	年龄：
门诊号：	就诊日期： 年 月 日		标准治疗次数：1 次

时间	诊疗内容
主要诊疗工作	□ 询问病史，完成临床检查，明确诊断 □ 向患儿及其监护人交代诊疗过程 □ 隔湿、去尽龋坏组织（必要时在局部麻醉下进行） □ 制备必要的洞型 □ 按所使用的充填材料要求完成对龋洞的充填 □ 修整磨光
重点医嘱	**长期医嘱：** □ 口腔卫生宣教 □ 定期复查 **临时医嘱：** □ 按所使用充填材料交代术后注意事项 □ 使用局部麻醉时交代相关注意事项
主要护理工作	□ 协助医师完成相关工作
病情变异记录	□ 无 □ 有，原因： 1. 2.
护士签名	
医师签名	

第十一节　非游离端单个乳磨牙早失临床路径释义

【医疗质量控制指标】

指标一、临床检查完善。

指标二、治疗流程规范。

指标三、保持器固位良好，间隙无明显改变。

一、非游离端单个乳磨牙早失编码

1. 原编码

疾病名称及编码：个别乳磨牙早失（ICD-10：K00.60，K00.606）

手术操作名称及编码：丝圈式间隙保持器（ICD-9-CM-3：24.8）

2. 修改编码

疾病名称及编码：非游离端单个乳磨牙早失（ICD-10：K00.601）

手术操作名称及编码：丝圈式间隙保持器（ICD-9-CM-3：24.8）

二、临床路径检索方法

K00.601 伴 24.8

三、国家医疗保障疾病诊断相关分组（CHS-DRG）

MDCD　头颈、耳、鼻、口、咽疾病及功能障碍

DK1　其他头颈、耳、鼻、咽、口治疗操作

DW1　口腔、牙有关疾患

四、非游离端单个乳磨牙早失临床路径标准住院流程

（一）适用对象

第一诊断为非游离端单个乳磨牙早失（ICD-10：K00.601）

行丝圈式间隙保持器（ICD-9-CM-3：24.8）。

> **释义**
>
> ■ 乳磨牙早失是指未到乳恒牙替换的时间，乳磨牙因为某些原因（拔除、脱落等）缺失。
>
> ■ 丝圈式间隙保持器又分为带环丝圈式间隙保持器和全冠丝圈式间隙保持器，最常用为带环丝圈式间隙保持器。是在选择的基牙上制备带环或预成冠，在缺失牙处通过弯制的金属丝来维持缺牙间隙的近远中距离。

（二）诊断依据

根据《临床诊疗指南·口腔医学分册（2016 修订版）》（中华口腔医学会编著，人民卫生出版社，2016 年）。

1. 症状：个别乳磨牙早失。

2. 检查：乳磨牙缺失，间隙存在。

3. X 线片可见继承恒牙正常发育，近期不能萌出。

> **释义**
>
> ■ 患儿年龄小，乳磨牙早失后，如果伴有牙列拥挤，间隙变小的可能性较大。如果第一恒磨牙正在萌出，乳磨牙间隙很容易减小或消失。尤其第二乳磨牙早失，间隙变化明显。如果继承恒牙近期内不能萌出，为了保持萌出间隙，需及时制作间隙保持器。
>
> ■ 通过X线片了解继承恒牙牙胚发育情况，观察恒牙有无扭转、弯曲和异位，判断是否能正常萌出。一般牙齿是在牙根发育3/4时才萌出。还要注意观察恒牙胚表面覆盖的骨质厚度及其是否完整，来预测继承恒牙的萌出时间。若骨质已被破坏，即使牙根发育不足，牙齿也可能提前萌出；若覆盖的骨质完好且较厚，则恒牙近期内不会萌出。

（三）治疗方案的选择

根据《临床诊疗指南·口腔医学分册（2016修订版）》（中华口腔医学会编著，人民卫生出版社，2016年）。

对乳磨牙早失的治疗指征为：

1. 凡诊断为个别乳磨牙早失的患儿，应当行丝圈式保持器治疗。
2. 征得患儿及其监护人的同意。

> **释义**
>
> ■ 丝圈式间隙保持器的适应证：①单侧第一乳磨牙早失；②单侧第二乳磨牙早失、第一恒磨牙尚未萌出的病例，在第一恒磨牙萌出后，也需要拆除远中导板式间隙保持器，更换上此装置；③双侧单个乳磨牙早失，缺隙两侧有可利用的基牙。
>
> ■ 牙列间隙剩余及部分继承恒牙胚先天缺失病例可不行间隙保持。

（四）标准治疗疗程2次

> **释义**
>
> ■ 通常在拔牙创愈合或基牙完成相关治疗后，第一次进行间隙保持器的设计，选择合适的带环或全冠试戴，制取印模，送技工室制作，第二次复诊时进行间隙保持器的试戴和粘固。
>
> ■ 在特殊情况下需要尽快佩戴保持器时，可在拔除患牙之前进行保持器的设计，选择合适带环或预成冠在基牙上试戴，制取印模，送技工室制作。临床上应在制取印模后拔除患牙。在技工室的石膏模型上将拔除的患牙去除，进行保持器的制作。

（五）进入路径标准

1. 第一诊断必须符合ICD-10：K00.601个别乳磨牙早失疾病编码。
2. 若患儿同时具有其他疾病诊断，但在治疗期间不需要特殊处理也不影响第一诊断的临床路径流程实施，可以进入路径。

■ 患儿同时患有其他疾病影响第一诊断的临床路径流程实施时均不适合进入本路径。

(六) 治愈标准或疗效好转标准

1. 治愈：保持器固位良好，间隙无变化。
2. 好转：保持器固位松动，间隙无明显变化。
3. 未愈：保持器脱落，间隙丧失。

■ 由接诊医师根据临床具体情况，决定是否需要重新制作丝圈式间隙保持器或更换其他类型的间隙保持器。

(七) 变异及原因分析

1. 游离端乳磨牙早失。
2. 固位基牙大面积缺损，需行预成冠等修复。
3. 乳磨牙早失伴继承恒牙胚先天缺失。
4. 患儿因身心原因不能耐受或配合治疗时，需在征得监护人同意后采取全身麻醉、镇静或束缚下的治疗方式，此前需完成必要的相关检查。

■ 游离端第二乳磨牙早失，第一恒磨牙接近萌出但未破龈时，可采用固定式远中导板间隙保持器，暂时维持间隙，待第一恒磨牙萌出后更换为丝圈式间隙保持器。X 线片检查发现继承恒牙先天缺失时，应与修复科和正畸科医师会诊，综合分析全口咬合情况，决定是选择保持间隙以后义齿修复还是结合正畸治疗使邻牙移动来关闭该牙间隙。全身麻醉下口腔治疗时建议采取拔除患牙前进行间隙保持器的设计，带环的试戴及取模型，在全身麻醉治疗结束前进行保持器的试戴与粘固。

五、非游离端单个乳磨牙早失临床路径治疗方案

1. 第一次就诊

(1) 临床试带环。根据基牙的大小选择合适的带环，主要根据基牙的近远中径选择，标准是带环可以顺利戴到牙冠上，无明显松动，带环与牙冠之间密合。可使用带环推子调整带环的形态，使之尽可能与牙冠密合，用低速金刚砂车针初步调整带环𬌗龈向的高度，至不影响咬合且牙龈无明显压迫变白现象。

(2) 取参考模型，灌制石膏模型。将调整好的带环就位后，取单侧牙列印模，要求包括缺隙前后两颗基牙。

(3) 取工作模型，灌制石膏模型。取下带环，再次取单侧牙列印模，要求包括缺隙前后两颗基牙。

参考模型用于确定带环在基牙上的就位位置。工作模型用于保持器的制作。

2. 第二次就诊

（1）试戴丝圈式间隙保持器。调整保持器至带环对基牙牙龈没有压迫，带环及焊接部位对咬合没有干扰，钢丝抵住近中基牙远中面外形高点下方。

（2）试戴合适后，清洁基牙的牙面和带环，用棉卷隔湿，将调拌好的玻璃离子水门汀黏接剂涂布于保持器带环内侧，戴到基牙上。

（3）清除多余黏接剂。在玻璃离子水门汀黏接剂完全硬固前，用探针或挖匙清洁多余的黏接剂，使用牙线清洁基牙与邻牙之间的黏接剂。

六、非游离端单个乳磨牙早失患者护理规范

1. 第一次就诊：①准备好带环推子，直机头及金刚砂车针，系列带环；藻酸盐印模材、调拌刀、调拌碗和半口托盘；技工单。②调拌印模材。水粉比适宜，无气泡，均匀覆盖托盘。

2. 第二次就诊：①取来已经制作好的丝圈式间隙保持器，核对技工单上姓名与就诊患儿姓名是否一致；②准备好带环推子，直机头及金刚砂车针，牙线，必要时准备正畸钳以备医师调改保持器；③调制玻璃离子水门汀黏接剂，水粉比适宜，黏稠度适中，涂满带环内壁；④协助医师隔湿。

七、非游离端单个乳磨牙早失患者营养治疗规范

1. 戴入丝圈式间隙保持器之后的24小时内勿用该侧咀嚼。24小时后也应尽量避免咀嚼过硬或过黏的食物，以防止丝圈或带环松动和断裂。

2. 减少糖类摄入，少喝果汁，杜绝碳酸饮料。

八、非游离端单个乳磨牙早失患者健康宣教

1. 刷牙：每天2次，每次3分钟。

2. 使用含氟牙膏。

3. 使用牙线。

4. 定期复查。

九、推荐表单

（一）医师表单

非游离端单个乳磨牙早失临床路径医师表单

适用对象：第一诊断为非游离端单个乳磨牙早失（ICD-10：K00.601）

行丝圈式间隙保持器（ICD-9-CM-3：24.8）

患儿姓名：	性别：	出生日期：	年 月	年龄：
门诊号：	就诊日期：	年 月 日		标准治疗次数：2次

时间	诊疗第1次	诊疗第2次
主要诊疗工作	□ 询问病史，完成临床检查，明确诊断 □ 向患儿及其监护人交代诊疗过程 □ 设计间隙保持器 □ 取口腔印模 □ 预约复诊	□ 询问患儿上次治疗后的反应 □ 试戴制作好的间隙保持器，必要时调整 □ 隔湿、粘固 □ 嘱注意事项
重点医嘱	**长期医嘱：** □ 口腔卫生宣教	**长期医嘱：** □ 定期复查（3个月到半年） □ 不适随诊
病情变异记录	□ 无 □ 有，原因： 1. 2.	□ 无 □ 有，原因： 1. 2.
医师签名		

（二）护士表单

非游离端单个乳磨牙早失临床路径护士表单

适用对象：第一诊断为非游离端单个乳磨牙早失（ICD-10：K00.601）

行丝圈式间隙保持器（ICD-9-CM-3：24.8）

患儿姓名：	性别：	出生日期： 年 月	年龄：
门诊号：	就诊日期： 年 月 日		标准治疗次数：2 次

时间	诊疗第 1 次	诊疗第 2 次
健康宣教	□ 向患儿及家长宣教刷牙方法、牙线使用	□ 向患儿及家长宣教刷牙方法、牙线使用 □ 向患儿及家长宣教保持器的口腔护理
护理处置	□ 治疗前摆好检查盘，放置洁净的一次性纸杯 □ 治疗结束后消毒牙椅	□ 治疗前摆好检查盘，放置洁净的一次性纸杯 □ 治疗结束后消毒牙椅
基础护理	□ 协助患儿安坐牙椅，系好口腔治疗一次性前身	□ 协助患儿安坐牙椅，系好口腔治疗一次性前身
专科护理	□ 准备技工单、带环、带环推子、直机头、金刚砂磨头、半口托盘 □ 调制藻酸盐印模材 □ 将模型、带环及技工单送至技工室 □ 明确制作时间	□ 准备制作好的保持器、带环推子、牙线、必要时准备技工钳 □ 调制水门汀黏接剂 □ 协助医师隔湿
重点医嘱	□ 详见医嘱执行单	□ 详见医嘱执行单
病情变异记录	□ 无 □ 有，原因： 1. 2.	□ 无 □ 有，原因： 1. 2.
护士签名		

（三）患者表单

非游离端单个乳磨牙早失临床路径患者表单

适用对象：第一诊断为非游离端单个乳磨牙早失（ICD-10：K00.601）

　　　　　行丝圈式间隙保持器（ICD-9-CM-3：24.8）

患儿姓名：	性别：	出生日期： 年 月	年龄：
门诊号：	就诊日期： 年 月 日		标准治疗次数：2 次

时间	诊疗第 1 次	诊疗第 2 次
医患配合	□ 配合询问病史、收集资料，务必详细告知既往史、全身病史、过敏史 □ 监护人鼓励患儿配合医师进行口腔检查及相关影像学检查 □ 记准复诊时间，知道改约复诊时间的方法	□ 按时就诊 □ 告知医师上次治疗后是否有不适 □ 遵医嘱定期复查
护患配合	□ 接受口腔卫生宣教及饮食指导	□ 接受保持器日常口腔护理方法
饮食	□ 避免就诊前饮食过饱	□ 避免就诊前饮食过饱
排泄	□ 就诊前排尽大小便	□ 就诊前排尽大小便
活动	□ 刷牙每天 2 次，每次 3 分钟 □ 使用含氟牙膏 □ 父母刷 □ 孩子刷 □ 使用牙线	□ 刷牙每天 2 次，每次 3 分钟 □ 使用含氟牙膏 □ 父母刷 □ 孩子刷 □ 使用牙线

附: 原表单 (2019 年版)

非游离端单个乳磨牙早失临床路径表单

适用对象: 第一诊断为非游离端单个乳磨牙早失 (ICD-10: K00.601)

行丝圈式间隙保持器 (ICD-9-CM-3: 24.8)

患儿姓名:	性别:	出生日期: 年 月	年龄:
门诊号:	就诊日期: 年 月 日		标准治疗次数: 2 次

日期	诊疗第 1 次	诊疗第 2 次
主要诊疗工作	□ 询问病史, 完成临床检查, 明确诊断 □ 向患儿及其监护人交代诊疗过程 □ 设计间隙保持器 □ 取口腔印模 □ 预约复诊	□ 询问患儿上次治疗后的反应 □ 试戴制作好的间隙保持器, 必要时调整 □ 隔湿、粘固 □ 嘱注意事项
重点医嘱	长期医嘱: □ 口腔卫生宣教 临时医嘱:	长期医嘱: □ 定期复查 (3 个月至半年) □ 不适随诊 临时医嘱:
主要护理工作	□ 协助医师完成相关工作	□ 协助医师完成相关工作
病情变异记录	□ 无 □ 有, 原因: 1. 2.	□ 无 □ 有, 原因: 1. 2.
护士签名		
医师签名		

第十二节 深龋（后牙𬌗面）临床路径释义

【医疗质量控制指标】

指标一、准确判断牙髓状态，作出正确诊断。

指标二、去净龋坏组织。

指标三、严密隔湿。

指标四、遵循规范完成治疗和牙体缺损的修复。

一、深龋编码

ICD 编码中 K 是口腔、唾液腺和上下颌疾病分类，K02 是龋病编码。目前 ICD 编码中没有针对深龋的疾病编码，由于后牙𬌗面深龋累及牙本质深层，建议用牙本质龋编码替代。

牙本质龋依据 ICD-10 疾病编码（旧）编码为：K02.151，依据 GB/T14396-2016 疾病分类与代码编码为：K02.100。依据新农合 ICD-10 标准编码。编码为：K02.100。

二、临床路径检索方法

K02.100

三、国家医疗保障疾病诊断相关分组（CHS-DRG）

MDCD 头颈、耳、鼻、口、咽疾病及功能障碍

DW1 口腔、牙齿有关疾患

四、深龋（后牙𬌗面）临床路径标准门诊流程

（一）适用对象

第一诊断为深龋（后牙𬌗面）（ICD-10：K02.901，K02.102）的治疗。

> **释义**
>
> ■患牙疾病诊断为深龋，位于恒后牙𬌗面。

（二）诊断依据

根据《临床诊疗指南·口腔医学分册（2016 修订版）》（中华口腔医学会编著，人民卫生出版社，2016 年）或《牙体牙髓病学》（樊明文主编，人民卫生出版社，2012 年，第四版）。

1. 症状：无自发痛史，可有遇冷、热、酸、甜等刺激敏感的症状，刺激去除后敏感症状立刻消失。

2. 检查：磨牙及前磨牙𬌗面有较深龋洞，去净腐质后洞底位于牙本质中层或深层。牙髓温度测验正常，电活力测试，牙龈色泽正常，无松动。

3. 拍摄 X 线片可见牙冠出现 X 线密度减低区达牙本质中层或深层，未及髓腔。

> **释义**
>
> ■深龋诊断中牙髓状态的判断至关重要。需要结合病史、临床检查和 X 线片综合确定。其中牙髓温度测验是重要的检查方法。

（1）患者主诉症状可有遇冷、热、酸、甜等刺激敏感，刺激去除后敏感症状立刻消失。可有食物嵌塞时的短暂疼痛症状，无自发痛。

（2）检查可发现后牙骀面有较深龋洞，探诊可有敏感，无叩痛，牙髓温度测验正常，冷水入洞可表现为一过性敏感。去净腐质后洞底位于牙本质中线髓腔侧，未露髓。

（3）X线片需拍摄平行、投照根尖片或咬合翼片，可显示出牙冠自骀面向髓室顶有密度减低影像，深达牙本质中线以里，未及髓腔，根尖周组织无异常表现。

诊断时的重点和难点是对牙髓状态的准确判定，要注意与可复性牙髓炎及慢性牙髓炎进行鉴别。

（三）治疗方案的选择

根据《临床诊疗指南·口腔医学分册（2016修订版）》（中华口腔医学会编著，人民卫生出版社，2016年）或《牙体牙髓病学》（樊明文主编，人民卫生出版社，2012年，第四版）。

1. 深龋的治疗指征为

（1）凡是确诊为深龋的患牙均应予以治疗。

（2）获得患者或其监护人的知情同意。

2. 治疗方案

（1）复合树脂直接粘接修复术。

（2）银汞合金充填术。

（3）复合体充填术。

（4）玻璃离子充填术。

（5）嵌体等间接修复术。

> **释义**
>
> 对于符合进入路径标准的深龋患牙，应予以永久修复：需彻底去净细菌感染的牙体组织，保护牙髓，修复体应满足抗力、固位的要求，边缘应建立在正常牙体组织上，严密封闭，利于清洁。临床首选复合树脂直接粘接修复术；也可选择瓷或树脂材料进行嵌体间接修复术；无上述条件者，可采用银汞合金充填术。
>
> ■ 对于暂时难以鉴别牙髓情况的患牙，可先行暂时性修复或过度性治疗，以观察牙髓改变。可采用玻璃离子充填术，2周至3个月应换永久材料；还可用氧化锌丁香油酚水门汀安抚、暂封，1~2周需复诊。

（四）标准治疗疗程为1~2次

> **释义**
>
> ■ 在采用直接充填修复技术时疗程为1次，采用间接修复技术时疗程可为2次。

（五）进入路径标准

1. 第一诊断必须符合 ICD-10：K02.901，K02.102 深龋疾病编码。

2. 后牙殆面深龋，未累及邻面。

3. 患牙具有修复价值。

> **释义**
>
> （1）进入本路径的患牙为恒后牙，包括恒前磨牙和恒磨牙。
>
> （2）患牙诊断为深龋，龋坏位于殆面，未累及邻面。
>
> （3）患牙具有修复价值。
>
> （4）患者对病情及治疗方案知情同意，接受治疗。

（六）疗效评价

1. 成功：患牙牙髓状态正常，无自觉症状，修复体完整，固位良好，功能良好。

2. 失败：充填体继发龋坏，充填体部分或者全部折裂、松动、脱落或转成牙髓疾病或根尖周炎。

> **释义**
>
> ■ 对于诊断为深龋，龋坏位于殆面的后牙，在治疗完成后患牙的牙髓状态正常，无自觉疼痛症状。充填修复体完整，固位良好，可正常行使功能。

（七）变异和退出

1. 因病情需要，治疗步骤和/或疗次出现变化时均应标记为变异。

2. 疗效评价为失败的患牙需重新充填或进行根管治疗，退出本路径，进入相应临床路径。

> **释义**
>
> （1）治疗后患牙出现疼痛不适症状而再次就诊时均应记录为变异并分析记录原因。如存在充填物咬合高点，调殆后症状消失，或疼痛症状观察后逐渐缓解，牙髓活力检查正常时，仅进行记录，无须退出本路径。
>
> （2）如检查发现充填修复体出现继发龋坏，充填体部分或者全部折裂、松动、脱落，牙髓活力检查正常时，需记录相关情况，退出本路径，对患牙重新进行检查评估，确定后续治疗方案并进入相应临床路径。
>
> （3）如疼痛持续，检查发现牙髓出现不可逆炎症时，需进行根管治疗，退出本路径，进入相应临床路径。

五、深龋（后牙殆面）术前用药方案

【用药选择】

局麻药物：局部麻醉用，如 4% 阿替卡因肾上腺素注射液，2% 盐酸利多卡因注射液。

【药学提示】

高血压患者慎用含肾上腺素局麻药。严重房室传导障碍而无起搏器的患者；经治疗没有控制的癫痫患者禁用4%阿替卡因肾上腺素注射液。

六、深龋（后牙骀面）患者护理规范

1. 治疗前按照要求完成器械设备材料准备。

2. 治疗完成后进行器械设备的检查、清理、消毒。

3. 完成设备基本维护和椅位清洁。

七、深龋（后牙骀面）患者健康宣教

1. 针对患者患龋原因及口腔卫生情况予以针对性的口腔卫生维护指导，包括饮食指导，正确刷牙方法、牙线使用等。

2. 对患者口腔其他需要治疗的情况提出建议。

3. 定期复查。

八、推荐表单

深龋（后牙𬌗面洞）临床路径表单

适用对象：第一诊断为深龋（ICD-10：K02.901，K02.102）

行充填术（ICD-9-CM-3：23.2）

| 患者姓名： | 性别： | 出生日期：　年　月 | 年龄： |
| 门诊号： | 就诊日期：　年　月　日 | | 标准治疗次数：1 次 |

时间	诊疗 1 次
主要诊疗工作	1. 完成诊断与治疗计划 □ 询问和检查患者全身、口腔颌面部、牙列和患牙的情况 □ 围绕患者的主诉、病史、临床检查及 X 线片检查结果，明确患牙的诊断和治疗计划 □ 术前应对治疗难度、治疗风险、后续治疗及所需费用进行综合评估，并向患者或其监护人充分沟通，获得知情同意 2. 无痛治疗 □ 当治疗可能会引起疼痛不适感时，应根据患者身体情况及牙位选择合适的局部麻醉方式及局部麻醉药物 □ 常用局部麻醉技术包括神经传导阻滞麻醉、骨膜上浸润麻醉、牙周膜麻醉等 3. 术区隔离 □ 复合树脂直接粘接修复时需要干燥的环境，需要进行有效的术野隔离 □ 推荐使用橡皮障隔离技术 4. 去尽龋坏组织 □ 使用高速及低速车针去除龋坏牙体组织及薄壁弱尖 □ 去龋过程中注意对牙髓的保护 5. 制备必要的洞形 □ 适当的牙体预备可以保证充填体的抗力和固位 □ 粘接修复通过黏接剂可获得主要的固位力 □ 通过制备辅助机械固位形有助于增加固位力 □ 在承受咬合力的位置需要适当增加复合树脂的厚度，以防止材料折断 6. 必要时垫底或洞衬 □ 对于近髓的深洞可以在近髓处放置间接盖髓剂如氢氧化钙制剂 □ 氢氧化钙制剂与牙体组织和树脂之间不能形成有效粘接，应尽可能减少覆盖面积 □ 需要垫底时应使用玻璃离子水门汀类材料 7. 按所使用的充填材料的要求完成牙体修复 □ 对于复合树脂直接粘接修复而言，需要通过比色选择与牙齿色泽相近的树脂，严格按照粘接系统技术要求进行牙面的酸蚀、预处理和粘接操作 □ 树脂放置时在近髓处洞底可使用流动树脂，牙本质部分使用抗折性能好的牙本质树脂，合面使用后牙树脂 □ 单次填入的树脂厚度不宜超过 3mm，并采用斜行堆塑法或分层充填，以减少聚合应力的影响 8. 修整外形，调合，抛光 □ 对充填修复体外形进行修整，调整咬合以获得适合的咬合接触，通过抛光获得光滑的外表面以减少菌斑聚集

续　表

时间	诊疗 1 次
重点医嘱	**治疗前：** □ 针对诊断、治疗计划、治疗难度、治疗风险、后续治疗及所需费用等向患者或其监护人充分沟通 **治疗中：** □ 针对具体治疗环节可能出现的不适症状及相关注意事项进行交代。包括：局部麻醉前核实麻醉适应证，对于局麻药注射后可能出现的不适反应予以告知 **治疗结束后：** □ 使用注意事项及可能出现的不适症状与处理 **患者医嘱：** □ 根据口腔卫生情况予以针对性的口腔卫生维护指导 □ 对患者口腔其他需要治疗的情况提出建议
专科护理	□ 治疗前按照要求完成器械设备材料准备 □ 治疗过程中进行四手操作配合 □ 治疗完成后进行器械设备的检查、清理、消毒 □ 完成设备基本维护和椅位清洁
病情变异记录	□ 无　□ 有，原因： 1. 2.
医师签名	
护士签名	

附：原表单（2017年版）

深龋（后牙殆面洞）临床路径表单

适用对象：第一诊断为深龋（ICD-10：K02.901，K02.102）
　　　　　行充填术（ICD-9-CM-3：23.2）

患者姓名：	性别：	出生日期：　　年　　月	年龄：
门诊号：	就诊日期：　　年　　月　　日		标准治疗次数：1次

时间	诊疗1次
主要诊疗工作	□ 询问病史，完成临床检查及辅助检查，明确诊断，制订治疗计划 □ 向患者或其监护人交代治疗计划、方法、疗程、风险和费用等，并获得知情同意 □ 必要时局部麻醉 □ 隔离患牙（推荐使用橡皮障） □ 去尽龋坏组织 □ 制备必要的洞形 □ 必要时垫底或洞衬 □ 按所使用的充填材料的要求完成牙体修复 □ 修整外形，调殆，抛光
重点医嘱	**长期医嘱：** □ 口腔卫生指导 □ 定期复查 **临时医嘱：** □ 局部麻醉前核实麻醉适应证，交代相关注意事项 □ 按所使用充填材料交代术后注意事项
主要护理工作	□ 材料与器械的准备 □ 术中配合 □ 协助完成医嘱及相关工作
病情变异记录	□ 无　□ 有，原因： 1. 2.
护士签名	
医师签名	

第十三节　年轻恒前牙复杂冠折临床路径释义

【医疗质量控制指标】

指标一、正确判断牙髓状态。

指标二、控制去除牙髓的范围。

指标三、保持无菌环境。

指标四、严密盖髓及充填。

一、年轻恒前牙复杂冠折编码

1. 原编码

疾病名称及编码：年轻恒前牙复杂冠折（ICD-10：S02.501）

手术操作名称及编码：牙髓切断术（ICD-9-CM-3：23.7）

2. 修改编码

疾病名称及编码：年轻恒前牙复杂冠折（ICD-10：S02.5）

手术操作名称及编码：牙髓切断术（ICD-9-CM-3：23.7）

二、临床路径检索方法

S02.5 伴 23.7

三、国家医疗保障疾病诊断相关分组（CHS-DRG）

MDCD　头颈、耳、鼻、口、咽疾病及功能障碍

DW1　口腔、牙齿有关疾患

四、年轻恒前牙复杂冠折临床路径标准流程

（一）适用对象

第一诊断为年轻恒前牙复杂冠折（ICD-10：S02.501）

行直接盖髓术（ICD-9-CM-3：23.7），或牙髓切断术（ICD-9-CM-3：23.7）。

年轻恒牙是指已经萌出到口腔内，但其形态、结构上尚未完全形成成熟的恒牙。年轻恒前牙从萌出至牙根发育完成需要 3~5 年。

> **释义**
>
> ■ 年轻恒牙外伤主要出现于前牙，年轻恒牙应尽量保存活髓，使牙根继续发育。
> ■ 露髓时间长，牙髓明显感染者不进入本路径。

（二）诊断依据

根据《临床诊疗指南·口腔医学分册》（中华医学会编著，人民卫生出版社，2005 年）。

1. 症状

（1）近期有外伤史。

（2）牙冠折断，牙髓暴露。

（3）进食时或冷热刺激时不适或疼痛。

2. 检查：牙冠折断，牙本质暴露未波及牙骨质，牙髓暴露，牙齿无松动或有 I 度松动，牙齿无移位，无叩痛或叩诊不适或轻叩痛，牙龈无异常。

3. X 线片患牙冠折，波及髓腔，牙根未发育完成，未见根折，牙周膜基本均匀，未见牙槽骨骨折。

> **释义**
>
> ■ 了解外伤发生的时间、场所和有无全身症状。如果怀疑合并颅脑损伤或严重的肢体骨折等全身损伤，应暂缓牙科治疗并不进入本路径，首先救治危及生命的全身损伤。
>
> ■ 询问是否为初次牙外伤。对二次外伤，或 X 线片检查发现患牙有陈旧外伤表现者不进入本路径。
>
> ■ 患牙可有进食痛或冷热刺激痛，无自发痛及夜间痛。
>
> ■ 临床检查：可见牙冠折断露髓，但未涉及牙骨质。观察露髓组织的充血、水肿、出血、颜色情况，为避免引起疼痛，不要探查露髓孔。
>
> ■ 牙髓活力测试应以温度测试为主，电活力测试仅作参考。年轻恒牙受伤后牙髓有时存在"休克"状反应，所以，在没有其他阳性体征情况下，单纯牙髓活力测试阴性不能判断为牙髓坏死。

（三）治疗方案的选择

同时具有其他疾病诊断时，但在治疗期间不需要特殊处理不影响第一诊断的临床路径流程实施时，可以进入路径。

> **释义**
>
> ■ 直接盖髓术
>
> 露髓孔在 1mm 以内，露髓时间短（数小时内），牙冠缺损不大，修复体可获得良好固位，可试行直接盖髓术。
>
> ■ 牙髓切断术
>
> 露髓孔较小，露髓时间短，牙冠缺损不大，修复体可获得良好固位，可行部分牙髓切断术。
>
> 露髓孔较大，露髓时间尚短，可行牙髓切断术，且利用髓腔固位修复体可获得良好固位。
>
> 上述活髓保存治疗推荐在橡皮障下完成；盖髓剂及治疗操作中应避免引起牙体变色而影响美观。
>
> 应注意修复体严密充填，避免因微渗漏造成牙髓二次感染而导致治疗失败；应恢复牙冠外形，维持牙冠三维间隙。

（四）治愈标准或疗效好转标准

1. 治愈：无自觉症状，功能良好，修复体完好，X 线片提示牙根继续发育，牙根无病理性吸收，根尖周组织无病理性改变。

2. 好转：无明显自觉症状，功能基本恢复，修复体基本完好，X 线片示牙根未继续发育，牙根无病理性吸收，根尖周组织无病理性改变。

3. 未愈：症状未消失或加重，修复体折断或脱落，X 线片示牙根未继续发育、牙根出现病理性吸收或根尖周组织出现明显病理性改变。

> **释义**
>
> ■ 外伤牙在术后观察中应注意牙髓是否发生不良演变，一旦牙髓或根尖周组织发生病变，需及时治疗。

（五）变异及原因分析

1. 露髓时间长，牙髓已有大范围炎症者甚至牙髓坏死者，不能保留活髓者。
2. 患者牙列拥挤，为正畸治疗需要有可能需要拔除患牙者。
3. 患儿因身心原因不能耐受或配合治疗时，需在征得监护人同意后采取全身麻醉或镇静下的治疗方式，此前需完成必要的相关检查。

> **释义**
>
> ■ 露髓时间长，牙髓大范围感染或已经发生弥漫性牙髓炎、牙髓坏死，甚至根尖周炎者，可行根尖诱导形成术、MTA根尖屏障术或试行牙髓血运重建术；对牙根发育接近完成者也可行根管治疗术。
>
> ■ 合并牙周损伤时，影响牙髓预后的因素不仅是露髓导致的牙髓感染，还可能存在牙髓血管撕裂变形等损伤，更易出现牙髓坏死，甚至根尖周感染。
>
> ■ 当患者合并严重错𬌗畸形有正畸治疗需求时，应请正畸科医师会诊，制订综合治疗计划，为患者成年龄建立争取最佳结果。

五、年轻恒前牙复杂冠折临床路径治疗方案

1. 露髓孔在1mm以内，露髓时间短（数小时内），牙冠缺损不大，修复体可获得良好固位，可试行直接盖髓术。
2. 露髓孔较小，露髓时间短，牙冠缺损不大，修复体可获得良好固位，可行部分牙髓切断术。
3. 露髓孔较大，露髓时间尚短，可行牙髓切断术，且利用髓腔固位修复体可获得良好固位。

六、年轻恒前牙复杂冠折患者护理规范

1. 准备器械盘、机头、钻针、三用枪、吸引器、冲洗器、挖匙、光固化灯、牙髓切断器械、充填器械等（必要时准备橡皮障）。
2. 辅助吸唾并保护患儿口腔软组织。
3. 更换牙髓切断器械并调制盖髓材料（如氢氧化钙制剂、MTA等）。
4. 辅助隔湿并传递充填材料和器械（必要时辅助使用橡皮障）。
5. 必要时调制垫底材料（如玻璃离子）。
6. 清理工作台。
7. 再次强调局部麻醉后注意事项，向患儿及家长宣教刷牙方法及牙线使用。

七、年轻恒前牙复杂冠折患者营养治疗规范

1. 局部麻醉3小时内，建议流质饮食，避免咀嚼误咬伤唇颊部黏膜。
2. 勿用患牙咬硬物。

八、年轻恒前牙复杂冠折患者健康宣教

1. 保持良好的口腔卫生习惯。

2. 刷牙：至少 2 次/天，使用牙线至少 1 次/天。

3. 高强度或对抗性运动中建议使用运动护齿套，避免牙齿外伤。

4. 定期检查口腔健康状况。

九、推荐表单

（一）医师表单

年轻恒前牙复杂冠折临床路径医师表单

适用对象：第一诊断为年轻恒前牙复杂冠折（ICD-10：S02.5）

拟行直接盖髓术（ICD-9-CM-3：23.7），或牙髓切断术（ICD-9-CM-3：23.7）

患者姓名：		性别： 年龄： 门诊号：	
就诊日期： 年 月 日		标准治疗次数：3 次	

时间	诊疗第 1 次	诊疗第 2 次 （2 周左右）	诊疗第 3 次 （3 个月左右）
主要诊疗工作	□ 询问病史，完成临床和 X 线片检查，明确诊断 □ 向患儿及其监护人交代诊疗过程 □ 根据患牙具体情况选择相应的治疗方法 □ 直接盖髓术 □ 部分牙髓切断术 □ 牙髓切断术 □ 局部麻醉 □ 橡皮障下完成预定治疗操作 □ 所使用的盖髓剂 □ 氢氧化钙制剂 □ MTA □ iRoot（爱汝特根管封闭糊剂） □ 其他 □ 牙冠修复 □ 断冠粘接 □ 光固化复合树脂修复 □ 其他	□ 询问患者上次治疗后的反应 □ 检查患者口腔卫生情况 □ 临床检查患牙，必要时行牙髓活力测验 □ 必要时拍摄患牙 X 线片，观察盖髓剂放置位置和修复体边缘封闭情况	□ 询问患者上次治疗后的反应 □ 检查患者口腔卫生情况 □ 临床检查患牙，必要时行牙髓活力测验 □ 拍摄患牙 X 线片，观察牙根是否继续发育及根尖周状况
重点医嘱	长期医嘱： □ 口腔卫生宣教 □ 不用前牙咬硬物 1 周 临时医嘱： □ 局部麻醉注意事项	长期医嘱： □ 口腔卫生宣教 □ 说明需要及时就诊的情况 □ 不用前牙咬硬物 临时医嘱： □ 根据患者具体情况预约下次复查时间	长期医嘱： □ 口腔卫生宣教 □ 说明需要及时就诊的情况 □ 不用前牙咬硬物 临时医嘱： □ 根据患者具体情况预约下次复查时间
病情变异记录	□ 无 □ 有，原因： 1. 2.	□ 无 □ 有，原因： 1. 2.	□ 无 □ 有，原因： 1. 2.
医师签名			

（二）护士表单

年轻恒前牙复杂冠折临床路径护士表单

适用对象：第一诊断为年轻恒前牙复杂冠折（ICD-10：S02.5）
拟行直接盖髓术（ICD-9-CM-3：23.7），或牙髓切断术（ICD-9-CM-3：23.7）

患者姓名：	性别： 年龄： 门诊号：
就诊日期： 年 月 日	标准治疗次数：3 次

时间	诊疗第 1 次	诊疗第 2 次 （2 周左右）	诊疗第 3 次 （3 个月左右）
健康宣教	□ 向患儿及家长宣教刷牙方法及牙线使用 □ 饮食指导	□ 向患儿及家长宣教刷牙方法及牙线使用 □ 饮食指导	□ 向患儿及家长宣教刷牙方法及牙线使用 □ 饮食指导
护理处置	□ 准备器械盘、机头、钻针、三用枪、吸引器、冲洗器、挖匙、光固化灯、牙髓切断器械、充填器械等（必要时准备橡皮障）	□ 准备器械盘、三用枪、吸引器、牙髓活力测验设备	□ 准备器械盘、三用枪、吸引器、牙髓活力测验设备
基础护理	□ 酌情为患者唇部涂抹保湿剂（如凡士林等）	□ 酌情为患者唇部涂抹保湿剂（如凡士林等）	□ 酌情为患者唇部涂抹保湿剂（如凡士林等）
专科护理	□ 辅助吸唾并保护患儿口腔软组织 □ 更换牙髓切断器械并调制盖髓材料（如氢氧化钙制剂、MTA 等） □ 辅助隔湿并传递充填材料和器械（必要时辅助使用橡皮障） □ 必要时调制垫底材料（如玻璃离子） □ 清理工作台	□ 辅助吸唾 □ 清理工作台	□ 辅助吸唾 □ 清理工作台
重点医嘱	□ 详见医嘱执行单	□ 详见医嘱执行单	□ 详见医嘱执行单
病情变异记录	□ 无 □ 有，原因： 1. 2.	□ 无 □ 有，原因： 1. 2.	□ 无 □ 有，原因： 1. 2.
护士签名			

（三）患者表单

年轻恒前牙复杂冠折临床路径患儿监护人表单

适用对象：第一诊断为年轻恒前牙复杂冠折（ICD-10：S02.5）

　　　　　拟行直接盖髓术（ICD-9-CM-3：23.7），或牙髓切断术（ICD-9-CM-3：23.7）。

患者姓名：	性别：　　年龄：　　门诊号：
就诊日期：　　　年　月　日	标准治疗次数：3次

时间	诊疗第1次	诊疗第2次 （2周左右）	诊疗第3次 （3个月左右）
医患配合	□ 配合病史采集及资料收集，准确告知的患儿既往病史、全身情况和过敏史 □ 鼓励患儿配合医师进行相关口腔检查及治疗 □ 关注患儿局部麻醉后或治疗后相关注意事项 □ 提醒患儿勿用患牙咬硬物 □ 遵医嘱定期复诊	□ 告知患儿上次治疗后的反应 □ 鼓励患儿配合医师进行相关口腔检查及治疗 □ 提醒患儿勿用患牙咬硬物 □ 遵医嘱定期复查	□ 告知患儿上次治疗后的反应 □ 鼓励患儿配合医师进行相关口腔检查及治疗 □ 提醒患儿勿用患牙咬硬物 □ 遵医嘱定期复查
护患配合	□ 接受口腔卫生宣教及饮食指导	□ 接受口腔卫生宣教及饮食指导	□ 接受口腔卫生宣教及饮食指导
饮食	□ 若使用局部麻醉，3小时内建议流质饮食 □ 勿用患牙咬硬物	□ 勿用患牙咬硬物	□ 勿用患牙咬硬物
活动	□ 高强度或对抗性运动中建议使用运动护齿套，避免患牙二次外伤	□ 高强度或对抗性运动中建议使用运动护齿套，避免患牙二次外伤	□ 高强度或对抗性运动中建议使用运动护齿套，避免患牙二次外伤

附：原表单（2016 年版）

年轻恒前牙复杂冠折临床路径表单

适用对象：第一诊断为年轻恒前牙复杂冠折（ICD-10：S02.501）

拟行直接盖髓术（ICD-9-CM-3：23.7），或牙髓切断术（ICD-9-CM-3：23.7）

患者姓名：		性别： 年龄： 门诊号：
就诊日期： 年 月 日		标准治疗次数：3 次

时间	诊疗第 1 次	诊疗第 2 次 （2 周左右）	诊疗第 3 次 （3 个月左右）
主要诊疗工作	□ 询问病史，完成临床检查，明确诊断 □ 向患儿及其监护人交代诊疗过程 □ 根据患者具体情况选择相应的治疗方法 □ 直接盖髓术 □ 牙髓切断术 □ 在局部麻醉下完成预定的牙髓治疗操作 □ 制备必要的洞型，按所使用的充填材料要求完成对牙齿硬组织缺损的修复 □ 修整磨光	□ 询问患者上次治疗后的反应 □ 必要时检查牙髓活力 □ 检查患者口腔卫生情况 □ 必要时拍摄口内 X 线片	□ 询问患者上次治疗后的反应 □ 必要时检查牙髓活力 □ 检查患者口腔卫生情况 □ 拍摄口内 X 线片，观察牙根是否继续发育及根尖周状况
重点医嘱	**长期医嘱：** □ 口腔卫生宣教 □ 不用前牙咬硬物 **临时医嘱：** □ 局部麻醉注意事项	**长期医嘱：** □ 口腔卫生宣教 □ 说明需要及时就诊的情况 □ 不用前牙咬硬物 **临时医嘱：** □ 根据患者具体情况预约下次复查时间	**长期医嘱：** □ 口腔卫生宣教 □ 说明需要及时就诊的情况 □ 不用前牙咬硬物 **临时医嘱：** □ 根据患者具体情况预约下次复查时间
主要护理工作	□ 协助医师完成相关工作	□ 协助医师完成相关工作	□ 协助医师完成相关工作
病情变异记录	□ 无 □ 有，原因： 1. 2.	□ 无 □ 有，原因： 1. 2.	□ 无 □ 有，原因： 1. 2.
医师签名			

第三章

口腔正畸学临床路径释义

第一节　牙性Ⅲ类错𬌗正畸治疗临床路径释义

【医疗质量控制指标】

指标一、尖牙关系：中性。

指标二、磨牙关系：基本中性。

指标三、覆𬌗：0＜治疗后覆𬌗＜4mm。

指标四、前牙覆盖：0＜覆盖关系＜4mm。

指标五、咬合关系良好。

指标六、前牙唇倾度正常。

一、牙性Ⅲ类错𬌗正畸治疗编码

1. 原编码

疾病名称及编码：恒牙期牙性Ⅲ类错𬌗（ICD-10：Z46.4）

手术操作名称及编码：正畸治疗（ICD-9-CM-3：24.7103）

2. 修改编码

疾病名称及编码：恒牙期牙性Ⅲ类错𬌗（ICD-10：K07.207）

手术操作名称及编码：正畸治疗（ICD-9-CM-3：24.7/24.8）

二、临床路径检索方法

K07.207 伴 24.7/24.8

三、国家医疗保障疾病诊断相关分组（CHS-DRG）

MDCD　头颈、耳、鼻、口、咽疾病及功能障碍

DW1　口腔、牙齿有关疾患

四、牙性Ⅲ类错𬌗正畸治疗临床路径标准流程

（一）适用对象

第一诊断恒牙期牙性Ⅲ类错𬌗（ICD-10：Z46.4）

正畸治疗（ICD-9-CM-3：24.7103）。

> 释义
>
> - 本路径仅适用于恒牙期非骨性的Ⅲ类错𬌗。
> - 可以通过正畸治疗对错𬌗进行矫治。

（二）诊断依据

根据《临床诊疗指南·口腔医学分册》（中华医学会编著，人民卫生出版社，2005年）。

1. 临床表现：后牙近中关系、前牙反𬌗、面型基本正常。

2. X线表现：头颅侧位片显示上下颌骨矢状向关系正常、上颌前牙位置偏后、直立，下颌前牙前凸或唇倾。

> **释义**
>
> ■ 要诊断牙性Ⅲ类错𬌗需要三个标准同时具备：即，后牙近中关系、前牙反𬌗和面型基本正常。任一标准不具备就不能诊断。
>
> ■ 头影测量可以明确上下颌骨的矢状向位置关系正常（面型正常），同时根据上下前牙的位置和唇倾度进一步明确是牙性反𬌗。

（三）治疗方案的选择

根据《临床诊疗指南·口腔医学分册》（中华医学会编著，人民卫生出版社，2005年），正畸治疗的患者为牙性Ⅲ类错𬌗畸形，通过减数矫治解除前牙反𬌗矫治磨牙关系。治疗方案：

1. 拔除四个第一双尖牙。

2. 拔除上颌第二、下颌第一双尖牙。

> **释义**
>
> ■ 对于上颌前牙拥挤度较大，下前牙较为唇倾的病例可考虑拔除四个第一前磨牙矫治。
>
> ■ 对于磨牙关系近中明显，上前牙轻中度拥挤，下前牙较为唇倾的病例可考虑拔除上颌第二、下颌第一前磨牙。

（四）标准治疗时间24~30个月

> **释义**
>
> ■ 正畸治疗分三个阶段：排齐整平估计6个月左右，关闭间隙，内收下前牙和改善磨牙关系估计18个月左右，精细调整估计6个月左右。
>
> ■ 由于患者畸形程度和年龄的不同，矫治时间会有所变化。

（五）进入路径标准

1. 第一诊断符合牙性Ⅲ类错𬌗（ICD-10：Z46.4）疾病编码。

2. 恒牙期，治疗方案为拔除四个双尖牙（符合上述两种拔牙方案）者。

3. 患者同时具有其他疾病诊断，如在正畸治疗期间不需要特殊处理也不影响第一诊断的临床路径流程实施时，可以进入路径。

存在以下情况的不能进入路径：

1. 有影响正畸治疗的其他疾病如全身系统疾病、牙周病、颞下颌关节病的患者不进入该路径。

2. 存在严重错位的牙齿，如尖牙助萌、磨牙直立、后牙锁𬌗、磨牙压低等情况时不进入该路径。

3. 存在骨性开𬌗、骨性后牙反𬌗的患者不进入该路径。

4. 存在牙齿缺失或严重损坏需要拔除其他牙齿的患者、替牙期牙性Ⅲ类错𬌗患者不进入该路径。

> **释义**
>
> ■ 临床检查和X线检查要符合牙性Ⅲ类错𬌗标准。
> ■ 前牙存在拥挤和前突。
> ■ 存在以上排除标准（其他疾病、严重错位的牙齿、骨性开𬌗、骨性后牙反𬌗、牙齿缺失或严重损坏以及替牙期牙性Ⅲ类错𬌗）时，不能进入该路径。

（六）正畸前检查

1. 临床检查患者面型、口腔健康状况、牙列阶段、牙齿排列咬𬌗关系、覆𬌗覆盖等情况。
2. 记存𬌗模型。
3. 面𬌗像。
4. 头颅侧位片、全口曲面断层片。
5. 必要时双侧颞下颌关节片。

> **释义**
>
> ■ 以上都是为了诊断必须要做的检查和留取的临床资料，不可缺少。
> ■ 牙𬌗模型可以记录患者的牙列阶段、牙齿排列咬合关系、覆𬌗覆盖等情况。
> ■ 面𬌗像可以记录患者的面型、口腔健康状况、牙列阶段、牙齿排列咬合关系、覆𬌗覆盖等情况。
> ■ 头颅侧位片可以明确颌骨以及牙齿的位置关系。
> ■ 全口曲面断层片可以明确牙根基本情况。
> ■ 颞下颌关节片可以明确颞下颌关节的基本情况。

（七）治疗完成标准

面型正常、牙列整齐、覆𬌗覆盖基本正常。

> **释义**
>
> ■ 以上标准与正常𬌗标准一致。

（八）变异及原因分析

1. 个别后牙颊侧面较大充填物，无法直接粘接托槽或颊管者，需要在第三次复诊进行后牙分牙，第四次复诊粘接矫治器。

2. 正畸治疗中患者出现其他全身疾病影响正畸治疗进行者、正畸治疗中出现严重颞下颌关节症状、牙周病等需要暂停正畸治疗现行其他治疗者，则退出路径。

3. 正畸治疗需要患者配合，患者频繁失约、依从性差将延长治疗时间并影响治疗结果，则退出路径。

> **释义**
>
> ■ 无法直接粘接托槽或颊管者需要在后牙上粘接带环。
>
> ■ 当存在其他全身疾病时应先行全身疾病治疗，待全身疾病治愈后方可进行正畸治疗。
>
> ■ 当正畸治疗中出现严重颞下颌关节症状和牙周病者，需要先行治疗关节和牙周问题，待治愈或病情稳定后再行正畸治疗。
>
> ■ 对于无法配合的患者，会严重影响正畸疗效，应及时退出路径。

五、牙性Ⅲ类错𬌗正畸治疗患者健康宣教

1. 定期口腔卫生宣教

（1）每次复诊时刷牙指导、配合视频及文字材料。

（2）每餐后刷牙。

（3）定期牙周维护（6~12 个月 1 次）。

2. 矫治器维护教育

（1）食品种类：勿食硬度较大及体积较大的食物，避免进食带壳或核的食物。

（2）饮食方法：避免前牙啃咬，带骨头的肉需剔下骨头后进食，避免碳酸饮料、零食。

3. 指导患者配合颌间牵引。

六、推荐表单

牙性Ⅲ类错𬌗正畸治疗临床路径表单

适用对象：第一诊骨性Ⅲ类错𬌗（ICD-10：Z46.4）

掩饰性正畸治疗（ICD-9-CM-3：24.7103）

患者姓名：	性别： 年龄：	门诊号：
初诊日期： 年 月 日	修复完成日期： 年 月 日	疗程： 月

时间	诊疗第1次 （初次门诊）	诊疗第2次 （治疗计划）	诊疗第3次
主要诊疗工作	□ 询问病史及临床检查 □ 完成病历书写 □ 影像学检查 □ 取研究模型 □ 面𬌗像 □ 相关检查（𬌗位） □ 交代治疗过程和注意事项	□ 完成必要的相关科室会诊 □ 确定治疗计划 □ 签署治疗计划和治疗费用知情同意书 □ 预约矫正器粘着日期	□ 矫治器粘着 □ 向患者/家属口头及书面交代注意事项 □ 病历记录
重点医嘱	临时医嘱： □ 曲面断层片 □ 头颅侧位片 □ 颞颌关节片（视情况而定）	临时医嘱： □ 疗程、复诊要求 □ 口腔健康教育 □ 牙周洁治	长期医嘱： □ 饮食：硬、黏食物禁食 □ 每餐后刷牙 临时医嘱： □ 正畸加力后注意事项
主要护理工作	□ 制取记存模型 □ 指导进行面𬌗像照相	□ 执行医嘱	□ 配合黏着矫治器 □ 指导饮食、刷牙 □ 矫正器戴用后注意事项宣教
病情变异记录	□ 无 □ 有，原因： 1. 2.	□ 无 □ 有，原因： 1. 2.	□ 无 □ 有，原因： 1. 2.
护士签名			
医师签名			

时间	复诊 （矫治器粘着后第 1~7 个月）	复诊 （粘着矫治器后 8~16 个月）	复诊 （粘着矫治器后 16~24 个月）
主要诊疗工作	□ 观察牙齿排列情况 □ 更换矫治弓丝 □ 病历记录	□ 观察牙齿排列情况 □ 调整弓丝，打开咬合 □ 病历记录	□ 弓丝调整 □ 拔牙间隙关闭 □ 颌间关系调整至正常 □ 病历记录
重点医嘱	长期医嘱： □ 饮食：硬、黏食物禁食 □ 每餐后刷牙 临时医嘱： □ 定期牙周维护	长期医嘱： □ 饮食：硬、黏食物禁食 □ 每餐后刷牙 临时医嘱： □ 定期牙周维护	长期医嘱： □ 饮食：硬、黏食物禁食 □ 每餐后刷牙 临时医嘱 □ 指导患者完成颌间牵引
主要护理工作	□ 执行医嘱	□ 执行医嘱	□ 执行医嘱
病情变异记录	□ 无　□ 有，原因： 1. 2.	□ 无　□ 有，原因： 1. 2.	□ 无　□ 有，原因： 1. 2.
护士签名			
医师签名			

时间	复诊 （黏着矫治器后 24~30 个月）	复诊 （矫治器去除、正畸治疗结束）	复诊 （保持器戴用后复诊）
主要 诊疗 工作	□ 检查牙齿排列、间隙关闭情况 　及咬合关系 □ 精细调整牙齿排列及咬合关系 □ 病历记录	□ 去除固定矫治器 □ 牙面清洁抛光 □ 戴入保持器 □ 取完成记存模	□ 检查保持器戴用情况 □ 牙齿排列、咬合关系检查
重 点 医 嘱	长期医嘱： □ 饮食：硬、黏食物禁食 □ 每餐后刷牙 临时医嘱： □ 定期牙周维护	长期医嘱： □ 保持器戴用要求 □ 口腔健康指导 临时医嘱： □ 曲面断层片 □ 头颅侧位片 □ 面𬌗像	长期医嘱： □ 指导保持器戴用 □ 口腔健康指导 □ 复诊
主要 护理 工作	□ 执行医嘱	□ 执行医嘱 □ 保持器戴用注意事项 □ 口腔健康指导	
病情 变异 记录	□ 无　□ 有，原因： 1. 2.	□ 无　□ 有，原因： 1. 2.	□ 无　□ 有，原因： 1. 2.
护士 签名			
医师 签名			

附：原表单（2016 年版）

牙性Ⅲ类错𬌗正畸治疗临床路径表单

适用对象：第一诊骨性Ⅲ类错𬌗（ICD-10：Z46.4）

掩饰性正畸治疗（ICD-9-CM-3：24.7103）

患者姓名：	性别： 年龄：	门诊号：
初诊日期： 年 月 日	修复完成日期： 年 月 日	疗程： 月

时间	诊疗第 1 次 （初次门诊）	诊疗第 2 次 （治疗计划）	诊疗第 3 次
主要诊疗工作	□ 询问病史及临床检查 □ 完成病历书写 □ 影像学检查 □ 取研究模型 □ 面𬌗像 □ 相关检查（𬌗位） □ 交代治疗过程和注意事项	□ 完成必要的相关科室会诊 □ 确定治疗计划 □ 签署治疗计划和治疗费用知情同意书 □ 预约矫正器黏着日期	□ 矫治器黏着 □ 向患者/家属口头及书面交代注意事项 □ 病历记录
重点医嘱	临时医嘱： □ 曲面断层片 □ 头颅侧位片 □ 颞颌关节片（视情况而定）	临时医嘱： □ 疗程、复诊要求 □ 口腔健康教育 □ 牙周洁治	长期医嘱： □ 饮食：硬、黏食物禁食 □ 每餐后刷牙 临时医嘱： □ 正畸加力后注意事项
主要护理工作	□ 制取记存模型 □ 指导进行面𬌗像照相	□ 执行医嘱	□ 配合黏着矫治器 □ 指导饮食、刷牙 □ 矫正器戴用后注意事项宣教
病情变异记录	□ 无 □ 有，原因： 1. 2.	□ 无 □ 有，原因： 1. 2.	□ 无 □ 有，原因： 1. 2.
护士签名			
医师签名			

时间	复诊 （矫治器粘着后第 1~7 个月）	复诊 （粘着矫治器后 8~16 个月）	复诊 （粘着矫治器后 16~24 个月）
主要 诊疗 工作	□ 观察牙齿排列情况 □ 更换矫治弓丝 □ 病历记录	□ 观察牙齿排列情况 □ 调整弓丝，打开咬合 □ 病历记录	□ 弓丝调整 □ 拔牙间隙关闭 □ 颌间关系调整至正常 □ 病历记录
重 点 医 嘱	长期医嘱： □ 饮食：硬、黏食物禁食 □ 每餐后刷牙 临时医嘱： □ 定期牙周维护	长期医嘱： □ 饮食：硬、黏食物禁食 □ 每餐后刷牙 临时医嘱： □ 定期牙周维护	长期医嘱： □ 饮食：硬、黏食物禁食 □ 每餐后刷牙 临时医嘱： □ 指导患者完成颌间牵引
主要 护理 工作	□ 执行医嘱	□ 执行医嘱	□ 执行医嘱
病情 变异 记录	□ 无　□ 有，原因： 1. 2.	□ 无　□ 有，原因： 1. 2.	□ 无　□ 有，原因： 1. 2.
护士 签名			
医师 签名			

时间	复诊 （粘着矫治器后24~30个月）	复诊 （矫治器去除、正畸治疗结束）	复诊 （保持器戴用后复诊）
主要诊疗工作	□ 检查牙齿排列、间隙关闭情况及咬合关系 □ 精细调整牙齿排列及咬合关系 □ 病历记录	□ 去除固定矫治器 □ 牙面清洁抛光 □ 戴入保持器 □ 取完成记存模	□ 检查保持器戴用情况 □ 牙齿排列、咬合关系检查
重点医嘱	长期医嘱： □ 饮食：硬、黏食物禁食 □ 每餐后刷牙 临时医嘱： □ 定期牙周维护	长期医嘱： □ 保持器戴用要求 □ 口腔健康指导 临时医嘱： □ 曲面断层片 □ 头颅侧位片 □ 面𬌗像	长期医嘱： □ 指导保持器戴用 □ 口腔健康指导 □ 复诊
主要护理工作	□ 执行医嘱	□ 执行医嘱 □ 保持器戴用注意事项 □ 口腔健康指导	
病情变异记录	□ 无 □ 有，原因： 1. 2.	□ 无 □ 有，原因： 1. 2.	□ 无 □ 有，原因： 1. 2.
护士签名			
医师签名			

第二节　骨性Ⅱ类错𬌗正畸治疗临床路径释义

【医疗质量控制指标】

指标一、尖牙关系：中性。

指标二、覆𬌗：0＜治疗后覆𬌗＜4mm。

指标三、前牙覆盖：0＜覆盖关系＜4mm。

指标四、咬合关系良好。

一、骨性Ⅱ类错𬌗正畸治疗编码

1. 原编码

疾病名称及编码：恒牙期骨性Ⅱ类错𬌗（ICD-10：Z46.4）

手术操作名称及编码：正畸掩饰治疗（ICD-9-CM-3：24.7102）

2. 修改编码

疾病名称及编码：恒牙期骨性Ⅱ类错𬌗（ICD-10：K07.206）

手术操作名称及编码：正畸掩饰治疗（ICD-9-CM-3：24.7/24.8）

二、临床路径检索方法

K07.206（24.7/24.8）

三、国家医疗保障疾病诊断相关分组（CHS-DRG）

MDCD　头颈、耳、鼻、口、咽疾病及功能障碍

DW1　口腔、牙齿有关疾患

四、骨性Ⅱ类错𬌗正畸治疗临床路径标准流程

（一）适用对象

第一诊断恒牙期骨性Ⅱ类错𬌗（ICD-10：Z46.4）

行正畸掩饰治疗（ICD-9-CM-3：24.7102）。

> **释义**
>
> ■ 本路径仅适用于第一诊断为磨牙为远中关系且骨性为Ⅱ类错𬌗畸形患者。
>
> ■ 本路径适用于拔除双尖牙进行正畸掩饰治疗的患者。根据患者的拥挤、覆盖覆𬌗及磨牙关系决定拔牙位置。
>
> ■ 本路径不包括恒牙初期应用功能矫治器进行双期矫治的患者。

（二）诊断依据

根据《临床诊疗指南·口腔医学分册》（中华医学会编著，人民卫生出版社，2005年）。

1. 临床表现：恒牙𬌗，后牙远中关系、前牙深覆盖、深覆𬌗。

2. X线表现：头颅侧位片显示上颌骨矢状向发育过度和/或下颌骨矢状向发育不足；前牙区牙槽骨发育过度和/或后牙区牙槽骨发育不足。

> 释义
>
> ■ 根据临床表现及 X 线表现完成诊断。
> ■ 骨性Ⅱ类错𬌗的 X 线诊断以头影测量为主上颌前突、下颌后缩或两者兼有。诊断指标为 SNA 和 ANB 大于、SNB 小于正常值+标准差。

（三）治疗方案的选择

根据《临床诊疗指南·口腔医学分册》（中华医学会编著，人民卫生出版社，2005 年），正畸掩饰治疗的患者为中度以下的骨性畸形，通过减数矫治减小覆盖、覆𬌗矫治磨牙关系。治疗方案：

1. 拔除四个第一双尖牙或第二双尖牙。
2. 拔除上颌第一、下颌第二双尖牙。
3. 拔除上颌第一双尖牙。

> 释义
>
> ■ 骨性Ⅱ类错𬌗畸形进行正畸掩饰治疗者，需要远中移动上颌牙列、内收上前牙，以减小前牙的深覆盖和矫正尖牙及磨牙的远中关系。
> ■ 根据患者的磨牙关系及前突、拥挤情况可以选择拔除四个第一双尖牙或上颌第一、下颌第二双尖牙，以获得中性磨牙关系及尖牙关系。
> ■ 对于骨性畸形较重，下颌无明显拥挤的患者，可以选择拔除上颌第一双尖牙，远中移动上颌牙列，减小前牙覆盖，获得Ⅰ类尖牙关系，但是磨牙关系治疗后为完全远中关系。

（四）标准治疗时间 30~40 个月

> 释义
>
> ■ 骨性Ⅱ类错𬌗正畸掩饰治疗难度较大，患者对治疗反应存在差异，尤其是牙齿移动速度、咬合打开情况等，影响治疗时间。

（五）进入路径标准

1. 第一诊断恒牙期骨性Ⅱ类错𬌗（ICD-10：Z46.4）疾病编码。
2. 恒牙期，拔除双尖牙进行矫治（符合上述治疗方案）。
3. 患者同时具有其他疾病诊断，如在正畸治疗期间不需要特殊处理也不影响第一诊断的临床路径流程实施时，可以进入路径。

存在以下情况的骨性Ⅱ类错𬌗患者不进入路径：

（1）有影响正畸治疗的其他疾病如全身系统性疾病、牙周病、颞下颌关节病等患者不进入该路径。

（2）存在严重错位的牙齿，如尖牙助萌、磨牙直立、后牙锁𬌗、磨牙压低等情况时不进入该路径。

（3）存在骨性开𬌗及骨性宽度不调的患者不进入该路径。

（4）存在牙齿缺失或严重损坏需要拔除其他牙齿的患者不进入该路径。

（5）患者不同意拔牙治疗，要求折中治疗者不进入路径。

（6）替牙期骨性Ⅱ类及需要进行生长改型治疗患者不进入该路径。

> **释义**
>
> ■ 进入本路径前患者需做全面临床及相关X线检查，明确诊断，治疗设计为拔除四个第一双尖牙、上颌第一下颌第二或仅拔除上颌第一双尖牙治疗者方能进入本路径。
>
> ■ 由于其他牙齿早失、缺失或牙体严重病变不能拔除以上牙齿者，会延长治疗时间及折中治疗结果，不进入本路径。
>
> ■ 患者不应伴有其他严重畸形如宽度不调、开𬌗、阻生牙、早失牙、牙周病等增加治疗时间及难度的错合。

（六）正畸前检查

1. 临床检查患者面型、口腔健康状况、牙列阶段、牙齿排列咬合关系、覆𬌗覆盖等情况。
2. 记存牙𬌗模型。
3. 面𬌗像。
4. 头颅侧位、全口曲面断层片。
5. 必要时双侧颞下颌关节片。

> **释义**
>
> ■ 患者治疗前需进行全面牙𬌗面检查，包括牙周、牙体健康状况，临床检查中发现存在关节症状者需进行关节X线检查，明确关节诊断。

（七）治疗完成标准

牙列整齐、覆𬌗覆盖基本正常。

> **释义**
>
> ■ 骨性Ⅱ类错𬌗的正畸掩饰治疗，不能改善骨性畸形，在保持原来颌骨位置的前提下，以上颌牙齿的远中移动及下颌磨牙的近中移动改善前牙覆盖关系及磨牙的远中关系。对于严重的骨骼畸形，由于解剖的限制治疗后覆𬌗覆盖关系要求基本正常。牙列整齐。

（八）变异及原因分析

1. 个别后牙颊侧面较大充填物，无法直接粘接托槽或颊管或需要配合戴用 Nance 弓或其他扩弓矫治器，需要在第三次复诊进行后牙分牙，第四次复诊粘接矫治器。
2. 正畸治疗中患者出现其他全身疾病影响正畸治疗进行者、正畸治疗中出现严重颞下颌关节症状、牙周病等需要暂停正畸治疗现行其他治疗者，则退出本路径。

3. 正畸治疗需要患者配合，患者频繁失约、依从性差将延长治疗时间并影响治疗结果，则退出路径。

> **释义**
>
> 　　■ 由于第一磨牙萌出较早，是龋坏高发牙齿，大面积充填影响托槽的粘接，需要改用带环。另外对于儿童患者需要强支抗设计的，可能需要制作 Nance 弓避免应用口外弓对患者配合度的更高要求以及种植体的侵入性。需要增加复诊次数进行分牙准备。
>
> 　　■ 颞颌关节病在人群中较常见，严重的关节病症状时需要暂停正畸加力及牙齿移动，直接影响正畸治疗时间，发生该情况，患者需要退出本路径。
>
> 　　■ 正畸治疗需要患者合作，如按照要求挂皮圈进行颌间牵引、注意勿食过硬食物、认真刷牙保持口腔卫生，才能保证。
>
> 　　■ 治疗顺利进行获得预期矫治结果。患者不履行合作义务（多次托槽脱落、不进行牵引、口腔卫生持续较差）则需退出路径。

五、骨性 Ⅱ 类错𬌗正畸治疗患者健康宣教

1. 定期口腔卫生宣教

（1）每次复诊时刷牙指导、配合视频及文字材料。

（2）每餐后刷牙。

（3）定期牙周维护（6~12 个月 1 次）。

2. 矫治器维护教育

（1）食品种类：勿食硬度较大及体积较大的食物，避免进食带壳或核的食物。

（2）饮食方法：避免前牙啃咬，带骨头的肉需剔下骨头后进食，避免碳酸饮料、零食。

3. 指导患者配合颌间牵引。

九、推荐表单

骨性 II 类错𬌗掩饰性正畸治疗临床路径表单

适用对象：第一诊断骨性 II 类错𬌗（ICD-10：Z46.4）

行掩饰性正畸治疗（ICD-9-CM-3：24.7102）

患者姓名：		性别： 年龄：		门诊号：
初诊日期： 年 月 日		修复完成日期： 年 月 日		疗程： 月

时间	诊疗第 1 次 （初次门诊）	诊疗第 2 次 （治疗计划）	诊疗第 3 次 （粘矫治器）
主要诊疗工作	□ 询问病史及临床检查 □ 完成病历书写 □ 影像学检查 □ 取研究模型 □ 面𬌗像 □ 相关检查（面𬌗像，颌位记录、功能检查等） □ 交代治疗过程和注意事项	□ 完成必要的相关科室会诊 □ 补充检查 □ 确定治疗计划 □ 签署治疗计划和治疗费用知情同意书 □ 预约矫正器黏着日期	□ 矫治器黏着 □ 向患者/家属口头及书面交代注意事项 □ 病历记录
重点医嘱	临时医嘱： □ 曲面断层片 □ 头颅侧位片 □ 颞颌关节片（视情况而定）	临时医嘱： □ 疗程、复诊要求 □ 口腔健康教育 □ 牙周治疗	长期医嘱： □ 饮食：硬、黏食物禁食 □ 每餐后刷牙 临时医嘱： □ 正畸加力后注意事项
主要护理工作	□ 制取记存模型 □ 拍摄面面𬌗像像	□ 执行医嘱	□ 配合黏着矫治器 □ 指导饮食、刷牙 □ 矫正器戴用后注意事项宣教
病情变异记录	□ 无 □ 有，原因： 1. 2.	□ 无 □ 有，原因： 1. 2.	□ 无 □ 有，原因： 1. 2.
护士签名			
医师签名			

时间	复诊 （矫治器黏着后第1~9个月）	复诊 （黏着矫治器后9~20个月）	复诊 （黏着矫治器后20~30个月）
主要 诊疗 工作	□ 观察牙齿排列情况 □ 更换矫治弓丝 □ 病历记录	□ 观察牙齿排列情况 □ 调整弓丝，打开深覆𬌗 □ 病历记录	□ 检查深覆𬌗改善情况 □ 弓丝调整 □ 拔牙间隙关闭 □ 颌间关系矫正 □ 病历记录
重 点 医 嘱	长期医嘱： □ 饮食：硬、黏食物禁食 □ 每餐后刷牙 临时医嘱： □ 定期牙周维护	长期医嘱： □ 饮食：硬、黏食物禁食 □ 每餐后刷牙 临时医嘱： □ 定期牙周维护	长期医嘱： □ 饮食：硬、黏食物禁食 □ 每餐后刷牙 临时医嘱： □ 指导患者完成颌间牵引
主要 护理 工作	□ 执行医嘱	□ 执行医嘱	□ 执行医嘱
病情 变异 记录	□ 无　□ 有，原因： 1. 2.	□ 无　□ 有，原因： 1. 2.	□ 无　□ 有，原因： 1. 2.
护士 签名			
医师 签名			

时间	复诊 （黏着矫治器后 30~40 个月）	复诊 （矫治器去除、正畸治疗结束）	复诊 （保持器戴用后复诊）
主要 诊疗 工作	□ 检查牙齿排列、间隙关闭情况及咬合关系 □ 精细调整牙齿排列及咬合关系 □ 病历记录	□ 去除固定矫治器 □ 牙面清洁抛光 □ 戴入保持器 □ 取完成记存模	□ 检查保持器戴用情况 □ 牙齿排列、咬合关系检查
重 点 医 嘱	长期医嘱： □ 饮食：硬、黏食物禁食 □ 每餐后刷牙 临时医嘱： □ 定期牙周维护	长期医嘱： □ 保持器戴用要求 □ 口腔健康指导 临时医嘱： □ 曲面断层片 □ 头颅侧位片 □ 面𬌗像	长期医嘱： □ 指导保持器戴用 □ 口腔健康指导 □ 复诊
主要 护理 工作	□ 执行医嘱	□ 执行医嘱 □ 保持器戴用注意事项	□ 口腔健康指导
病情 变异 记录	□ 无 □ 有，原因： 1. 2.	□ 无 □ 有，原因： 1. 2.	□ 无 □ 有，原因： 1. 2.
护士 签名			
医师 签名			

附：原表单（2016 年版）

骨性 II 类错𬌗掩饰性正畸治疗临床路径表单

适用对象：第一诊断骨性 II 类错𬌗（ICD-10：Z46.4）
行掩饰性正畸治疗（ICD-9-CM-3：24.7102）

患者姓名：	性别： 年龄：	门诊号：
初诊日期： 年 月 日	修复完成日期： 年 月 日	疗程： 月

时间	诊疗第 1 次（初次门诊）	诊疗第 2 次（治疗计划）	诊疗第 3 次（黏矫治器）
主要诊疗工作	□ 询问病史及临床检查 □ 完成病历书写 □ 影像学检查 □ 取研究模型 □ 面𬌗像 □ 相关检查（𬌗位记录、功能检查等） □ 交代治疗过程和注意事项	□ 完成必要的相关科室会诊 □ 补充检查 □ 确定治疗计划 □ 签署治疗计划和治疗费用知情同意书 □ 预约矫正器黏着日期	□ 矫治器黏着 □ 向患者/家属口头及书面交代注意事项 □ 病历记录
重点医嘱	临时医嘱： □ 曲面断层片 □ 头颅侧位片 □ 颞颌关节片（视情况而定）	临时医嘱： □ 疗程、复诊要求 □ 口腔健康教育 □ 牙周治疗	长期医嘱： □ 饮食：硬、黏食物禁食 □ 每餐后刷牙 临时医嘱： □ 正畸加力后注意事项
主要护理工作	□ 制取记存模型 □ 拍摄面𬌗像	□ 执行医嘱	□ 配合黏着矫治器 □ 指导饮食、刷牙 □ 矫正器戴用后注意事项宣教
病情变异记录	□ 无 □ 有，原因： 1. 2.	□ 无 □ 有，原因： 1. 2.	□ 无 □ 有，原因： 1. 2.
护士签名			
医师签名			

时间	复诊 （矫治器黏着后第 1~9 个月）	复诊 （黏着矫治器后 9~20 个月）	复诊 （黏着矫治器后 20~30 个月）
主要 诊疗 工作	□ 观察牙齿排列情况 □ 更换矫治弓丝 □ 病历记录	□ 观察牙齿排列情况 □ 调整弓丝，打开深覆𬌗 □ 病历记录	□ 检查深覆𬌗改善情况 □ 弓丝调整 □ 拔牙间隙关闭 □ 颌间关系矫正 □ 病历记录
重 点 医 嘱	长期医嘱： □ 饮食：硬、黏食物禁食 □ 每餐后刷牙 临时医嘱： □ 定期牙周维护	长期医嘱： □ 饮食：硬、黏食物禁食 □ 每餐后刷牙 临时医嘱： □ 定期牙周维护	长期医嘱： □ 饮食：硬、黏食物禁食 □ 每餐后刷牙 临时医嘱： □ 指导患者完成颌间牵引
主要 护理 工作	□ 执行医嘱	□ 执行医嘱	□ 执行医嘱
病情 变异 记录	□ 无 □ 有，原因： 1. 2.	□ 无 □ 有，原因： 1. 2.	□ 无 □ 有，原因： 1. 2.
护士 签名			
医师 签名			

时间	复诊 （黏着矫治器后 30~40 个月）	复诊 （矫治器去除、正畸治疗结束）	复诊 （保持器戴用后复诊）
主要 诊疗 工作	□ 检查牙齿排列、间隙关闭情况 　　及咬合关系 □ 精细调整牙齿排列及咬合关系 □ 病历记录	□ 去除固定矫治器 □ 牙面清洁抛光 □ 戴入保持器 □ 取完成记存模	□ 检查保持器戴用情况 □ 牙齿排列、咬合关系检查
重 点 医 嘱	**长期医嘱：** □ 饮食：硬、黏食物禁食 □ 每餐后刷牙 **临时医嘱：** □ 定期牙周维护	**长期医嘱：** □ 保持器戴用要求 □ 口腔健康指导 **临时医嘱：** □ 曲面断层片 □ 头颅侧位片 □ 面𬌗像	**长期医嘱：** □ 指导保持器戴用 □ 口腔健康指导 □ 复诊
主要 护理 工作	□ 执行医嘱	□ 执行医嘱 □ 保持器戴用注意事项 □ 口腔健康指导	
病情 变异 记录	□ 无　□ 有，原因： 1. 2.	□ 无　□ 有，原因： 1. 2.	□ 无　□ 有，原因： 1. 2.
护士 签名			
医师 签名			

第三节　骨性Ⅲ类错𬌗正畸治疗临床路径释义

【医疗质量控制指标】

指标一、尖牙关系：中性。

指标二、覆𬌗：0＜治疗后覆𬌗＜3mm。

指标三、前牙覆盖：0＜覆盖关系＜4mm。

指标四、咬合关系良好。

指标五、牙周病、龋齿得到治疗。

一、骨性Ⅲ类错𬌗正畸治疗编码

1. 原编码

疾病名称及编码：恒牙期骨性Ⅲ类错𬌗（ICD-10：Z46.4）

手术操作名称及编码：正畸掩饰治疗（ICD-9-CM-3：24.7104）

2. 修改编码

疾病名称及编码：恒牙期骨性Ⅲ类错𬌗（ICD-10：K07.207）

手术操作名称及编码：正畸掩饰治疗（ICD-9-CM-3：24.7/24.8）

二、临床路径检索方法

K07.207 伴（24.7/24.8）

三、国家医疗保障疾病诊断相关分组（CHS-DRG）

MDCD　头颈、耳、鼻、口、咽疾病及功能障碍

DW1　口腔、牙齿有关疾患

四、骨性Ⅲ类错𬌗正畸治疗临床路径标准流程

（一）适用对象

第一诊断恒牙期骨性Ⅲ类错𬌗（ICD-10：Z46.4）

正畸掩饰治疗（ICD-9-CM-3：24.7104）。

> **释义**
>
> ■ 本路径只适用于非手术、单纯正畸治疗的恒牙期骨性Ⅲ类错𬌗。

（二）诊断依据

根据《临床诊疗指南·口腔医学分册》（中华医学会编著，人民卫生出版社，2005年）。

1. 临床表现：后牙近中关系、前牙反𬌗；下颌骨长度较大；面中部凹陷、颏部前凸。

2. X线表现：头颅侧位片显示上颌骨矢状向发育不足、位置相对后缩和/或下颌骨矢状向发育过度。

> **释义**
>
> ■ 骨性Ⅲ类错𬌗表现为上颌发育不足和/或下颌过度发育，侧面观为凹面型。牙𬌗关系表现为前牙段反𬌗。

> ■ 诊断依据主要为基于头颅侧位片的头影测量分析，ANB 及 Wits 测量值为主要诊断指标，并参照上下颌前牙的代偿轴倾度。
>
> ■ 明确诊断后，根据头影测量分析结果、患者面型及主诉对于选择是否进入本路径和制订个体化治疗方案有重要意义。

（三）治疗方案的选择

根据《临床诊疗指南·口腔医学分册》（中华医学会编著，人民卫生出版社，2005 年），正畸掩饰治疗的患者为中度以下的骨性畸形，通过减数矫治解除前牙反𬌗矫治磨牙关系。治疗方案：

1. 拔除四个第一双尖牙或第二双尖牙。

2. 拔除上颌第二、下颌第一双尖牙。

释义

> ■ 骨性Ⅲ类错𬌗的治疗方案的选择与骨骼异常及牙𬌗畸形的程度有关。
>
> ■ 拔牙方案的选择基于患者面型、咬合关系及拥挤程度作出判断。

（四）标准治疗时间 30~40 个月

释义

> ■ 治疗时间从戴上矫治器开始计算，直至拆除矫治器。
>
> ■ 排齐整平需要 12~15 个月，关闭拔牙间隙需要 15 个月，精细调整需要 10~12 个月左右。

（五）进入路径标准

1. 第一诊断符合骨性Ⅲ类错𬌗（ICD-10：Z46.4）疾病编码。

2. 恒牙期，拔除四个双尖牙进行矫治的（符合上述治疗方案）患者。

3. 患者同时具有其他疾病诊断，如在正畸治疗期间不需要特殊处理也不影响第一诊断的临床路径流程实施时，可以进入路径。

存在以下情况的骨性Ⅲ类错𬌗不进入路径：

1. 有影响正畸治疗的其他疾病如全身系统疾病、牙周病、颞下颌关节病患者不进入路径。

2. 存在严重错位的牙齿，如尖牙助萌、磨牙直立、后牙锁𬌗、磨牙压低等情况不进入该路径。

3. 存在骨性开𬌗、骨性宽度不调及需要正畸-正颌联合治疗的患者不进入该路径。

4. 存在牙齿缺失或严重损坏需要拔除其他牙齿的患者不进入该路径。

5. 替牙期骨性Ⅲ类及需要进行生长改型治疗患者不进入该路径。

> **释义**
> ■ 进入路径前必须明确患者主诉、骨性及牙性畸形严重程度。进入本路径前必须明确告知患者单纯正畸治疗及掩饰性治疗的局限性。
> ■ 需要多学科联合治疗的病例不进入本路径。

(六) 正畸前检查

1. 临床检查患者面型、口腔健康状况、牙列阶段、牙齿排列咬合关系、覆𬌗覆盖等情况。
2. 记存牙𬌗模型。
3. 面𬌗像。
4. 头颅侧位、全口曲面断层片。

> **释义**
> ■ 正畸前临床检查主要包括患者主诉、口外及口内检查。
> ■ 对于有关节症状或病史的患者需要加照双侧颞下颌关节 CBCT。
> ■ 个别牙有治疗史需要加照根尖片。

(七) 治疗完成标准

牙列整齐、覆𬌗覆盖基本正常。

> **释义**
> ■ 上下颌牙齿排列整齐，反𬌗解除，前牙覆𬌗覆盖基本正常。双侧后牙咬𬌗可，无𬌗创伤。

(八) 变异及原因分析

1. 个别后牙颊侧面较大充填物，无法直接粘接托槽或颊管或需要配合戴用上颌扩弓矫治器者，需要在第三次复诊进行后牙分牙，第四次复诊粘接矫治器。
2. 正畸治疗中患者出现其他全身疾病影响正畸治疗进行者、正畸治疗中出现严重颞下颌关节症状、牙周病等需要暂停正畸治疗现行其他治疗者，则退出路径。
3. 正畸治疗需要患者配合，患者频繁失约、依从性差将延长治疗时间并影响治疗结果，则退出路径。

> **释义**
> ■ 正畸治疗中出现严重颞下颌关节症状及牙周病等需要多学科联合治疗的，不适于继续正畸治疗，需退出本路径。
> ■ 患者不能密切配合，不能按时复诊、托槽反复脱落、口腔卫生差以及不能按照医嘱要求进行皮圈牵引等，需要退出本路径。

五、骨性Ⅲ类错殆正畸治疗患者健康宣教

1. 定期口腔卫生宣教：①每次复诊时刷牙指导、配合视频及文字材料；②每餐后刷牙；③定期牙周维护（6~12个月1次）。

2. 矫治器维护教育：①勿食硬度较大及体积较大的食物、避免进食带壳或核的食物；②避免前牙啃咬，带骨头的肉需剔下骨头后进食，避免碳酸饮料、零食。

3. 指导患者配合颌间牵引。

六、推荐表单

骨性Ⅲ类错𬌗掩饰性正畸治疗临床路径表单

适用对象：第一诊断骨性Ⅲ类错𬌗（ICD-10：Z46.4）

行掩饰性正畸治疗（ICD-9-CM-3：24.7104）

患者姓名：	性别：	年龄：	门诊号：	门诊号：
初诊日期： 年 月 日	修复完成日期： 年 月 日		疗程： 月	

时间	诊疗第1次 （初次门诊）	诊疗第2次 （治疗计划）	诊疗第3次 （黏着矫治器）
主要诊疗工作	□ 询问病史及临床检查 □ 完成病历书写 □ 影像学检查 □ 取研究模型 □ 面𬌗像 □ 相关检查（𬌗位记录、功能检查等） □ 交代治疗过程和注意事项	□ 完成必要的相关科室会诊 □ 补充检查 □ 确定治疗计划 □ 签署治疗计划和治疗费用知情同意书 □ 预约矫正器黏着日期	□ 矫治器黏着 □ 向患者/家属口头及书面交代注意事项 □ 病历记录 □ 矫治器粘着
重点医嘱	临时医嘱： □ 曲面断层片 □ 头颅侧位片 □ 颞颌关节片（视情况而定）	临时医嘱： □ 疗程、复诊要求 □ 口腔健康教育 □ 牙周洁治	长期医嘱： □ 饮食：硬、黏食物禁食 □ 每餐后刷牙 临时医嘱： □ 正畸加力后注意事项
主要护理工作	□ 制取记存模型 □ 拍摄面𬌗像	□ 执行医嘱	□ 配合黏着矫治器 □ 指导饮食、刷牙 □ 矫正器戴用后注意事项宣教
病情变异记录	□ 无 □ 有，原因： 1. 2.	□ 无 □ 有，原因： 1. 2.	□ 无 □ 有，原因： 1. 2.
护士签名			
医师签名			

时间	复诊 （矫治器黏着后第 1~9 个月）	复诊 （黏着矫治器后 9~20 个月）	复诊 （黏着矫治器后 20~30 个月）
主要诊疗工作	□ 观察牙齿排列情况 □ 更换矫治弓丝 □ 病历记录	□ 观察牙齿排列情况 □ 调整弓丝，打开深覆𬌗 □ 病历记录	□ 检查反𬌗改善情况 □ 弓丝调整 □ 病历记录 □ 拔牙间隙关闭
重点医嘱	长期医嘱： □ 饮食：硬、黏食物禁食 □ 每餐后刷牙 临时医嘱： □ 定期牙周维护	长期医嘱： □ 饮食：硬、黏食物禁食 □ 每餐后刷牙 临时医嘱： □ 定期牙周维护	长期医嘱： □ 饮食：硬、黏食物禁食 □ 每餐后刷牙 临时医嘱： □ 指导患者完成颌间牵引
主要护理工作	□ 执行医嘱	□ 执行医嘱	□ 执行医嘱
病情变异记录	□ 无 □ 有，原因： 1. 2.	□ 无 □ 有，原因： 1. 2.	□ 无 □ 有，原因： 1. 2.
护士签名			
医师签名			

时间	复诊 (黏着矫治器后30~36个月)	复诊 (矫治器去除、正畸治疗结束)	复诊 (保持器戴用后复诊)
主要 诊疗 工作	□ 检查牙齿排列、间隙关闭情况 　及咬殆关系 □ 精细调整牙齿排列及咬合关系 □ 病历记录	□ 去除固定矫治器 □ 牙面清洁抛光 □ 戴入保持器 □ 取完成记存模	□ 检查保持器戴用情况 □ 牙齿排列、咬合关系检查
重 点 医 嘱	**长期医嘱:** □ 饮食: 硬、黏食物禁食 □ 每餐后刷牙 **临时医嘱:** □ 定期牙周维护	**长期医嘱:** □ 保持器戴用要求 □ 口腔健康指导 **临时医嘱:** □ 曲面断层片 □ 头颅侧位片 □ 面殆像	**长期医嘱:** □ 指导保持器戴用 □ 口腔健康指导 □ 复诊
主要 护理 工作	□ 执行医嘱	□ 执行医嘱 □ 保持器戴用注意事项 □ 口腔健康指导	
病情 变异 记录	□ 无　□ 有, 原因: 1. 2.	□ 无　□ 有, 原因: 1. 2.	□ 无　□ 有, 原因: 1. 2.
护士 签名			
医师 签名			

附：原表单（2016 年版）

骨性 Ⅲ 类错𬌗掩饰性正畸治疗临床路径表单

适用对象：第一诊断骨性 Ⅲ 类错𬌗（ICD-10：Z46.4）

行掩饰性正畸治疗（ICD-9-CM-3：24.7104）

患者姓名：		性别：　　年龄：		门诊号：	
初诊日期：　　年　月　日		修复完成日期：　　年　月　日		疗程：　　月	

时间	诊疗第 1 次 （初次门诊）	诊疗第 2 次 （治疗计划）	诊疗第 3 次 （黏着矫治器）
主要诊疗工作	□ 询问病史及临床检查 □ 完成病历书写 □ 影像学检查 □ 取研究模型 □ 面𬌗像 □ 相关检查（𬌗位记录、功能检查等） □ 交代治疗过程和注意事项	□ 完成必要的相关科室会诊 □ 补充检查 □ 确定治疗计划 □ 签署治疗计划和治疗费用知情同意书 □ 预约矫正器黏着日期	□ 矫治器黏着 □ 向患者/家属口头及书面交代注意事项 □ 病历记录
重点医嘱	临时医嘱： □ 曲面断层片 □ 头颅侧位片 □ 颞颌关节片（视情况而定）	临时医嘱： □ 疗程、复诊要求 □ 口腔健康教育 □ 牙周洁治	长期医嘱： □ 饮食：硬、黏食物禁食 □ 每餐后刷牙 临时医嘱： □ 正畸加力后注意事项
主要护理工作	□ 制取记存模型 □ 拍摄面𬌗像	□ 执行医嘱	□ 配合黏着矫治器 □ 指导饮食、刷牙 □ 矫正器戴用后注意事项宣教
病情变异记录	□ 无　□ 有，原因： 1. 2.	□ 无　□ 有，原因： 1. 2.	□ 无　□ 有，原因： 1. 2.
护士签名			
医师签名			

时间	复诊 （矫治器黏着后第1~9个月）	复诊 （黏着矫治器后9~20个月）	复诊 （黏着矫治器后20~30个月）
主要诊疗工作	□ 观察牙齿排列情况 □ 更换矫治弓丝 □ 病历记录	□ 观察牙齿排列情况 □ 调整弓丝，打开深覆𬌗 □ 病历记录	□ 检查反𬌗改善情况 □ 弓丝调整 □ 拔牙间隙关闭 □ 颌间关系调整 □ 病历记录 □ 拔牙间隙关闭
重点医嘱	长期医嘱： □ 饮食：硬、黏食物禁食 □ 每餐后刷牙 临时医嘱： □ 定期牙周维护	长期医嘱： □ 饮食：硬、黏食物禁食 □ 每餐后刷牙 临时医嘱： □ 定期牙周维护	长期医嘱： □ 饮食：硬、黏食物禁食 □ 每餐后刷牙 临时医嘱： □ 指导患者完成颌间牵引
主要护理工作	□ 执行医嘱	□ 执行医嘱	□ 执行医嘱
病情变异记录	□ 无　□ 有，原因： 1. 2.	□ 无　□ 有，原因： 1. 2.	□ 无　□ 有，原因： 1. 2.
护士签名			
医师签名			

时间	复诊 （黏着矫治器后 30~36 个月）	复诊 （矫治器去除、正畸治疗结束）	复诊 （保持器戴用后复诊）
主要 诊疗 工作	□ 检查牙齿排列、间隙关闭情况及咬合关系 □ 精细调整牙齿排列及咬合关系 □ 病历记录	□ 去除固定矫治器 □ 牙面清洁抛光 □ 戴入保持器 □ 取完成记存模	□ 检查保持器戴用情况 □ 牙齿排列、咬合关系检查
重 点 医 嘱	**长期医嘱：** □ 饮食：硬、黏食物禁食 □ 每餐后刷牙 **临时医嘱：** □ 定期牙周维护	**长期医嘱：** □ 保持器戴用要求 □ 口腔健康指导 **临时医嘱：** □ 曲面断层片 □ 头颅侧位片 □ 面𬌗像	**长期医嘱：** □ 指导保持器戴用 □ 口腔健康指导 □ 复诊
主要 护理 工作	□ 执行医嘱	□ 执行医嘱 □ 保持器戴用注意事项 □ 口腔健康指导	
病情 变异 记录	□ 无 □ 有，原因： 1. 2.	□ 无 □ 有，原因： 1. 2.	□ 无 □ 有，原因： 1. 2.
护士 签名			
医师 签名			

第四节 下颌前突畸形临床路径释义

【医疗质量控制指标】

指标一、术中出血量。

指标二、意外骨折发生率。

指标三、手术创口感染率。

一、下颌前突畸形编码

1. 原编码

疾病名称及编码：下颌前突畸形（ICD-10：K07.107）

手术操作名称及编码：下颌前突畸形矫治术（ICD-9-CM-3：76.61-76.64）

2. 修改编码

疾病名称及编码：下颌前突畸形（ICD-10：K07.108）

手术操作名称及编码：下颌前突畸形矫治术（ICD-9-CM-3：76.61-76.64）

二、临床路径检索方法

K07.108 伴 76.61/76.62/76.63/76.64

三、国家医疗保障疾病诊断相关分组（CHS-DRG）

MDCD 头颈、耳、鼻、口、咽疾病及功能障碍

DW1 口腔、牙齿有关疾患

四、下颌前突畸形临床路径标准住院流程

（一）适用对象

第一诊断为下颌前突畸形（ICD-10：K07.108）

行双侧下颌升支矢状劈开截骨术（BSSRO）（ICD-9-CM-3：76.62-76.64），上颌 Le Fort Ⅰ型截骨术（需要时）（ICD-9-CM-3：76.65）。

> **释义**
>
> ■ 本路径仅适用于伴/不伴偏斜的下颌前突畸形患者，对于同时伴有上颌后缩（<SNA 小于正常）或上颌骨前突、下颌前突畸形患者，因需要同期进行上颌 Le Fort Ⅰ型截骨术矫治上颌畸形，则不适用本路径。下颌前突畸形是常见的牙颌面畸形之一，在 12~17 岁的青少年中的发病率约为 1%。下颌骨相对于颅底位置的过分向前生长，造成前牙反𬌗、后牙的安氏Ⅲ类错𬌗关系，以及面下 1/3 容貌结构间协调关系的破坏。
>
> ■ 本路径允许采用口内入路的下颌支垂直截骨术、下颌支矢状劈开截骨术，以及配合使用的水平截骨颏成形术等。

（二）诊断依据

根据《临床诊疗指南·口腔医学分册（2016 修订版）》（中华口腔医学会编著，人民卫生出版社，2016 年）。

1. 下颌向前突出，前牙反𬌗，后牙近中关系（Angle Ⅲ类）。

2. 面下 1/3 较长，软组织颏前点前移。

3. X 线头影测量：∠SNA 正常，∠SNB 大于正常，∠ANB 小于正常或为负角。

释义

■ 下颌前突畸形的诊断主要依据临床检查以及基于头颅定位侧位 X 线片的 X 线头影测量结果。前牙反𬌗及后牙近中关系主要反映此类畸形的牙列关系特点；X 线头影测量结果（包括∠SNA 正常，∠SNB 大于正常，∠ANB 小于正常或为负角）则反映此类畸形的骨性关系特点；面下 1/3 较长、软组织颏前点前移反映的是软组织特点。因此，明确诊断需要综合考虑这三方面因素。

■ 下颌前突畸形必须与假性下颌前突相鉴别，后者主要是由于上颌发育不足所导致的，表现为∠SNA 小于正常，∠SNB 正常。还应排除因颞下颌关节疾病如髁突骨、软骨瘤造成的下颌前突偏斜畸形

（三）治疗方案的选择

根据《临床诊疗指南·口腔医学分册（2016 修订版）》（中华口腔医学会编著，人民卫生出版社，2016 年）。

选择双侧下颌升支矢状劈开截骨术（BSSRO），其适应证为：

1. 骨性Ⅲ类错𬌗畸形。

2. 全身无手术禁忌证。

释义

■ 本路径要求只有明确诊断为下颌前突、骨性Ⅲ类错𬌗畸形且上颌骨位置正常的患者才能进入路径，术前应先进行 X 线头影测量确认畸形类型及程度，再通过模型外科模拟手术并制作咬合板；术前还要除外手术禁忌证。

■ 此类畸形主要通过下颌前突畸形矫治术来进行治疗，而必要的牙齿术前正畸治疗应该在进入本路径之前完成，或在路径结束之后开始（选择先手术后正畸的病例）。应根据患者具体情况（如下颌计划后退的距离、下颌支解剖特点等）决定采用下颌支矢状劈开截骨术或下颌支垂直截骨术等术式，并根据牙列畸形特点及颏部外形决定是否同时施行水平截骨颏成形术等辅助术式。

（四）标准住院日≤10 天

释义

■ 患者术前准备需要 2~3 天，一般在住院后第 3~4 天完成手术，术后恢复需要 5~6 天，总住院时间应不超过 10 天。为确保在标准住院日内完成治疗，对于有系统疾病的患者，如心脏病、肝炎、贫血、甲状腺功能亢进、骨代谢疾病、抑郁症等患者，住院前应请相应专科医师会诊，确定病情稳定不影响手术实施后再收入院。

(五) 进入路径标准

1. 第一诊断必须符合 ICD-10：K07.108 下颌前突畸形疾病编码。

2. 患者同时具有其他疾病诊断，如在住院期间不需要特殊处理也不影响第一诊断的临床路径流程实施时，可以进入本路径。

释义

■ 本路径要求只有明确诊断为下颌前突畸形的患者才能进入路径。下颌前突畸形患者有时会合并下颌偏斜畸形，由于治疗方式基本一致，应纳入本路径中，而因上颌发育不足导致的假性下颌前突则不属此列。同时伴有上颌后缩（∠SNA 小于正常，∠SNB 大于正常）或上颌偏斜的下颌前突畸形患者，因需要同期进行上颌 Le Fort I 型截骨术矫治上颌畸形，也不适用本路径。

■ 部分患者可能合并有其他全身疾病，如果暂不处理这些疾病也不会导致麻醉及手术风险明显增加，则可以纳入本路径。

(六) 术前准备（术前评估）2~3 天

必须检查的项目：

1. 影像学检查（X 线胸片、X 线头颅正侧位定位片、全口曲面断层片、锥形束 CT 或螺旋 CT）。

2. X 线头影测量分析、术前虚拟治疗方案设计、模型外科、咬合导板的制作。

3. 血常规、凝血功能、血型。

4. 尿常规、大便常规。

5. 肝功能、肾功能。

6. 感染性疾病筛查（乙型肝炎、丙型肝炎、梅毒、艾滋病等）。

7. 心电图。

释义

■ 为缩短住院时间，部分检查可以在门诊完成，如 X 线检查、血常规、凝血功能、肝肾功能、感染性疾病筛查等。如患者存在影响手术的异常检查结果，应请相应专科医师治疗，结果转为正常后再收入院。

■ 术前常规检查是确保手术治疗安全、有效开展的基础，在术前必须完成。相关人员应认真分析检查结果，以便及时发现异常情况并采取对应处置。

■ X 线头颅正侧位定位片、全口曲面断层片、双侧颞下颌关节薛氏位片或锥形束 CT 片或螺旋 CT 片等均有助于评估患者面部骨骼位置关系，判断颞下颌关节状态和预测某些特殊解剖特点（如牙齿、牙根、下颌管、颏孔等）对手术的影响，因此也应在术前完成。

■ 现代正颌外科手术技术建立在 X 线头影测量及模型外科技术之上，手术中下颌骨移动的距离和方向由 X 线头影测量和 VTO 提供的数据及术后所建立的正常终末咬合关系确定。因此术前必须仔细检查牙齿模型，以确认术前正畸治疗已满足手术要求，可以到达术后稳定、良好的咬合关系。另外模型外科完成后制作的咬合导板也是手术中固定下颌骨位置时所必需的。必须在术前完成上述检查和准备。

（七）预防性抗菌药物选择与使用时机

1. 抗菌药物：按照《抗菌药物临床应用指导原则》（2015 年版）》（国卫办医发〔2015〕43 号）执行。

2. 选择青霉素类或其他类抗菌药物，预防性用药时间为手术开始前 30 分钟。

> **释义**
>
> ■ 下颌前突矫治术切口属于Ⅱ类切口，手术可能导致细菌感染，因此有必要按要求在术前、术中及术后使用抗菌药物进行预防。
>
> ■ 由于口腔颌面部组织抗感染能力较强，一般选择使用 β-内酰胺类抗菌药物即可，如第一代或第二代头孢菌素类，另外因正颌外科手术切口为口内切口，必要时可以配合使用抗厌氧类药物，如甲硝唑。如对 β-内酰胺类药物过敏，可选择抗菌谱较广，覆盖革兰阳性球菌、阴性杆菌和厌氧菌的其他种类抗菌药物组合，如克林霉素+喹诺酮类（左氧氟沙星）。
>
> ■ 术后预防性使用抗生素的时间是 3~5 天，如果有明显的术后感染症状（体温高，局部明显肿胀、疼痛，渗出液浑浊、黏稠）且局部切口渗出液涂片及细菌培养证实感染存在、血常规检查白细胞异常增高，则可根据病情适当延长抗生素使用及住院时间。

（八）手术日为入院第 3~4 天

1. 麻醉方式：经鼻气管插管全身麻醉。

2. 手术内固定物：小型/微型钛板、钛钉。

3. 术中用药：麻醉常规用药、抗菌药物和止血药。

4. 输血：视术中情况和出血量而定，一般不考虑输血。

> **释义**
>
> ■ 下颌前突畸形矫治术手术创伤较大，应选择全身麻醉；为减少术中出血，应采用术中控制性低血压麻醉技术；由于在术中要在咬合导板的引导下建立正常咬合关系并行颌间钢丝固定，因此必须采用经鼻腔气管插管。
>
> ■ 下颌前突畸形矫治术中需要将下颌骨支截断或劈开，根据术前设计方案移动到新的位置后采用坚固内固定技术进行重新固定，主要采用的是金属内固定物。固定方式有很多种，临床上双侧下颌支矢状劈开截骨术多数采用四孔小型钛板及钛钉在下颌体部外斜线部位固定近、远心骨段，还可以采用双皮质钛钉贯穿固定近、远心骨段。如采用下颌支垂直截骨，或因条件所限无法采用坚固内固定技术时，也可以选择钢丝固定两侧骨段，但因稳定性差，需要进行 4~6 周的颌间结扎，以保证截骨断端间形成良好的骨愈合。
>
> ■ 术中常规使用吸入及静脉复合麻醉药物、抗菌药物和止血药。
>
> ■ 下颌前突畸形矫治术中出血主要来自于骨创面的渗血，一般靠填塞止血即可控制，出血量不大，不需要输血。但如果术中损伤较大的血管，如下牙槽动脉或面后静脉等，则可能导致出血量较多而需要输血。

（九）术后住院恢复5~6天

1. 必须复查的检查项目：影像学检查（X线头颅正侧位定位片，全口曲面断层片，锥形束CT或螺旋CT）。
2. 术后预防性使用抗菌药物：用药时间3~5天。根据病情决定使用止血、消肿类及镇痛类药物的时间。

> **释义**
>
> ■ 术后复查血常规主要是帮助判断患者炎症反应状态，为停用抗菌药物提供依据，复查X线头颅正侧位定位片、全口曲面断层片、双侧颞下颌关节薛氏位片或锥形束CT片或螺旋CT片主要目的是与术前做对比，评价手术效果及可能产生的关节移位、意外骨折等变化。
>
> ■ 术后使用抗菌药物主要目的是预防感染、一般术后应用3~5天；止血药多用于手术日，如渗血较多也可延长至术后第1~2天；激素类消肿药一般术后应用3天；镇痛药物（镇痛泵）一般应用到术后1~2天，症状明显减轻或消失后即可停用。根据患者出血情况，必要时可使用注射用尖吻蝮蛇血凝酶等止血药，减少术后出血，促进创面愈合和恢复。

（十）出院标准

1. 一般情况良好、可进流质饮食、活动自如；面部肿胀逐渐消退。
2. 上下牙列就位于咬合导板内，咬合关系稳定。
3. CT及X线片显示：无意外骨折，各骨段位置符合设计要求；各骨内固定物就位良好；髁突位置在正常范围。
4. 手术创口在愈合中，无脓性分泌物；手术区无明显积液。

> **释义**
>
> ■ 本路径要求患者出院前需达到下列标准：首先是一般情况良好，可以进流食或半流食，术后反应逐渐消退；其次是手术效果符合预期，牙列能够自主或通过颌间弹性牵引而稳定就位于咬合导板内或达到术前设计的咬合关系；再次是没有明显的手术并发症，如意外骨折、内固定物松脱、髁状突移位过多等；最后是伤口愈合良好，手术区无明显积液或脓性分泌物。

（十一）变异及原因分析

1. 若有影响手术的全身情况，需要进行相关会诊，除外手术禁忌证。
2. 对极少数下颌前突畸形患者，应行神经外科会诊，以排除脑垂体瘤等病因，避免术后复发。

> **释义**
>
> ■ 下颌前突畸形患者如在术前检查发现手术禁忌证，属严重变异，应及时终止本路径，待影响手术的其他疾病治愈或稳定后，方可重新进入本路径。

■ 极少数下颌前突畸形患者还可能同时存在肢端肥大和身高异常等现象，应请神经外科会诊，如果确认为脑垂体肿瘤，属于严重变异，应暂时终止本路径。待肿瘤治愈，下颌生长发育停止后方可重新进入本路径。

■ 在治疗过程中如出现伤口渗血、感染、积液等并发症，可能需要增加对症药物治疗，延长住院时间，应属于微小变异，路径可以继续进行；如果出现麻醉意外、术中及术后伤口大出血、下颌骨意外骨折、髁突明显移位等情况，需要进行紧急抢救或重新手术，则属于严重变异，应终止本路径。

■ 由于医院或术者因素，使患者无法按临床路径标准如期进行手术，导致住院时间延长，应属于微小变异，临床路径可以继续进行。

■ 由于患者自身或家属的主观愿望而自动放弃手术治疗者应退出本路径。

五、下颌前突畸形临床路径治疗方案

1. 明确诊断：术前经 X 线头影测量诊断为下颌前突、骨性Ⅲ类错𬌗畸形且上颌骨位置正常的患者，且已完成必要的牙齿术前正畸治疗。

2. 术前常规检查排除手术禁忌证。

3. 通过模型外科模拟手术并手工制作咬合导板；或采用计算机虚拟设计手术方案、3D 打印咬合导板。

4. 根据患者具体情况决定采用下颌支矢状劈开截骨术或下颌支垂直截骨术等术式，并根据颏部外形决定是否同时施行水平截骨颏成形术等辅助术式。

5. 术中选择控制性低血压全身麻醉；根据术前设计方案移动下颌骨到新的位置后进行坚固内固定。术中常规使用吸入及静脉复合麻醉药物、抗菌药物和止血药。

6. 术后预防性使用抗菌药物 3~5 天。根据病情决定使用止血、消肿类及镇痛类药物的时间。

7. 术后复查 X 片及 CT，以与术前做对比，评价手术效果及可能产生的关节移位、意外骨折等变化。

六、下颌前突畸形患者护理规范

1. 气道管理

（1）保持呼吸道通畅：给予雾化吸入，及时吸净口鼻腔分泌物。

（2）恶心呕吐的护理：如有颌间结扎（牵引），床旁备钢丝剪，患者出现恶心、呕吐时应及时剪断结扎丝（橡皮圈），以防误吸、窒息的发生。

（3）体位护理：抬高床头 30°~45°。

（4）面部肿胀护理：术后 48 小时内给予冷湿敷，患者术后早期下床活动，遵医嘱用药。

2. 并发症的观察及护理：术后出血、口周麻木、感染等症状，及时采取相应措施。

3. 口腔护理：每日为患者口腔创口护理 2 次；指导患者饮水，保持口腔清洁。

4. 饮食护理：根据医嘱指导患者进流质饮食，予以高蛋白、高维生素饮食。

5. 引流管护理：保持负压引流管通畅及固位，观察引流液的颜色、量、性质，并做好记录。

6. 疼痛护理：如术后出现伤口、面部、颞下颌关节等处疼痛，评估疼痛性质及程度，遵医嘱用药。

7. 用药观察及护理：术后给予静脉抗炎支持疗法，注意观察用药后反应。

七、下颌前突畸形患者营养治疗规范

1. 评估患者营养状态：BMI、血清蛋白、血糖、血脂、电解质等。

2. 评估影响患者进食的相关因素：除术后面部肿胀、伤口疼痛、进流质饮食等病理因素外，还应评估患者的心理和社会因素，如偏食、宗教饮食习惯等。

3. 术后 6 小时患者即可流质饮食。应遵循少食多餐，营养均衡原则。进食高热量、高蛋白、高维生素饮食。可在牛奶、果蔬汁、米汤、肉汤等常规流质饮食基础上，补充高蛋白全营养粉固体饮料 100~200 克/天和 2500cal 热量。

4. 应根据患者进食量及时调整静脉补液成分及补液量，以提供足够热量，保持水、电解质平衡。

5. 对术中失血多、术后血红蛋白低于 90g/L 的患者，术后可给予口服铁剂。

6. 术后初期体重下降不应超过术前的 5%~7%。如患者体重在术后 10 天仍持续下降，可能提示营养不足，应增加蛋白质及热量的摄入。

7. 注意观察患者进食过程中的不适主诉，并及时给予相应措施。

八、下颌前突畸形患者健康宣教

1. 为患者及家属做术前健康宣教：①禁食、禁水时间；②术中插胃管、术中插尿管的目的和注意事项；③术后饮食营养的相关知识；④手术常见的并发症及不适症状。

2. 口腔卫生指导：进食水、漱口水含漱、刷牙，循序渐进，保持口腔清洁，避免感染。

3. 饮食指导：指导患者进食方法、饮食种类、饮食结构、进食量。

4. 安全指导：活动安全指导，防止压力性损伤及跌倒坠床的发生，避免面部外伤。

5. 出院指导：饮食、口腔卫生、功能锻炼、复诊等内容。

九、推荐表单

（一）医师表单

下颌前突畸形临床路径医师表单

适用对象：第一诊断为下颌前突畸形（ICD-10：K07.107）
　　　　　行下颌前突畸形矫治术（ICD-9-CM-3：76.61~76.64）

患者姓名：	性别：　　年龄：　　门诊号：	住院号：
住院日期：　　年　月　日	出院日期：　　年　月　日	标准住院日：≤10 天

时间	住院第 1 天	住院第 2~3 天	住院第 3~4 天 （手术日）
主要诊疗工作	□ 询问病史、体格检查 □ 完成入院病历和首次病程记录的书写 □ 请示上级医师 □ 确定手术日期	□ 上级医师查房，确定手术方案 □ 完成术前小结和上级医师查房记录 □ 开术前医嘱，完成术前准备 □ 牙周洁治 □ 术前讨论（视情况而定） □ 必要时完成相关会诊 □ 完成 X 线头影测量分析和术前虚拟治疗方案设计 □ 完成模型外科 □ 完成咬合导板制作、试戴 □ 签署麻醉、手术同意书 □ 向患者及家属交代病情和围手术期注意事项	□ 完成手术 □ 开术后医嘱 □ 术者或一助完成手术记录 □ 住院医师完成术后病程记录 □ 上级医师查房 □ 向患者家属说明手术过程、病情及术后注意事项
重点医嘱	**长期医嘱：** □ 三级护理 □ 普通饮食 **临时医嘱：** □ 血常规、尿常规、大便常规、血型、凝血功能、血生化、感染性疾病筛查 □ 心电图 □ 正位 X 线胸片 □ X 线头颅正侧位定位片、全口曲面断层片、锥形束CT 或者螺旋 CT □ 牙周洁治	**长期医嘱：** □ 三级护理 □ 普通饮食 **临时医嘱（术前医嘱）：** □ 拟明日在全身麻醉下行下颌前突畸形矫治术（说明具体术式） □ 面部、口鼻腔清洁 □ 术前 6 小时禁食、禁水 □ 抗菌药物术前 30 分钟 □ 其他特殊医嘱	**长期医嘱：** □ 全身麻醉术后护理常规 □ 禁食、禁水 12~24 小时 **临时医嘱（术后）：** □ 心电监测 □ 持续/间断吸氧 ＿＿＿ 小时 □ 输液+抗菌药物 □ 激素 □ 止血药物
病情变异记录	□ 无　□ 有，原因： 1. 2.	□ 无　□ 有，原因： 1. 2.	□ 无　□ 有，原因： 1. 2.
医师签名			

	住院第 4~5 天 （术后第 1 天）	住院第 5~6 天 （术后第 2 天）
主 要 诊 疗 工 作	□ 上级医师查房 □ 密切观察病情变化 □ 住院医师常规完成术后病程记录 □ 观察记录引流量，取出引流管（视情况而定） □ 观察面部肿胀、呼吸情况和创口渗血情况 □ 观察咬合关系 □ 注意体温、血压、进食量等 □ 换药、去除加压包扎敷料（视情况而定） □ 根据病情，鼓励患者下床活动	□ 上级医师查房 □ 观察病情变化 □ 住院医师常规完成病程记录 □ 换药、去除加压包扎敷料（视情况而定） □ 开始颌间牵引
重 点 医 嘱	长期医嘱： □ 一级护理 □ 流质饮食或鼻饲流食（保留胃管者） □ 雾化吸入 □ 口腔冲洗 临时医嘱： □ 根据需要量输液 □ 抗菌药物 □ 激素 □ 止血药（必要时） □ 止吐药（必要时）	长期医嘱： □ 一级/二级护理 □ 流质饮食或鼻饲流食（保留胃管者） □ 雾化吸入 □ 口腔冲洗 临时医嘱： □ 根据需要量输液 □ 抗菌药物 □ 激素
病情 变异 记录	□ 无　□ 有，原因： 1. 2.	□ 无　□ 有，原因： 1. 2.
医师 签名		

时间	住院第 6~8 天 （术后第 3~4 天）	住院第 8~10 天 （出院日）
主要诊疗工作	□ 上级医师查房 □ 注意病情变化 □ 住院医师常规完成病程记录 □ 调整颌间牵引至上下牙列进入咬合导板 □ 复查 X 线头颅正侧位定位片、全口曲面断层片、锥形束 CT 或螺旋 CT	□ 上级医师查房，检查咬合关系、创口愈合、面部肿胀和术后 X 线片等，明确可以出院 □ 住院医师完成出院小结、病历首页和出院诊断证明书等 □ 向患者说明出院注意事项、复查时间以及发生情况及时复诊等
重点医嘱	长期医嘱： □ 二级/三级护理 □ 流质饮食 □ 雾化吸入（视情况而定） □ 口腔冲洗 临时医嘱： □ 根据需要量输液 □ 抗菌药物（必要时） □ 激素（必要时） □ 换药（必要时）	出院医嘱： □ 今日出院 □ 出院带药（必要时） □ 流质饮食 □ 避免创伤 □ 注意口腔卫生 □ 及时复诊
病情变异记录	□ 无　□ 有，原因： 1. 2.	□ 无　□ 有，原因： 1. 2.
医师签名		

（二）护士表单

下颌前突畸形临床路径护士表单

适用对象：第一诊断为下颌前突畸形（ICD-10：K07.107）

行下颌前突畸形矫治术（ICD-9-CM-3：76.61-76.64）

患者姓名：	性别：	年龄：	门诊号：	住院号：
住院日期：　年　月　日	出院日期：　年　月　日		标准住院日：≤10 天	

时间	住院第 1 天 （入院日）	住院第 2~3 天 （手术前准备）	住院第 4 天 （手术日）
健康宣教	□ 入院宣教：介绍主管医师、护士，介绍环境、设施，介绍住院注意事项 □ 通知当晚禁食、禁水，次日晨空腹抽血（如入院前已完成，可省略此步骤）	□ 术前宣教：疾病知识、术前准备及手术过程 □ 告知准备物品、沐浴 □ 告知术后饮食、活动及探视注意事项 □ 主管护士与患者沟通，了解并指导心理应对 □ 告知家属等候区位置	□ 手术当日宣教：告知术后饮食、体位要求，告知术后可能出现情况的应对方式 □ 给予患者及家属心理支持 □ 再次明确探视陪伴须知
护理处理	□ 核对患者，佩戴腕带 □ 建立入院护理病历 □ 卫生处置：剪指（趾）甲、沐浴、更换病号服	□ 协助医师完成术前检查、化验 □ 术前准备：术前 6 小时禁食、禁水 □ 备血（需要时）	□ 术晨刷牙，氯己定漱口 □ 送手术：摘除患者各种活动物品，核对患者资料及携带药品，填写手术交接单，签字确认 □ 接手术：核对患者及资料，签字确认
基础护理	□ 三级护理 □ 晨晚间护理 □ 患者安全管理	□ 三级护理 □ 晨晚间护理 □ 患者安全管理	□ 特级/一级护理 □ 患者安全管理 □ 遵医嘱吸氧及监护治疗
专科护理	□ 护理查体 □ 填写跌倒及压疮防范表 □ 需要时，请家属陪伴 □ 指导饮食方法 □ 心理护理 □ 需要时，通知相关人员做好模型外科交接工作	□ 遵医嘱完成相关检查 □ 心理护理	□ 病情观察：生命体征、血氧饱和度、疼痛评估、呼吸道、伤口渗血及局部肿胀情况 □ 体位：平卧位，上身抬高30° □ 如保留鼻气管插管，做好气道护理：湿化吸痰，每小时 1 次，雾化吸入，每 6 小时 1 次 □ 如保留引流管，观察引流是否通畅，观察并记录引流液的色、质、量 □ 如有镇痛泵，观察输注是否通畅，评估疼痛情况 □ 需要时，双颊部予以间断冰敷24~48 小时 □ 书写护理记录 □ 遵医嘱予抗感染治疗，做好用药指导 □ 口腔清洁 □ 心理护理 □ 做好术后模型外科交接工作

续　表

时间	住院第 1 天 （入院日）	住院第 2~3 天 （手术前准备）	住院第 4 天 （手术日）
重点 医嘱	□ 详见医嘱执行单	□ 详见医嘱执行单	□ 详见医嘱执行单
病情 变异 记录	□ 无　□ 有，原因： 1. 2.	□ 无　□ 有，原因： 1. 2.	□ 无　□ 有，原因： 1. 2.
护士 签名			

时间	住院第5天 （术后第1天）	住院第6~8天 （术后第2~4天）	住院第9~10天 （术后第5~6天，出院日）
健康宣教	□ 术后宣教：药物作用及频率，饮食、活动及功能锻炼、康复 □ 复查患者及家属对宣教内容的掌握程度 □ 告知疾病恢复期注意事项 □ 如保留鼻气管插管，宣教注意事项；如拔除鼻气管插管，宣教相关事项 □ 如保留引流管，宣教注意事项 □ 如保留胃管，宣教注意事项	□ 术后宣教：饮食指导，疾病恢复期注意事项 □ 如拔除引流管，宣教注意事项 □ 如行颌间弹性牵引，宣教注意事项	□ 出院宣教：复查时间，服药方法，活动休息，饮食指导 □ 指导办理出院手续
护理处置	□ 遵医嘱完成相关治疗	□ 遵医嘱完成相关治疗	□ 办理出院手续 □ 书写出院记录
基础护理	□ 一级护理 □ 晨晚间护理 □ 协助或指导进食 □ 患者安全管理	□ 二级护理 □ 晨晚间护理 □ 协助或指导进食 □ 患者安全管理	□ 三级护理 □ 晨晚间护理 □ 协助及指导进食 □ 患者安全管理
专科护理	□ 病情观察，写护理记录 □ 如保留鼻气管插管，继续观察生命体征、血氧饱和度、呼吸道及局部肿胀情况，做好气道护理；如拔除鼻气管插管，继续监测血氧饱和度，观察呼吸、自主咳痰及发音情况 □ 如保留引流管，观察引流是否通畅，观察并记录引流液的色、质、量 □ 如保留胃管，指导鼻饲流食方法及注意事项；如拔除胃管，则告知进食流食的量、种类和时间 □ 如拔除尿管，记录首次排尿时间，鼓励多饮水，做好宣教 □ 如有镇痛泵，观察输注是否通畅，评估疼痛情况 □ 遵医嘱抗感染及支持治疗，做好用药指导 □ 密切观察病情变化，需要时，联系主管医师给予相关治疗及用药 □ 口腔清洁 □ 心理护理	□ 病情观察，写护理记录 □ 遵医嘱抗感染及支持治疗 □ 密切观察病情变化，需要时，联系主管医师给予相关治疗及用药 □ 口腔清洁 □ 心理护理 □ 遵医嘱指导患者完成术后复查X线片拍摄	□ 病情观察，写出院记录 □ 心理护理 □ 指导口腔清洁
重点医嘱	□ 详见医嘱执行单	□ 详见医嘱执行单	□ 详见医嘱执行单

续　表

时间	住院第 5 天 （术后第 1 天）	住院第 6~8 天 （术后第 2~4 天）	住院第 9~10 天 （术后第 5~6 天，出院日）
病情 变异 记录	□无　□有，原因： 1. 2.	□无　□有，原因： 1. 2.	□无　□有，原因： 1. 2.
护士 签名			

（三）患者表单

下颌前突畸形临床路径患者表单

适用对象：第一诊断为下颌前突畸形（ICD-10：K07.107）

行下颌前突畸形矫治术（ICD-9-CM-3：76.61-76.64）

患者姓名：	性别： 年龄： 门诊号：	住院号：
住院日期： 年 月 日	出院日期： 年 月 日	标准住院日：≤10 天

时间	入院	手术前	手术日
医患配合	□ 配合询问病史、收集资料，请务必详细告知既往史、用药史、过敏史 □ 如服用抗凝药，请明确告知 □ 配合进行体格检查 □ 有任何不适请告知医师	□ 配合完善术前相关化验、检查，如采血、留尿、心电图、X 线片和 CT 片等 □ 配合医护人员完成手术方案设计，取牙模、面弓转移、模型外科、试戴咬合导板、连续唇弓（如模型外科在入院前完成，只需试戴咬合导板） □ 医师向患者及家属介绍病情及手术方案，并完成术前谈话和签字 □ 麻醉医师对患者进行术前访视 □ 必要时配合牙齿洁治	□ 配合术前或术后放置胃管（需要时） □ 接受手术治疗 □ 术后需要配合心电监测及相应检查、治疗 □ 交流手术情况及术后注意事项 □ 有任何不适请告知医师
护患配合	□ 配合测量体温、脉搏、呼吸、血压、体重 □ 配合完成入院护理评估（简单询问病史、过敏史、用药史） □ 接受入院宣教（环境介绍、病室规定、订餐制度、贵重物品保管等） □ 有任何不适请告知护士	□ 配合测量体温、脉搏、呼吸 □ 接受术前宣教 □ 接受术前准备 □ 准备好必要用物	□ 清晨测量体温、脉搏、呼吸 □ 术晨剃须、漱口 □ 取下义齿、饰品等，贵重物品交家属保管 □ 送手术室前，协助完成核对，带齐影像资料，脱去衣物，上手术车 □ 返回病房后，协助完成核对，配合过病床 □ 配合输液治疗 □ 需要时配合术后吸氧，监护仪监测 □ 有任何不适请告知护士
饮食	□ 正常普通饮食	□ 术前 12 小时禁食、禁水	□ 术前禁食、禁水 □ 术后禁食 1 天 □ 术后 6 小时，如无恶心不适，可进白开水
排泄	□ 正常排尿便	□ 正常排尿便	□ 正常排尿便

时间	入院	手术前	手术日
活动	□ 正常活动	□ 正常活动	□ 术后 4 小时内去枕平卧，可床上翻身 □ 术后 4 小时可垫枕，可半坐位，床上活动 □ 术后 6 小时无不适，可下地活动，注意安全，如携带鼻气管插管则避免上述活动

时间	手术后	出院日
医患配合	□ 配合术后检查 □ 配合术后治疗 □ 配合术后换药 □ 如保留鼻插管，配合做好气道护理 □ 如保留引流管，配合记录引流量	□ 接受出院前指导 □ 知道复查程序，了解复诊时间 □ 获取出院诊断书、出院小结，获取病假单（需要时）
重点医嘱	□ 配合定时测量生命体征，询问每日排便情况 □ 接受输液、服药等治疗 □ 接受用药及治疗宣教 □ 接受饮食宣教 □ 如保留引流管，配合记录引流量 □ 配合口腔清洁 □ 注意活动安全，避免坠床或跌倒 □ 配合执行探视及陪伴制度 □ 配合术后颌间弹性牵引 □ 配合术后完成复查 X 线片拍摄	□ 接受出院宣教 □ 办理出院手续 □ 获取出院携带药品 □ 知道药品的服用方法、作用、注意事项 □ 术后禁烟、禁酒 □ 知道复印病历的方法
饮食	□ 由流质饮食逐渐过度到半流质饮食，禁辛辣刺激性饮食 □ 如保留胃管，配合定期鼻饲流食	□ 流质饮食逐渐过度到半流质饮食，禁辛辣刺激性饮食
排泄	□ 正常排尿便 □ 避免便秘	□ 正常排尿便 □ 避免便秘
活动	□ 病房内活动，避免剧烈活动	□ 病房内活动，避免剧烈活动

附：原表单（2019 年版）

下颌前突畸形临床路径表单

适用对象：第一诊断为下颌前突畸形（ICD-10：K07.108）

行下颌前突畸形矫治术（ICD-9-CM-3：76.62-76.64）

患者姓名：	性别：　年龄：　门诊号：	住院号：
住院日期：　　年　月　日	出院日期：　　年　月　日	标准住院日：≤10 天

时间	住院第 1 天	住院第 2~3 天	住院第 3~4 天（手术日）
主要诊疗工作	□ 询问病史、体格检查 □ 完成入院病历和首次病程记录的书写 □ 请示上级医师 □ 确定手术日期	□ 上级医师查房，确定手术方案 □ 完成术前小结和上级医师查房记录 □ 开术前医嘱，完成术前准备 □ 牙周洁治 □ 术前讨论（视情况而定） □ 必要时完成相关会诊 □ 完成 X 线头影测量分析和术前虚拟治疗方案设计 □ 完成模型外科 □ 完成咬合导板制作、试戴 □ 签署麻醉、手术同意书 □ 向患者及家属交代病情和围手术期注意事项	□ 完成手术 □ 开术后医嘱 □ 术者或一助完成手术记录 □ 住院医师完成术后病程记录 □ 上级医师查房 □ 向患者家属说明手术过程、病情及术后注意事项
重点医嘱	长期医嘱： □ 三级护理 □ 普通饮食 临时医嘱： □ 血常规、尿常规、大便常规、血型、凝血功能、血生化、感染性疾病筛查 □ 心电图 □ 正位 X 线胸片 □ X 线头颅正侧位定位片、全口曲面断层片、锥形束 CT 或者螺旋 CT □ 牙周洁治	长期医嘱： □ 三级护理 □ 普通饮食 临时医嘱（术前医嘱）： □ 拟明日在全身麻醉下行下颌前突畸形矫治术（说明具体术式） □ 面部、口鼻腔清洁 □ 术前 6 小时禁食、禁水 □ 术中插胃管 □ 术中插尿管（视情况而定） □ 抗菌药物术前 30 分钟 □ 其他特殊医嘱	长期医嘱： □ 全身麻醉术后护理常规 □ 禁食、禁水 12~24 小时 临时医嘱（术后）： □ 保留胃管（视情况而定） □ 保留尿管（视情况而定） □ 心电监测 □ 持续/间断吸氧 _____ 小时 □ 输液+抗菌药物 □ 激素 □ 止血药物
主要护理工作	□ 介绍病房环境、设施及设备 □ 入院护理评估 □ 执行入院后医嘱 □ 指导进行心电图、影像学检查等	□ 晨起静脉取血 □ 卫生知识宣教	□ 手术知识宣教 □ 手术区域皮肤准备及口腔清洁 □ 嘱患者禁食、禁水时间 □ 药敏试验

续　表

时间	住院第 1 天	住院第 2~3 天	住院第 3~4 天 （手术日）
病情 变异 记录	□无　□有，原因： 1. 2.	□无　□有，原因： 1. 2.	□无　□有，原因： 1. 2.
护士 签名			
医师 签名			

	住院第 4~5 天 （术后第 1 天）	住院第 5~6 天 （术后第 2 天）
主要诊疗工作	□ 上级医师查房 □ 密切观察病情变化 □ 住院医师常规完成术后病程记录 □ 观察记录引流量，取出引流管（视情况而定） □ 观察面部肿胀、呼吸情况和创口渗血情况 □ 观察咬合关系 □ 注意体温、血压、进食量等 □ 换药、去除加压包扎敷料（视情况而定） □ 根据病情，鼓励患者下床活动	□ 上级医师查房 □ 观察病情变化 □ 住院医师常规完成病程记录 □ 换药、去除加压包扎敷料（视情况而定） □ 开始颌间牵引
重点医嘱	长期医嘱： □ 一级护理 □ 流质饮食或鼻饲流食（保留胃管者） □ 雾化吸入 □ 口腔冲洗 临时医嘱： □ 根据需要量输液 □ 抗菌药物 □ 激素 □ 止血药（必要时） □ 止吐药（必要时） □ 拔除胃管（视情况而定） □ 拔除尿管	长期医嘱： □ 一级/二级护理 □ 流质饮食或鼻饲流食（保留胃管者） □ 雾化吸入 □ 口腔冲洗 临时医嘱： □ 根据需要量输液 □ 抗菌药物 □ 激素 □ 拔除胃管（视情况而定）
主要护理工作	□ 观察病情变化 □ 观察术后进食情况并给予指导 □ 遵医嘱口腔冲洗，保持口腔清洁 □ 心理与生活护理	□ 观察病情变化及饮食情况 □ 心理与生活护理 □ 口腔卫生宣教
病情变异记录	□ 无　□ 有，原因： 1. 2.	□ 无　□ 有，原因： 1. 2.
护士签名		
医师签名		

时间	住院第 6~8 天 （术后第 3~4 天）	住院第 8~10 天 （出院日）
主要诊疗工作	□ 上级医师查房 □ 注意病情变化 □ 住院医师常规完成病程记录 □ 调整颌间牵引至上下牙列进入咬合导板 □ 复查 X 线头颅正侧位定位片、全口曲面断层片、锥形束 CT 或螺旋 CT	□ 上级医师查房，检查咬合关系、创口愈合、面部肿胀和术后 X 线片等，明确可以出院 □ 住院医师完成出院小结、病历首页和出院诊断证明书等 □ 向患者说明出院注意事项、复查时间以及发生情况及时复诊等
重点医嘱	**长期医嘱：** □ 二级/三级护理 □ 流质饮食 □ 雾化吸入（视情况而定） □ 口腔冲洗 **临时医嘱：** □ 根据需要量输液 □ 抗菌药物（必要时） □ 激素（必要时） □ 换药（必要时）	**出院医嘱：** □ 今日出院 □ 出院带药（必要时） □ 流质饮食 □ 避免创伤 □ 注意口腔卫生 □ 及时复诊
主要护理工作	□ 观察病情变化及饮食情况 □ 心理与生活护理	□ 指导办理出院手续 □ 指导复查时间及注意事项
病情变异记录	□ 无 □ 有，原因： 1. 2.	□ 无 □ 有，原因： 1. 2.
护士签名		
医师签名		

第四章

口腔修复学临床路径释义

第一节　牙列缺损行种植体支持式固定义齿修复临床路径释义

【医疗质量控制指标】

指标一、种植体术中报废率。

指标二、种植体早期失败率。

指标三、种植体存留率。

一、牙列缺损编码

1. 原编码

疾病名称及编码：牙列缺失（ICD-10：Z46.301 或 K08.101）

手术操作名称及编码：牙列缺损种植体植入术（ICD-9-CM-3：23.5101）

牙列缺损种植修复（ICD-9-CM-3：23.41）

2. 修改编码

疾病名称及编码：牙列缺损（ICD-10：K08.0，K08.1）

手术操作名称及编码：牙列缺失种植体植入术（ICD-9-CM-3：23.5 x02）

二、临床路径检索方法

（K08.0/K08.1）伴 23.5x02

三、国家医疗保障疾病诊断相关分组（CHS-DRG）

MDCD　头颈、耳、鼻、口、咽疾病及功能障碍

DW1　口腔、牙齿有关疾患

四、牙列缺损行种植体支持式固定义齿修复临床路径标准门诊流程

（一）适用对象

第一诊断为牙列缺损（ICD-10：K08.0，K08.1）

行牙列缺损种植体支持式固定义齿修复治疗，包括：牙列缺损种植体植入术及种植固定义齿修复术（ICD-9-CM-3：23.5 x02）。

> **释义**
>
> ■ 牙列缺损（dentition defect）是指部分牙齿缺失导致的牙列不完整。造成牙列缺损的原因有龋病、根尖周病、牙周病、外伤、颌骨疾病、发育障碍等。常用的修复方式包括固定义齿、可摘局部义齿、种植义齿等。
>
> ■ 本路径适用于无需进行种植位点软硬组织增量或重建的简单种植病例。此类型牙列缺损的种植体支持式固定修复包括种植体植入手术和种植修复过程。

（二）诊断依据

根据《临床诊疗指南·口腔医学分册（2016 修订版）》（中华口腔医学会编著，人民卫生出版社，2016 年）。

1. 牙列中 1 个或数个牙缺失，拔牙后愈合 3 个月以上。

2. 年龄 18 岁以上，颌骨已发育成熟。

3. 全身健康状况能满足常规牙槽突外科手术要求。

4. 口腔软硬组织健康，剩余牙列情况、缺牙间隙大小、龈殆距离、咬合关系、颌骨形态、张口度等均满足种植修复要求。

5. X 线片示拟种植区的牙槽骨量满足种植要求。

> **释义**
>
> ■ 本路径用于牙齿脱落或拔除后，牙槽窝软组织完全愈合，硬组织快速改建期结束后的缺牙部位。一般用于缺牙后 3 个月及以上的患者。要求剩余天然牙健康状况不妨碍种植修复，当存有邻牙倾斜移位，对颌牙过长等情况时，如于种植治疗过程中经少量调整即可满足种植修复条件的，可纳入本路径；对于天然牙对种植修复的影响需经口腔医学中其他专业治疗或处理的，不纳入本路径。
>
> ■ 对全身健康状况评估，临床中多采用美国麻醉医师学会（American Society of Anesthesiologists，ASA）指定的生理状态分类（the ASA physical status scale）方法评判病情。根据 ASA 划分患者全身状态，ASA Ⅳ类和 V 类的患者为绝对禁忌证，如：严重的心脑血管系统疾病患者，如频发性心绞痛；血液系统疾病，如红细胞或白细胞血液病，凝血机制障碍等；严重的内分泌障碍，如未受控制的糖尿病；长期应用特殊药物影响凝血或组织愈合能力者；严重的系统性免疫疾病等。ASA Ⅲ类患者为相对禁忌证。此外，过度嗜好烟酒者；神经及精神疾病患者；妊娠期患者以及身心状态耐受手术有一定困难者应注意多因素评价。

（三）治疗方案的选择

根据《临床技术操作规范·口腔医学分册（2017 修订版）》（中华口腔医学会编著，人民卫生出版社，2017 年）。

1. 经临床及影像学检查符合上述诊断依据。

2. 患者本人要求并自愿接受种植修复治疗。

3. 种植修复以单冠修复方式。

4. 无手术禁忌证。

> **释义**
>
> ■ 通过 X 线片和 CBCT 对种植区域可用骨量（bone quantity）及轮廓外形进行评价。对可用骨量的评估包括：可用骨高度（牙槽嵴顶至相应重要解剖结构之间的距离、可用骨宽度（剩余牙槽嵴颊侧至腭侧骨壁的水平距离）。理想骨量条件为：可用骨高度≥10mm，可用骨宽度：唇（颊）侧、舌（腭）侧的骨壁厚度≥5mm。

（四）标准治疗次数为≤9次

1. 术前准备2次。
2. 种植体植入手术1次，二期手术1次，术后复查2次。
3. 种植修复治疗2~3次。

> **释义**
>
> ■ 具体参见临床路径表单。
> ■ 术前准备包括初诊时询问病史、体格检查，以及第二次就诊时确定手术方案和治疗计划，对于简单的病例可以将2次合并为1次。
> ■ 对于采用非潜入式种植的患者而言，无须进行二期手术，手术次数减少1次；对于简单种植病例，术后复查可减少1次。
> ■ 种植修复治疗大致分为：取模、试基底冠、戴牙三步，对于简单种植病例，仅需取模和戴牙2次。

（五）进入路径标准

1. 第一诊断必须符合ICD-10：K08.0，K08.1牙列缺损疾病编码。
2. 当患者同时具有其他疾病诊断，但在门诊治疗期间不需要特殊处理也不影响第一诊断的临床路径流程实施时，可以进入路径。

> **释义**
>
> ■ 患者同时具有其他疾病，影响第一诊断的临床路径流程实施时，不适合进入本路径。
> ■ 即使诊断为牙列缺损，但如需进行种植位点软硬组织增量手术或者即刻种植/即刻修复术，则此类复杂种植病例不适合进入本路径。

（六）术前准备

必需的检查项目：

1. 血常规、凝血功能、肝功能、肾功能、感染性疾病筛查。
2. 全口牙周健康状况检查、邻牙牙体牙髓状况检查及种植固定义齿修复术及基础治疗。
3. X线片（曲面断层片、根尖片、锥形束CT）。
4. 双侧颞下颌关节及咬合关系。

> **释义**
>
> ■ 感染性疾病筛查应根据病史及临床检查结果决定是否需筛查及筛查的项目。
> ■ 全身情况不良以及口颌局部条件不佳（严重张口受限，磨牙症，重度吸烟者及口腔卫生状况极差者等）的牙列缺损患者不宜进行种植手术。
> ■ 曲面断层片为术前常规影像学检查，必要时可进行颌面部锥形束CT（CBCT）检查。

（七）抗菌药物选择与使用时机

1. 按照《抗菌药物临床应用指导原则（2015 年版）》（国卫办医发〔2015〕43 号）执行，并根据患者的病情决定抗菌药物的选择与使用时间。

2. 建议使用第一代头孢菌素类，可加用甲硝唑。使用具有消毒抗菌作用的口腔含漱液，预防性用药时间为术前 30 分钟。

> **释义**
>
> ■ 预防性使用抗菌药物的主要目的是防止愈合初期软组织和骨组织发生感染，常用的抗菌药物包括：①β-内酰胺类抗菌药物：最常用的 β-内酰胺类抗菌药物是青霉素类和头孢菌素类抗菌药物，如阿莫西林、头孢克肟等；②硝基咪唑类：包括甲硝唑、替硝唑、奥硝唑等，属于杀菌性抗菌药物，对厌氧菌及原虫有独特的杀灭作用，可以与 β-内酰胺类抗菌药物联合应用；③大环内酯类：常用的代表性药物是红霉素，对于大部分链球菌、葡萄球菌以及一些厌氧菌都有效，当患者对 β-内酰胺类抗菌药物过敏时可替代性选用大环内酯类抗菌药物，如红霉素。
>
> ■ 抗菌药物的使用时间：抗菌药物达到足够的组织浓度是其发挥有效作用的先决条件，抗菌药物的预防性应用应能使血药浓度达到该抗菌药物针对某种病原菌的最小抑菌浓度的 3~4 倍，如果抗菌药物在术区已发生细菌污染后才达到有效浓度，则不能起到有效预防感染的作用。因此，建议术前 0.5~1 小时应用抗菌药物，首量可以加倍，以确保手术时达到有效药物浓度。

（八）手术日为第 3 次门诊日

1. 麻醉方式：局部麻醉，必要时镇静下治疗。

2. 术中用药：局部麻醉药物。

3. 输血：无。

> **释义**
>
> ■ 种植手术常用的局部麻醉药是酰胺类麻醉药，其毒性较低，且很少出现过敏反应。主要包括：利多卡因、阿替卡因、甲哌卡因、布比卡因（丁哌卡因）。局部麻醉可为局部浸润麻醉，或与传导阻滞麻醉联合使用。种植手术期间对患者实施镇痛镇静可以很好地辅助局麻镇痛效果。包括术前半小时服用咪唑达仑 7.5 毫克/片，口服半片；布洛芬缓释胶囊 0.3 克/粒，口服 2 粒。

（九）术后复查

1. 必须复查的项目

（1）根尖片、曲面体层片或锥形束 CT。

（2）术区愈合情况。

2. 根据患者当时病情决定其他检查项目。

（十）术后用药

1. 第一代头孢菌素类，可加用甲硝唑。
2. 应用具有消毒抗菌作用的口腔含漱液。

释义

■ 第一代头孢菌素类口服 3~5 天，根据病情加用甲硝唑 3~5 天。口腔抗菌含漱液每天饭后含漱 3 次，每次 10~15 秒，持续 1~2 周。

（十一）二期手术和修复治疗

1. 二期手术 1 次。
2. 术后种植修复治疗 2~3 次。

释义

■ 潜入式种植需要两次基本的外科程序：一期手术植入种植体，二期手术暴露种植体平台，去除封闭螺钉，安放愈合基台，建立穿龈通道。

（十二）种植修复成功标准

1. X 线片显示种植体位置、轴向良好，周围无透射区。
2. 种植体无动度。
3. 种植修复体能正常行使功能。
4. 伤口愈合良好。
5. 无持续性或不可逆的症状，没有需要临床处理的并发症和/或合并症。

释义

■ 参照 1986 年 Albrektsson、1989 年 Smith&Zarb 提出的种植成功标准：①独立的没有连接其他结构的种植体，在临床检查时没有任何动度；②放射学检查种植体周围没有透影区；③种植修复完成 1 年后，种植体周围牙槽骨的平均年吸收量小于 0.2mm；④没有疼痛、感染、神经管损伤以及神经瘫痪或麻痹的症状；⑤具有满意的美学效果；⑥5 年成功率大于 85%，10 年成功率大于 80%。

（十三）变异及原因分析

1. 患有全身性疾病者，必要时请相关学科会诊及检查。
2. 解剖结构异常。
3. 种植术区伴有骨量不足，需要同期行骨增量手术，或先行骨增量手术二期种植。
4. 拔牙后即刻行种植治疗。
5. 需行固定桥和联冠修复。
6. 种植后，需种植体支持过度义齿修复。

> **释义**
>
> ■ 2003 年国际口腔种植学会第三次共识研讨会提出的种植时机分类系统，根据拔牙窝的临床愈合情况，将种植时机分为 I 型－即刻种植（种植体即刻植入拔牙窝），II 型－软组织愈合的早期种植（拔牙后 4~8 周），III 型－部分骨愈合的早期种植（拔牙后 12~16 周），IV 型—延期种植（拔牙后 16 周以上）。本路径纳入的是除即刻种植外的牙列缺损的简单种植。

五、牙列缺损行种植体支持式固定义齿修复治疗临床路径治疗方案

1. 初诊检查评估患者条件
必要时模型分析采集更多信息。
2. 实施种植体植入术及术后复查
必要时行种植体愈合基台连接术（种植二期手术）。
3. 种植修复制取印模
连续多颗种植体的种植修复制取二次印模、试牙、试基底冠或试修复体原型。
4. 种植修复戴牙。

六、牙列缺损行种植体支持式固定义齿修复治疗患者护理规范

1. 术前准备
（1）核对患者身份、手术相关信息。
（2）指导患者术前含漱 3 次，每次 1 分钟。
（3）引导患者进入种植专用手术间。
（4）种植相关的设备、器械准备。
2. 术中配合
按照无菌操作原则，根据医师要求，进行种植手术配合。
3. 术后向患者交代注意事项
（1）用于压迫止血的纱卷 40~60 分钟后取出。
（2）手术当日温凉饮食。
（3）手术当日可不刷牙，进食后用清水及含漱液含漱，3~4 次/日，含漱液使用期限为 1~2 周。
（4）术后 3~7 天术区可能肿胀，前 3 日可用冷敷。
（5）暂停戴用原有义齿，待术后复查后在医师指导下使用。
（6）如明显出血、肿胀或其他不适及时联系医师。

七、牙列缺损行种植体支持式固定义齿修复治疗患者营养治疗规范

手术后 24 小时内避免热、烫、硬质饮食，建议患者术后进食富有营养的温凉软食。修复后

避免过硬过韧饮食。

八、牙列缺损行种植体支持式固定义齿修复治疗患者健康宣教

1. 种植手术后 40~60 分钟后取出压迫止血纱卷。

2. 术后勿进食热、烫饮食，建议进食富有营养，温凉软质食物。

3. 手术后按要求口服抗菌药物、含漱剂；必要时口服镇痛药。

4. 手术后 24 小时恢复刷牙。

5. 勿频繁漱口、避免吮吸等形成口腔内负压。

6. 如发现明显出血、种植配件松动等异常现象及时复诊。

7. 修复后注意事项及健康宣教：①保持口腔卫生，采用正确的刷牙方法每日至少刷牙 2 次，每次不少于 3 分钟，建议配合使用牙线、间隙牙刷、冲牙器等工具；②合理使用种植修复体，进食从软到正常饮食逐步过度，避免啃咬过硬过韧食物；③根据情况定期复查，戴牙 1 年内每 3~6 个月复查 1 次；戴牙 1 年以上每年复查 1 次；④均衡饮食、规律生活、户外运动，保持全身健康。

九、推荐表单

牙列缺损临床路径表单

适用对象：第一诊断为牙列缺损（ICD-10：K08.0，K08.1）

行牙列缺损种植体植入术（ICD-9-CM-3：23.5 x02）

患者姓名：　　　　　　性别：　　年龄：　　　　　　病历号：

初诊日期：　　年　月　日　　修复完成日期：　　年　月　日　　疗程：　　月

时间	诊疗第1次 （初次门诊）	诊疗第2次 （术前准备）	诊疗第3次 （手术日）
主要诊疗工作	□ 询问病史及体格检查 □ 完成病历书写 □ 影像学检查 □ 牙周检查 □ 颞下颌关节检查 □ 预约会诊（根据病情需要） □ 向患者交代诊疗过程和注意事项 □ 取研究模型	□ 确定手术方案和治疗计划 □ 术前讨论（视情况而定） □ 模型分析（根据病情需要） □ 完成必要的相关科室会诊 □ 签署治疗计划和治疗费用知情同意书 □ 开术前化验单 □ 预约手术日期 □ 牙周治疗	□ 完成手术 □ 向患者和/或家属口头及书面交代术后注意事项 □ 术者完成手术记录
重点医嘱	临时医嘱： □ 曲面断层片 □ 牙片 □ 牙科 CT	临时医嘱： □ 血常规、凝血功能检查 □ 肝功能、肾功能、感染性疾病筛查 □ 术前口腔清洁 □ 牙周治疗	长期医嘱： □ 饮食：普通饮食/半流质饮食/流质饮食 □ 抗菌药物 3~5 天 □ 漱口液含漱 临时医嘱： □ 种植术后护理常规 □ 曲面断层片 □ 牙片 □ 抗菌药物：术前 30 分钟
病情变异记录	□ 无 □ 有，原因： 1. 2.	□ 无 □ 有，原因： 1. 2.	□ 无 □ 有，原因： 1. 2.
医师签名			

时间	诊疗第4次 （术后第1次复查） 术后7天	诊疗第5次 （术后第2次复查） 术后30天	诊疗第6次 （二期手术） 术后3个月
主要诊疗工作	□ 观察伤口及术区清洁情况 □ 检查伤口愈合情况 □ 病历记录	□ 观察伤口及术区清洁情况 □ 检查伤口愈合情况 □ 病历记录	□ 检查种植区愈合情况 □ 种植体骨结合状况 □ 完成二期手术 □ 向患者和/或家属口头及书面交代术后注意事项 □ 术者完成手术记录 □ 病历记录
重点医嘱	长期医嘱： □ 术后1个月复查	长期医嘱： □ 术后3个月复查	长期医嘱： □ 预约修复 □ 饮食：普通饮食/半流质饮食/流质饮食 □ 漱口液含漱 临时医嘱： □ 牙片 □ 曲面断层片 □ 术后护理常规
病情变异记录	□ 无　□ 有，原因： 1. 2.	□ 无　□ 有，原因： 1. 2.	□ 无　□ 有，原因： 1. 2.
医师签名			

时间	诊疗第 7 次 （修复第 1 次）	诊疗第 8 次 （修复第 2 次）	诊疗第 9 次 （修复第 3 次）
主要诊疗工作	□ 取模 □ 咬合记录 □ 面弓转移，上𬌗架	□ 试基底冠 □ 比色	□ 戴牙 □ 曲面断层片 □ 牙片 □ 向患者和/或家属口头及书面交代术后注意事项 □ 预约复查时间
重点医嘱	临时医嘱： □ 预约下次就诊时间	临时医嘱： □ 预约下次就诊时间	长期医嘱： □ 口腔卫生维护 □ 咬合力控制 □ 定期复查 □ 不适随诊
病情变异记录	□ 无　□ 有，原因： 1. 2.	□ 无　□ 有，原因： 1. 2.	□ 无　□ 有，原因： 1. 2.
医师签名			

附：原表单（2019 年版）
牙列缺损临床路径表单

适用对象：第一诊断为牙列缺损（ICD-10：K08.0，K08.1）
行牙列缺损种植体植入术（ICD-9-CM-3：23.5 x02）

患者姓名：	性别： 年龄：	病历号：
初诊日期：　　年　月　日	修复完成日期：　　年　月　日	疗程：　月

时间	诊疗第 1 次 （初次门诊）	诊疗第 2 次 （术前准备）	诊疗第 3 次 （手术日）
主要诊疗工作	□ 询问病史及体格检查 □ 完成病历书写 □ 影像学检查 □ 牙周检查 □ 颞下颌关节检查 □ 留存临床影像资料（视情况而定） □ 预约会诊（根据病情需要） □ 向患者交代诊疗过程和注意事项 □ 取研究模型（视情况而定）	□ 确定手术方案和治疗计划 □ 术前讨论（视情况而定） □ 模型分析（视情况而定） □ 完成必要的相关科室会诊（视情况而定） □ 签署治疗计划和治疗费用知情同意书 □ 开术前检查单 □ 预约手术日期 □ 牙周治疗	□ 完成手术 □ 向患者和/或家属口头及书面交代术后注意事项 □ 术者完成手术记录
重点医嘱	临时医嘱： □ 曲面断层片 □ 根尖片 □ 牙科 CT	临时医嘱： □ 血常规、凝血功能 □ 肝功能、肾功能、感染性疾病筛查 □ 术前口腔清洁 □ 牙周治疗	长期医嘱： □ 饮食：普通饮食/半流质饮食/流质饮食 □ 抗菌药物 3~5 天 □ 漱口液含漱 □ 不适随诊 临时医嘱： □ 种植术后护理常规 □ 曲面断层片 □ 根尖片 □ 抗菌药物：术前 30 分钟
主要护理工作	□ 介绍门诊环境、设施及设备 □ 指导进行影像学检查 □ 配合临床操作	□ 执行医嘱 □ 晨起空腹静脉取血 □ 术前注意事项指导	□ 术前更衣，遵医嘱给药 □ 口腔清洁 □ 观察术后病情变化 □ 观察术后出血情况 □ 指导术后饮食
病情变异记录	□ 无　□ 有，原因： 1. 2.	□ 无　□ 有，原因： 1. 2.	□ 无　□ 有，原因： 1. 2.
护士签名			
医师签名			

时间	诊疗第 4 次 （术后第 1 次复查） 术后 7~14 天	诊疗第 5 次 （术后第 2 次复查） 术后 30 天	诊疗第 6 次 （二期手术） 术后 3 个月
主要诊疗工作	□ 观察伤口及术区清洁情况 □ 检查伤口愈合情况 □ 拆线	□ 观察伤口及术区清洁情况 □ 检查伤口愈合情况	□ 检查种植区愈合情况 □ 种植体骨结合状况 □ 完成二期手术 □ 向患者和/或家属口头及书面交代术后注意事项 □ 术者完成手术记录
重点医嘱	长期医嘱： □ 术后 1 个月复查 □ 不适随诊	长期医嘱： □ 术后 3 个月复查 □ 不适随诊	长期医嘱： □ 预约修复 □ 饮食：普通饮食/半流质饮食/流质饮食 □ 漱口液含漱 □ 不适随诊 临时医嘱： □ 根尖片 □ 曲面断层片 □ 术后护理常规
主要护理工作	□ 配合临床操作	□ 配合临床操作	□ 配合临床操作
病情变异记录	□ 无　□ 有，原因： 1. 2.	□ 无　□ 有，原因： 1. 2.	□ 无　□ 有，原因： 1. 2.
护士签名			
医师签名			

时间	诊疗第 7 次 （修复第 1 次）	诊疗第 8 次 （修复第 2 次）	诊疗第 9 次 （修复第 3 次）
主要诊疗工作	□ 取印模 □ 咬合记录（视情况而定） □ 面弓转移，上𬌗架（视情况而定） □ 比色（视情况而定）	□ 试基底冠 □ 比色（视情况而定）	□ 戴修复体 □ 留存临床影像资料（视情况而定） □ 曲面断层片（可选） □ 根尖片（可选） □ 向患者和/或家属口头及书面交代术后注意事项 □ 预约复查时间
重点医嘱	临时医嘱： □ 预约下次就诊时间 □ 不适随诊	临时医嘱： □ 预约下次就诊时间 □ 不适随诊	长期医嘱： □ 口腔卫生维护 □ 咬合力控制 □ 定期复查 □ 不适随诊
主要护理工作	□ 配合临床操作 □ 交接印模、设计单等资料	□ 配合临床操作 □ 模型盒保管交接	□ 配合临床操作 □ 配合口腔卫生宣教 □ 配合整理、保管患者相关资料
病情变异记录	□ 无 □ 有，原因： 1. 2.	□ 无 □ 有，原因： 1. 2.	□ 无 □ 有，原因： 1. 2.
护士签名			
医师签名			

第二节　牙列缺失行种植体支持式固定义齿修复临床路径释义

【医疗质量控制指标】

指标一、种植体术中报废率。

指标二、种植体早期失败率。

指标三、种植体存留率。

一、牙列缺失行种植体支持式固定义齿修复编码

1. 原编码

疾病名称及编码：牙列缺失（ICD-10：Z46.301 或 K08.101）

治疗名称及编码：牙列缺失种植体植入术（ICD-9-CM-3：23.5102）

2. 修改编码

疾病名称及编码：牙列缺失（ICD-10：K08.101 或 K08.104）

治疗名称及编码：牙列缺失种植体植入术（ICD-9-CM-3：23.5）

注："牙列缺失行种植体支持式可摘义齿修复"与"牙列缺失行种植体支持式固定义齿修复"手术编码相同，都为 23.5，无法区分可摘和固定义齿修复，建议在国标库中扩展。

二、临床路径检索方法

ICD-10：K08.101、K08.104

ICD-9-CM-3：23.5

三、国家医疗保障疾病诊断相关分组（CHS-DRG）

MDCD　头颈、耳、鼻、口、咽疾病及功能障碍

DW1　口腔、牙齿有关疾患

四、牙列缺失行种植体支持式固定义齿修复临床路径标准门诊流程

（一）适用对象

第一诊断为牙列缺失（ICD-10：K08.101 或 K08.104）

行牙列缺失种植体支持式固定义齿修复治疗。

牙列缺失种植体植入术（ICD-9-CM-3：23.5）。

> **释义**
>
> ■ 根据人民卫生出版社出版的全国高等学校教材《口腔修复学》（第7版）牙列缺失（edentulism）是指整个牙弓上不存留任何天然牙或牙根，又称无牙颌（edentulous jaw）。
>
> ■ 种植体植入术是指通过外科手术将牙种植体植入颌骨内。
>
> ■ 种植体植入术是指通过外科手术将牙种植体植入颌骨内。
>
> ■ 种植体支持式固定义齿修复是指修复体由牙种植体提供支持及固位，患者不能自行摘戴修复体，修复体所受的咬合力完全由种植体承担。

（二）诊断依据

根据《临床诊疗指南·口腔医学分册（2016 修订版）》（中华口腔医学会编著，人民卫生出

版社，2016年）。

1. 全口牙缺失，或单颌牙列缺失。

2. 全身健康状况能满足常规牙槽突外科手术。

3. 口腔软硬组织健康，上下颌骨局部形态及𬌗关系、颌间距离等均满足种植固定义齿要求。

4. X线片显示拟种植区的上下颌骨局部骨量满足种植修复要求。

释义

■ 对全身健康状况评估，临床中多采用美国麻醉医师学会（American Society of Anesthesiologists，ASA）指定的生理状态分类（the ASA physical status scale）方法评判病情。根据ASA划分患者全身状态，ASA Ⅳ类和Ⅴ类的患者为绝对禁忌证，如：严重的心脑血管系统疾病患者，如频发性心绞痛；血液系统疾病，如红细胞或白细胞血液病，凝血机制障碍等；严重的内分泌障碍，如未受控制的糖尿病；长期应用特殊药物影响凝血或组织愈合能力者；严重的系统性免疫疾病等。ASA Ⅲ类患者为相对禁忌证。此外，过度嗜好烟酒者；神经及精神疾病患者；妊娠期患者以及身心状态耐受手术有一定困难者应注意多因素评价。

■ 通过X线片和CBCT对种植区域可用骨量（bone quantity）及轮廓外形进行评价。对可用骨量的评估包括：可用骨高度［牙槽嵴顶至相应重要解剖结构之间的距离、可用骨宽度（剩余牙槽嵴唇（颊）侧至舌（腭）侧骨壁的水平距离]。理想骨量条件为：可用骨高度≥10mm，可用骨宽度：唇（颊）侧、舌（腭）侧的骨壁厚度≥5mm。

（三）治疗方案的选择

根据《临床技术操作规范·口腔医学分册（2017修订版）》（中华口腔医学会编著，人民卫生出版社，2017年）。

1. 临床及影像学检查符合上述诊断依据。

2. 患者本人要求并自愿接受种植治疗。

3. 种植体植入后以固定义齿方式修复。

4. 无手术禁忌证。

释义

■ 无牙颌种植固定修复的适应证：①协调的上下颌弓之间的关系，上下颌弓的关系、大小和位置比较协调一致；②比较丰满的牙槽嵴，无需使用义齿基托的唇侧翼来恢复唇的丰满度；③适当的颌间距离；④较为理想的种植体位置，种植固定修复时对种植体位置的要求相对于种植体支持的可摘义齿修复时对种植体植入位置要求更准确。

（四）标准治疗次数为13次

1. 术前准备3次。

2. 种植体植入手术1次，二期手术1次，术后复查3次。

3. 修复治疗5次。

> **释义**
>
> ■ 如果患者条件允许，治疗次数可以低于上述治疗次数。

（五）进入路径标准

1. 第一诊断必须符合 ICD-10：K08.101 或 K08.104 牙列缺失疾病编码。
2. 当患者同时具有其他疾病诊断，但在门诊治疗期间不需要特殊处理也不影响第一诊断的临床路径流程实施时，可以进入路径。

> **释义**
>
> ■ 患者同时具有其他疾病，影响第一诊断的临床路径流程实施时均不适合进入本路径。
>
> ■ 如治疗过程中患者出现其他疾病对本治疗过程有影响者，需按变异或退出本路径处理。

（六）术前准备

必需的检查项目：

1. 血常规、凝血功能、肝功能、肾功能、感染性疾病筛查。
2. 单颌牙列缺失者，行对颌牙周健康状况检查及基础治疗。
3. X 线片（曲面断层片、根尖片、锥形束 CT）。
4. 双侧颞下颌关节检查。
5. 取研究模型，行模型分析。

> **释义**
>
> ■ 感染性疾病筛查应根据病史及临床检查结果决定是否需筛查及筛查的项目。
>
> ■ 根据病情，X 线检查主要进行 CBCT 和曲面断层片检查。
>
> ■ 患者若有旧义齿且咬合关系稳定，可用旧义齿进行参考，非必须重新制作模型用于术前评估。

（七）抗菌药物选择与使用时机

1. 按照《抗菌药物临床应用指导原则（2015 年版）》（国卫办医发〔2015〕43 号）执行，并根据患者病情决定抗菌药物的选择与使用时间。
2. 建议使用第一代头孢菌素类，可加用甲硝唑。使用口腔抗菌含漱液，预防性用药时间为术前 30 分钟。

> **释义**
>
> ■ 种植外科手术前常用的抗菌药物包括：①β-内酰胺类抗菌药物：最常用的 β-内酰胺类抗菌药物是青霉素类和头孢菌素类抗菌药物，种植外科手术前半小时可以

口服阿莫西林作为常规预防性用药；②硝基咪唑类：包括甲硝唑、替硝唑、奥硝唑等，属于杀菌性抗菌药物，对厌氧菌及原虫有独特的杀灭作用，可以与β–内酰胺类抗菌药物联合应用；③大环内酯类：常用的代表性药物是红霉素，对于大部分链球菌、葡萄球菌以及一些厌氧菌都有效，当患者对β–内酰胺类抗菌药物过敏时可替代性选用大环内酯类抗菌药物，如红霉素。

■抗菌药物的使用时间：抗菌药物达到足够的组织浓度是其发挥有效作用的先决条件，抗菌药物的预防性应用应能使血药浓度达到该抗菌药物针对某种病原菌的最小抑菌浓度的3~4倍，如果抗菌药物在术区已发生细菌污染后才达到有效浓度，则无法起到有效预防感染的作用。因此，建议术前0.5~1小时应用抗菌药物，首量可以加倍，以确保手术时达到有效药物浓度。

（八）手术日为第4次门诊日

1. 麻醉方式：局部麻醉，必要时加镇痛镇静治疗。
2. 术中用药：局部麻醉用药。
3. 输血：无。

释义

■局部麻醉为局部浸润麻醉或传导阻滞麻醉联合使用。镇痛镇静包括术前半小时服用咪唑达仑7.5毫克/片，口服半片，布洛芬缓释胶囊0.3克/粒，口服2粒。

（九）术后复查

1. 必须复查的项目
（1）曲面体层片、根尖片或锥形束CT。
（2）术区愈合情况。
2. 根据患者当时病情决定其他检查项目。

释义

■术后当天即刻拍摄全口曲面断层片，在不能满足临床需要情况下加照CBCT。

■通过曲面断层片或CBCT，明确种植体和下颌神经管、颏孔、上颌窦底等解剖结构的位置关系，必要时及时处理。

■复查时需检查术区愈合情况，及时处理出血、水肿、血肿、感染、软组织裂开、种植体或配件松动等种植术后并发症。

（十）术后用药

1. 第一代头孢菌素类，可加用甲硝唑。
2. 应用口腔抗菌含漱液。

> **释义**
>
> ■ 第一代头孢菌素类口服 5~7 天，根据病情加用甲硝唑 3~5 天。口腔抗菌含漱液饭后含漱 3 次/日，每次 10~15 秒，持续 2 周。

（十一）种植修复治愈标准

1. X 线片显示种植体位置、轴向良好，周围无透射区。
2. 种植体无动度。
3. 种植修复体能正常行使功能。
4. 伤口愈合良好。
5. 无持续性或不可逆的症状，没有需要临床处理的并发症和/或合并症。

> **释义**
>
> ■ 参照 1986 年 Albrektsson 和 1989 年 Smith&Zarb 提出的种植成功标准：①独立的没有连接其他结构的种植体，在临床检查时没有任何动度；②放射学检查种植体周围没有透影区；③种植体负重 1 年后，种植体周围牙槽骨的平均年吸收量小于 0.2mm；④没有疼痛、感染、神经管损伤以及神经瘫痪或麻痹的症状；⑤具有满意的美学效果；⑥5 年成功率大于 85%，10 年成功率大于 80%。

（十二）变异及原因分析

1. 患有全身性疾病者，必要时请相关学科会诊及检查。
2. 解剖结构异常。
3. 种植术区伴有骨量不足，需要同期行骨增量手术，或先行骨增量手术二期种植。
4. 拔牙即刻种植治疗。
5. 种植后，需种植体支持过度义齿修复。

> **释义**
>
> ■ 微小变异：因为医院检验项目的限制和时间性，没能按照要求完成检查；因为节假日不能按照要求完成检查；患者因个人安排，延长治疗次数及时间。
>
> ■ 重大变异：因基础疾病需要进一步诊断和治疗；因各种原因需要其他治疗措施，如手术中因骨量不足，需要进行植骨或其他骨增量手术；患者治疗中改变治疗意愿，要求覆盖义齿修复或其他方式修复。

五、牙列缺失行种植体支持式固定义齿修复治疗临床路径治疗方案

1. 初诊检查评估患者条件

必要时模型分析采集更多信息。

必要时制备过度义齿或导板。

2. 实施种植体植入术及术后复查

必要时行种植体愈合基台连接术（种植二期手术）及术后复查。

3. 种植修复制取印模

试排牙。

种植修复制取二次印模。

种植修复试基台、试支架、试排牙。

4. 种植修复戴牙。

六、牙列缺失行种植体支持式固定义齿修复治疗患者护理规范

1. 术前准备

（1）核对患者身份、手术相关信息。

（2）指导患者术前含漱 3 次，每次 1 分钟。

（3）引导患者进入种植专用手术间。

（4）种植相关的设备、器械准备。

2. 术中配合

按照无菌操作原则，根据医师要求，进行种植手术配合。

3. 术后向患者交代注意事项

（1）用于压迫止血的纱卷 40~60 分钟后取出。

（2）手术当日温凉饮食。

（3）手术当日可不刷牙，进食后用清水及含漱液含漱，3~4 次/日，含漱液使用期限为 1~2 周。

（4）术后 3~7 天术区可能肿胀，前 3 日可用冷敷。

（5）暂停戴用原有义齿，待术后复查后在医师指导下使用。

（6）如明显出血、肿胀或其他不适及时联系医师。

七、牙列缺失行种植体支持式固定义齿修复治疗患者营养治疗规范

避免热、烫、硬质饮食，建议患者术后进食富有营养的温凉软质食物。

八、牙列缺失行种植体支持式固定义齿修复治疗患者健康宣教

1. 种植手术后 40~60 分钟后取出压迫止血纱卷。

2. 术后勿进食热、烫饮食，建议进食富有营养，温凉软质食物。

3. 手术后按要求口服抗生素、含漱剂；必要时口服镇痛药。

4. 如对颌存留天然牙，手术后 24 小时恢复刷牙。

5. 勿频繁漱口、避免吮吸等形成口腔内负压。

6. 如发现明显出血等异常现象及时复诊。

九、推荐表单

牙列缺失行种植体植入术临床路径表单

适用对象：第一诊断牙列缺失（ICD-10：K08.101 或 K08.104）

行牙列缺失种植体植入术（ICD-9-CM-3：23.5）

患者姓名：	性别：　　　年龄：	门诊号：
初诊日期：　　年　月　日	修复完成日期：　　年　月　日	疗程：　　月

时间	诊疗第1次 （初次门诊）	诊疗第2次 （术前准备第1次）	诊疗第3次 （术前准备第2次）
主要诊疗工作	□ 询问病史及体格检查 □ 完成病历书写 □ 影像学检查 □ 牙周检查 □ 颞下颌关节检查 □ 预约会诊（根据病情需要） □ 向患者交代诊疗过程和注意事项 □ 取研究模型 □ 确定𬌗关系 □ 咬合记录	□ 确定手术方案和治疗计划 □ 术前讨论（视情况而定） □ 完成必要的相关科室会诊 □ 签署治疗计划和治疗费用知情同意书 □ 开术前化验单 □ 预约手术日期 □ 模型分析 □ 制作外科引导模板 □ 制作过度义齿 □ 牙周治疗	□ 试戴外科引导模板 □ 试戴过度义齿
重点医嘱	临时医嘱： □ 曲面断层片 □ 牙片 □ 牙科 CT（视情况而定）	临时医嘱： □ 血常规、凝血功能 □ 肝功能、肾功能、感染性疾病筛查 □ 术前口腔清洁 □ 牙周治疗	长期医嘱：
主要护理工作	□ 介绍门诊环境、设施及设备 □ 指导进行影像学检查	□ 执行医嘱 □ 晨起空腹静脉取血	□ 指导饮食
病情变异记录	□ 无　□ 有，原因： 1. 2.	□ 无　□ 有，原因： 1. 2.	□ 无　□ 有，原因： 1. 2.
护士签名			
医师签名			

时间	诊疗第 4 次 （手术日）	诊疗第 5 次 （术后第 1 次） 术后 7 天	诊疗第 6 次 （术后第 2 次） 术后 30 天	诊疗第 7 次 （二期手术） 上颌术后 6 个月 下颌术后 3 个月
主要诊疗工作	□ 完成手术 □ 向患者和/或家属口头及书面交代术后注意事项 □ 术者完成手术记录 □ 曲面断层片 □ 牙片	□ 观察伤口及术区清洁情况 □ 检查伤口愈合情况 □ 病历记录	□ 观察伤口及术区清洁情况 □ 检查伤口愈合情况 □ 病历记录	□ 检查种植区愈合情况 □ 种植体骨结合状况 □ 完成二期手术 □ 向患者和/或家属口头及书面交代术后注意事项 □ 术者完成手术记录 □ 病历记录
重点医嘱	长期医嘱： □ 饮食：普通饮食/半流质饮食/流质饮食 □ 抗菌药物 3~5 天 □ 漱口液含漱 临时医嘱： □ 种植术后护理常规 □ 曲面断层片 □ 牙片 □ 抗菌药物：术前30 分钟	长期医嘱： □ 术后 1 个月复查	长期医嘱： □ 术后 3 个月复查 □ 预约二期手术	长期医嘱： □ 预约修复 □ 饮食：普通饮食/半流质饮食/流质饮食 □ 漱口液含漱 临时医嘱： □ 牙片 □ 曲面断层片 □ 术后护理常规
主要护理工作	□ 术前更衣，遵医嘱给药 □ 口腔清洁 □ 观察术后病情变化 □ 观察术后出血情况 □ 指导术后饮食	□ 指导饮食	□ 指导饮食	□ 术前更衣，遵医嘱给药 □ 口腔清洁 □ 观察术后病情变化 □ 观察术后出血情况 □ 指导术后饮食
病情变异记录	□ 无 □ 有，原因： 1. 2.	□ 无 □ 有，原因： 1. 2.	□ 无 □ 有，原因： 1. 2.	□ 无 □ 有，原因： 1. 2.
护士签名				
医师签名				

时间	诊疗第8次 （二期术后1周复查）	诊疗第9次 （修复第1次）	诊疗第10次 （修复第2次）
主要 诊疗 工作	□ 检查种植区愈合情况 □ 种植体骨结合状况 □ 病历记录	□ 取印模 □ 颌位记录 □ 面弓转移，上𬌗架	□ 试排牙
重 点 医 嘱	长期医嘱： □ 预约修复 临时医嘱： □ 曲面断层片 □ 牙片	长期医嘱： □ 预约下次复查	长期医嘱： □ 预约下次复查
主要 护理 工作	□ 配合临床操作	□ 配合临床操作	□ 配合临床操作
病情 变异 记录	□ 无 □ 有，原因： 1. 2.	□ 无 □ 有，原因： 1. 2.	□ 无 □ 有，原因： 1. 2.
护士 签名			
医师 签名			

时间	诊疗第 11 次 （修复第 3 次）	诊疗第 12 次 （修复第 4 次）	诊疗第 13 次 （修复第 5 次）
主要诊疗工作	□ 基底冠于口内再连接 □ 二次取模	□ 试支架或基底冠 □ 比色	□ 戴牙 □ 曲面断层片 □ 牙片 □ 向患者和/或家属口头及 　书面交代术后注意事项 □ 预约复查时间
重点医嘱	**长期医嘱：** □ 预约下次复查	**长期医嘱：** □ 预约下次复查	**修复医嘱：** □ 口腔卫生维护 □ 咬合力控制 □ 定期复查 □ 不适随诊
主要护理工作	□ 配合临床操作	□ 配合临床操作	□ 配合临床操作
病情变异记录	□ 无　□ 有，原因： 1. 2.	□ 无　□ 有，原因： 1. 2.	□ 无　□ 有，原因： 1. 2.
护士签名			
医师签名			

附：原表单（2019 年版）

牙列缺失行种植体植入术临床路径表单

适用对象：第一诊断牙列缺失（ICD-10：K08.101 或 K08.104）
行牙列缺失种植体植入术（ICD-9-CM-3：23.5）

患者姓名：		性别：	年龄：		门诊号：
初诊日期： 年 月 日		修复完成日期： 年 月 日		疗程： 月	

时间	诊疗第 1 次（初次门诊）	诊疗第 2 次（术前准备第 1 次）	诊疗第 3 次（术前准备第 2 次）
主要诊疗工作	□ 询问病史及体格检查 □ 完成病历书写 □ 影像学检查 □ 牙周检查 □ 颞下颌关节检查 □ 预约会诊（根据病情需要） □ 向患者交代诊疗过程和注意事项 □ 取研究模型 □ 确定𬌗关系 □ 咬合记录	□ 确定手术方案和治疗计划 □ 术前讨论（视情况而定） □ 完成必要的相关科室会诊 □ 签署治疗计划和治疗费用知情同意书 □ 开术前化验单 □ 预约手术日期 □ 模型分析 □ 制作外科引导模板 □ 制作过度义齿 □ 牙周治疗	□ 试戴外科引导模板 □ 试戴过度义齿 □ 确认实验室检查结果
重点医嘱	临时医嘱： □ 曲面断层片 □ 牙片 □ 牙科 CT（视情况而定）	临时医嘱： □ 血常规、凝血功能 □ 肝功能、肾功能、感染性疾病筛查 □ 术前口腔清洁 □ 牙周治疗	长期医嘱：
主要护理工作	□ 介绍门诊环境、设施及设备 □ 指导进行影像学检查 □ 配合口腔卫生宣教	□ 执行医嘱 □ 晨起空腹静脉取血	□ 指导饮食 □ 术前注意事项指导
病情变异记录	□ 无 □ 有，原因： 1. 2.	□ 无 □ 有，原因： 1. 2.	□ 无 □ 有，原因： 1. 2.
护士签名			
医师签名			

时间	诊疗第4次 （手术日）	诊疗第5次 （术后第1次） 术后7天	诊疗第6次 （术后第2次） 术后30天	诊疗第7次 （二期手术） 上颌术后6个月 下颌术后3个月
主要诊疗工作	□ 完成手术 □ 向患者和/或家属口头及书面交代术后注意事项 □ 术者完成手术记录 □ 曲面断层片 □ 牙片 □ 牙科CT（视情况而定）	□ 观察伤口及术区清洁情况 □ 检查伤口愈合情况 □ 病历记录	□ 观察伤口及术区清洁情况 □ 检查伤口愈合情况，调改过度义齿 □ 病历记录	□ 检查种植区愈合情况 □ 种植体骨结合状况 □ 完成二期手术 □ 向患者和/或家属口头及书面交代术后注意事项 □ 术者完成手术记录 □ 病历记录
重点医嘱	长期医嘱： □ 饮食：普通饮食/半流质饮食/流质饮食 □ 抗菌药物3~5天 □ 漱口液含漱 临时医嘱： □ 种植术后护理常规 □ 曲面断层片 □ 牙片 □ 抗菌药物：术前30分钟	长期医嘱： □ 术后1个月复查	长期医嘱： □ 术后3个月复查 □ 预约二期手术	长期医嘱： □ 预约修复 □ 饮食：普通饮食/半流质饮食/流质饮食 □ 漱口液含漱 临时医嘱： □ 牙片 □ 曲面断层片 □ 牙科CT □ 术后护理常规
主要护理工作	□ 术前更衣，遵医嘱给药 □ 口腔清洁 □ 观察术后病情变化 □ 观察术后出血情况 □ 指导术后饮食	□ 指导饮食	□ 指导饮食	□ 术前更衣，遵医嘱给药 □ 口腔清洁 □ 观察术后病情变化 □ 观察术后出血情况 □ 指导术后饮食
病情变异记录	□ 无 □ 有，原因： 1. 2.	□ 无 □ 有，原因： 1. 2.	□ 无 □ 有，原因： 1. 2.	□ 无 □ 有，原因： 1. 2.
护士签名				
医师签名				

时间	诊疗第 8 次 （二期术后 1 周复查）	诊疗第 9 次 （修复第 1 次）	诊疗第 10 次 （修复第 2 次）
主要 诊疗 工作	□ 检查种植区愈合情况 □ 种植体骨结合状况 □ 调改过度义齿 □ 病历记录	□ 取印模 □ 颌位记录 □ 面弓转移，上𬌗架	□ 试排牙
重 点 医 嘱	长期医嘱： □ 预约修复 临时医嘱： □ 曲面断层片 □ 牙片	长期医嘱： □ 预约下次复查	长期医嘱： □ 预约下次复查
主要 护理 工作	□ 配合临床操作	□ 配合临床操作 □ 交接印模、设计单等资料	□ 配合临床操作 □ 模型盒保管交接
病情 变异 记录	□ 无 □ 有，原因： 1. 2.	□ 无 □ 有，原因： 1. 2.	□ 无 □ 有，原因： 1. 2.
护士 签名			
医师 签名			

时间	诊疗第 11 次 （修复第 3 次）	诊疗第 12 次 （修复第 4 次）	诊疗第 13 次 （修复第 5 次）
主要诊疗工作	□ 基底冠于口内再连接 □ 二次取模	□ 试支架或基底冠 □ 比色	□ 戴牙 □ 戴𬌗垫 □ 留存临床影像资料 □ 曲面断层片 □ 牙片 □ 向患者和/或家属口头及书面交代术后注意事项 □ 预约复查时间
重点医嘱	**长期医嘱：** □ 预约下次复查	**长期医嘱：** □ 预约下次复查	**修复医嘱：** □ 口腔卫生维护 □ 咬合力控制 □ 定期复查 □ 不适随诊
主要护理工作	□ 配合临床操作 □ 模型盒保管交接	□ 配合临床操作 □ 模型盒保管交接	□ 配合临床操作 □ 配合口腔卫生宣教 □ 配合整理、保管患者相关资料
病情变异记录	□ 无 □ 有，原因： 1. 2.	□ 无 □ 有，原因： 1. 2.	□ 无 □ 有，原因： 1. 2.
护士签名			
医师签名			

第三节 牙列缺失行种植体支持式可摘义齿修复临床路径释义

【医疗质量控制指标】

指标一、种植体术中报废率

指标二、种植体早期失败率

指标三、种植体存留率

一、牙列缺失行种植体支持式可摘义齿修复编码

疾病名称及编码：牙列缺失（ICD-10：K08.0，K80.1）

手术操作名称及编码：种植体支持式可摘义齿修复（ICD-9-CM-3：23.5x03）

二、临床路径检索方法

（K08.0/K80.1）伴 23.5x03

三、国家医疗保障疾病诊断相关分组（CHS-DRG）

MDCD 头颈、耳、鼻、口、咽疾病及功能障碍

DW1 口腔、牙齿有关疾患

四、牙列缺失行种植体支持式可摘义齿修复临床路径标准门诊流程

（一）适用对象

第一诊断为牙列缺失（ICD-10：K08.0，K80.1）

行牙列缺失种植体支持式可摘义齿修复治疗。

牙列缺失种植体支持式可摘义齿修复（ICD-9-CM-3：23.5x03）。

> **释义**
>
> ■ 根据人民卫生出版社出版的全国高等学校教材《口腔修复学》（第7版），牙列缺失（edentulism）是指整个牙弓上不存留任何天然牙或牙根，又称无牙颌（edentulous jaw）。
>
> ■ 牙列缺失的患者进行种植体支持的可摘义齿修复需进行两大步骤：一是种植体植入手术；二是制作种植体支持的可摘义齿。

（二）诊断依据

根据《临床诊疗指南·口腔医学分册（2016修订版）》（中华口腔医学会编著，人民卫生出版社，2016年）。

1. 全口牙缺失，或单颌牙列缺失。

2. 全身健康状况能满足常规牙槽突外科手术。

3. 口腔软硬组织健康，上下颌骨局部形态及殆关系、颌间距离等均满足种植体支持式可摘义齿修复要求。

4. X线片显示拟种植区的局部骨量满足种植体植入要求。

（三）治疗方案的选择

根据《临床技术操作规范·口腔医学分册（2017修订版）》（中华口腔医学会编著，人民卫生出版社，2017年）。

1. 临床及影像学检查符合上述诊断依据。
2. 患者本人要求并自愿接受种植治疗。
3. 种植修复以可摘式义齿修复方式。
4. 无手术禁忌证者。

> **释义**
>
> ■ 对全身健康状况评估，临床中多采用美国麻醉医师学会（American Society of Anesthesiologists，ASA）指定的生理状态分类（the ASA physical status scale）方法评判病情。根据 ASA 划分患者全身状态，ASA Ⅳ 类和 Ⅴ 类的患者为绝对禁忌证，如：严重的心脑血管系统疾病患者，如频发性心绞痛；血液系统疾病，如红细胞或白细胞血液病，凝血机制障碍等；严重的内分泌障碍，如未受控制的糖尿病；长期应用特殊药物影响凝血或组织愈合能力者；严重的系统性免疫疾病等。ASA Ⅲ 类患者为相对禁忌证。此外，过度嗜好烟酒者；神经及精神疾病患者；妊娠期患者以及身心状态耐受手术有一定困难者应注意多因素评价。
>
> ■ 牙列缺失患者种植体支持可摘义齿修复常用固位体有：球帽状附着体、磁性固位附着体、Locator 附着体、杆卡式附着体、套筒冠附着体等。

（四）标准治疗次数为 13~14 次

1. 术前准备 3 次。
2. 种植体植入手术 1 次，二期手术 1 次，术后复查 3 次。
3. 种植修复治疗 5~6 次。

> **释义**
>
> ■ 当患者骨质骨量条件较好，种植体植入后可获得大于 25N·cm 的种植体初期稳定性时，可直接于种植体上连接愈合基台，无须再进行二期手术。

（五）进入路径标准

1. 第一诊断必须符合 ICD-10：K08.0，K80.1 牙列缺失疾病编码。
2. 当患者同时具有其他疾病诊断，但在门诊治疗期间不需要特殊处理也不影响第一诊断的临床路径流程实施时，可以进入路径。

> **释义**
>
> ■ 患者同时具有其他疾病，影响第一诊断的临床路径流程实施时均不适合进入本路径。如治疗过程中患者出现其他疾病影响本路径实施流程时，需按变异或退出本路径。

（六）术前准备 3 次

必需的检查项目：

1. 血常规、凝血功能、肝功能、肾功能、感染性疾病筛查。
2. 单颌牙列缺失者，行对颌牙周健康状况检查及基础治疗。
3. X线片（曲面体层片、根尖片、锥形束CT）。
4. 双侧颞下颌关节检查。
5. 取研究模型，行模型分析。

> **释义**
>
> ■ 感染性疾病筛查应根据病史及临床检查结果决定是否需筛查及筛查的项目。
> ■ 根据病情，X线片检查时首选CBCT检查牙列缺失区域的骨质骨量，当不具备CBCT照射条件时可使用曲面断层片（拍摄时在缺牙区咬标准尺寸钢球）。牙片可用于单颌牙列缺失的对颌天然牙或缺牙两侧牙健康状况判断。
> ■ 患者若有旧义齿且咬合关系稳定，可用旧义齿进行参考，不取研究模型。研究模型为非必需进行的术前准备项目。

（七）抗菌药物选择与使用时机

1. 按照《抗菌药物临床应用指导原则（2015年版）》（国卫办医发〔2015〕43号）执行，并根据患者的病情决定抗菌药物的选择与使用时间。
2. 建议使用第一代头孢菌素类，可加用甲硝唑。使用口腔抗菌含漱液，预防性用药时间为术前30分钟。

> **释义**
>
> ■ 种植外科手术前常用的抗菌药物包括：①β-内酰胺类抗菌药物：最常用的β-内酰胺类抗菌药物是青霉素类和头孢菌素类抗菌药物，种植外科手术前半小时可以口服阿莫西林作为常规预防性用药；②硝基咪唑类：包括甲硝唑、替硝唑、奥硝唑等，属于杀菌性抗菌药物，对厌氧菌及原虫有独特的杀灭作用，可以与β-内酰胺类抗菌药物联合应用；③大环内酯类：常用的代表性药物是红霉素，对于大部分链球菌、葡萄球菌以及一些厌氧菌都有效，当患者对β-内酰胺类抗菌药物过敏时可替代性选用大环内酯类抗菌药物，如红霉素。
> ■ 抗菌药物的使用时间：抗菌药物达到足够的组织浓度是其发挥有效作用的先决条件，抗菌药物的预防性应用应能使血药浓度达到该抗菌药物针对某种病原菌的最小抑菌浓度的3~4倍，如果抗菌药物在术区已发生细菌污染后才达到有效浓度，则不能起到有效预防感染的作用。因此，建议术前0.5~1小时应用抗菌药物，首量可以加倍，以确保手术时达到药物浓度。

（八）手术日为第3次门诊日

1. 麻醉方式：局部麻醉，必要时加镇痛镇静治疗。
2. 术中用药：局部麻醉药物。
3. 输血：无。

> **释义**
>
> ■ 种植手术常用的局部麻醉药是酰胺类麻醉药，这类药的毒性较低，且很少出现过敏反应，主要包括：利多卡因、阿替卡因、甲哌卡因、布比卡因（丁哌卡因）。
>
> ■ 局部麻醉为局部浸润麻醉和传导阻滞麻醉联合使用。镇痛镇静包括术前半小时服用咪唑达仑7.5毫克/片，口服半片，布洛芬缓释胶囊0.3克/粒，口服2粒。

（九）术后门诊复查3次

1. 必须复查的项目
(1) 曲面体层片、根尖片或锥形束CT。
(2) 术区愈合情况。
2. 根据患者当时病情决定其他检查项目。

> **释义**
>
> ■ 术后当天即刻拍摄全口曲面断层片，在不能满足临床需要情况下加照CBCT。
>
> ■ 通过曲面断层片或CBCT，明确种植体和下颌神经管、颏孔、上颌窦底等解剖结构的位置关系，必要时及时处理。
>
> ■ 复查时需检查术区愈合情况，及时处理出血、水肿、血肿、感染、软组织裂开、种植体及配件松动等种植术后并发症。

（十）术后用药

1. 第一代头孢菌素类，可加用甲硝唑。
2. 应用口腔抗菌含漱液。

> **释义**
>
> ■ 第一代头孢菌素类口服5~7天，根据病情加用甲硝唑3~5天。口腔抗菌含漱液饭后含漱3次/日，每次10~15秒，持续1周。

（十一）种植修复治愈标准

1. X线片显示种植体位置、轴向良好，周围无透射区。
2. 种植体无动度。
3. 种植修复体能正常行使功能。
4. 伤口愈合良好。
5. 无持续性或不可逆的症状，没有需要临床处理的并发症和/或合并症。

> **释义**
>
> ■ 于患者戴用种植体支持固位的可摘义齿戴牙当日，按上述标准来判定种植修复的治愈情况。

> ■参照 1986 年 Albrektsson、1989 年 Smith&Zarb 提出的种植成功标准：①独立的没有连接其他结构的种植体，在临床检查时没有任何动度；②放射学检查种植体周围没有透影区；③种植修复完成 1 年后，种植体周围牙槽骨的平均年吸收量小于 0.2mm；④没有疼痛、感染、神经管损伤以及神经瘫痪或麻痹的症状；⑤具有满意的美学效果；⑥5 年成功率大于 85%，10 年成功率大于 80%。

（十二）变异及原因分析

1. 患有全身性疾病者，必要时请相关学科会诊及检查。
2. 解剖结构异常。
3. 种植术区伴有骨量不足，需要同期行骨增量手术，或先行骨增量手术二期种植。
4. 拔牙即刻种植治疗。
5. 种植后，需种植体支持过度义齿修复。

释义

> ■患者进入路径后由于全身疾病或精神状态所限，不具备按照临床路径要求完成后续治疗过程。
> ■种植体植入后患者要求重新制作过度义齿，将增加就诊次数，归为变异。

五、牙列缺失行种植体支持式可摘义齿修复临床路径治疗方案

1. 初诊检查评估患者条件

必要时模型分析采集更多信息。

2. 实施种植体植入术及术后复查

必要时行种植体愈合基台连接术（种植二期手术）。

3. 种植修复制取印模

口内粘支架制取二次印模。

再次试排牙。

4. 种植修复戴牙。

六、牙列缺失行种植体支持式可摘义齿修复患者护理规范

1. 术前准备
（1）核对患者身份、手术相关信息。
（2）指导患者术前含漱 3 次，每次 1 分钟。
（3）引导患者进入种植专用手术间。
（4）种植相关的设备、器械准备。
2. 术中配合

按照无菌操作原则，根据医师要求，进行种植手术配合。

3. 术后向患者交代注意事项
（1）用于压迫止血的纱卷 40~60 分钟后取出。
（2）手术当日温凉饮食。

（3）手术当日可不刷牙，进食后用清水及含漱液含漱，3~4 次／日，含漱液使用期限为 1~2 周。

（4）术后 3~7 天术区可能肿胀，前三日可用冷敷。

（5）暂停戴用原有义齿，待术后复查后在医师指导下使用。

（6）如明显出血、肿胀或其他不适及时联系医师。

七、牙列缺失行种植体支持式可摘义齿修复患者营养治疗规范

1. 手术后 24 小时避免热、烫、硬质饮食，建议患者术后进食富有营养的温凉软质食物。

2. 修复后避免过硬过韧饮食。

八、牙列缺失行种植体支持式可摘义齿修复患者健康宣教

手术后注意事项及健康宣教：

1. 种植手术后 40~60 分钟后取出压迫止血纱卷。

2. 术后勿进食热、烫饮食，建议进食富有营养，温凉软质食物。

3. 手术后按要求口服抗菌药物、含漱剂；必要时口服镇痛药。

4. 如对颌存留天然牙，手术后 24 小时恢复刷牙。

5. 勿频繁漱口、避免吮吸等形成口腔内负压。

6. 如发现明显出血等异常现象及时复诊。

7. 修复后注意事项：①保持口腔卫生，进食后即刻取下修复体，清洁口腔内的种植配件以及种植可摘修复体；②合理使用种植修复体，进食从软到正常饮食逐步过度，避免啃咬过硬过韧食物；③根据情况定期复查，戴牙 1 年内建议每 3~6 个月复查 1 次；戴牙 1 年以上的患者至少每年复查 1 次；④均衡饮食、规律生活、户外运动，保持全身健康。

九、推荐表单

牙列缺失行种植体支持式可摘义齿修复临床路径表单

适用对象：第一诊断牙列缺失（ICD-10：K08.0，K80.1）

牙列缺失种植体支持式可摘义齿修复（ICD-9-CM-3：23.5x03）

患者姓名：		性别： 年龄：		门诊号：
初诊日期： 年 月 日		修复完成日期： 年 月 日		疗程： 月

时间	诊疗第 1 次 （初次门诊）	诊疗第 2 次 （术前准备第 1 次）	诊疗第 3 次 （术前准备第 2 次）
主要诊疗工作	□ 询问病史及体格检查 □ 完成病历书写 □ 影像学检查 □ 牙周检查 □ 颞下颌关节检查 □ 预约会诊（根据病情需要） □ 向患者交代诊疗过程和注意事项 □ 取研究模型 □ 确定𬌗关系 □ 咬合记录	□ 确定手术方案和治疗计划 □ 术前讨论（视情况而定） □ 完成必要的相关科室会诊 □ 签署治疗计划和治疗费用知情同意书 □ 开术前化验单 □ 预约手术日期 □ 模型分析 □ 制作外科引导模板 □ 制作过度义齿 □ 牙周治疗	□ 试戴外科引导模板 □ 试戴过度义齿
重点医嘱	临时医嘱： □ 曲面断层片 □ 牙片 □ 牙科 CT（视情况而定）	临时医嘱： □ 血常规、凝血功能 □ 肝功能、肾功能、感染性疾病筛查 □ 术前口腔清洁 □ 牙周治疗	长期医嘱： 临时医嘱：
主要护理工作	□ 介绍门诊环境、设施及设备 □ 指导进行影像学检查	□ 执行医嘱 □ 晨起空腹静脉取血	□ 指导饮食
病情变异记录	□ 无 □ 有，原因： 1. 2.	□ 无 □ 有，原因： 1. 2.	□ 无 □ 有，原因： 1. 2.
护士签名			
医师签名			

时间	诊疗第 4 次 （手术日）	诊疗第 5 次 （术后第 1 次） 术后 7 天	诊疗第 6 次 （术后第 2 次） 术后 30 天
主要诊疗工作	□ 完成手术 □ 向患者/家属口头及书面交代术后注意事项 □ 术者完成手术记录 □ 曲面断层片 □ 牙片	□ 观察伤口及术区清洁情况 □ 检查伤口愈合情况 □ 病历记录	□ 观察伤口及术区清洁情况 □ 检查伤口愈合情况 □ 病历记录
重点医嘱	**长期医嘱:** □ 饮食：普通饮食/半流质饮食/流质饮食 □ 抗菌药物 3~5 天 □ 漱口液含漱 **临时医嘱:** □ 种植术后护理常规 □ 曲面断层片 □ 牙片 □ 抗菌药物：术前 30 分钟	**长期医嘱:** □ 术后 1 个月复查	**长期医嘱:** □ 术后 3 个月复查 □ 预约二期手术
主要护理工作	□ 术前更衣，遵医嘱给药 □ 口腔清洁 □ 观察术后病情变化 □ 观察术后出血情况 □ 指导术后饮食	□ 指导饮食	□ 指导饮食
病情变异记录	□ 无 □ 有，原因： 1. 2.	□ 无 □ 有，原因： 1. 2.	□ 无 □ 有，原因： 1. 2.
护士签名			
医师签名			

时间	诊疗第 7 次 （二期手术） 上颌术后 6 个月 下颌术后 3 个月	诊疗第 8 次 （二期术后复查） 术后 1 周	诊疗第 9 次 （修复第 1 次）	诊疗第 10 次 （修复第 2 次）
主要诊疗工作	□ 检查种植区愈合情况 □ 种植体骨结合状况 □ 完成二期手术 □ 向患者和/或家属口头及书面交代术后注意事项 □ 术者完成手术记录 □ 病历记录	□ 检查种植区愈合情况 □ 种植体骨结合状况 □ 病历记录	□ 取印模 □ 颌位记录 □ 面弓转移，上𬌗架	□ 试排牙
重点医嘱	长期医嘱： □ 预约修复 □ 饮食：普通饮食/半流质饮食·流质饮食 □ 漱口液含漱 临时医嘱： □ 牙片 □ 曲面断层片 □ 术后护理常规	长期医嘱： □ 预约修复 临时医嘱： □ 曲面断层片 □ 牙片	临时医嘱： □ 下次就诊时间	临时医嘱： □ 下次就诊时间
主要护理工作	□ 术前更衣，遵医嘱给药 □ 口腔清洁 □ 观察术后病情变化 □ 观察术后出血情况 □ 指导术后饮食		□ 配合临床操作 □ 交接印模、设计单等资料	□ 配合临床操作 □ 模型盒保管交接
病情变异记录	□ 无 □ 有，原因： 1. 2.	□ 无 □ 有，原因： 1. 2.	□ 无 □ 有，原因： 1. 2.	□ 无 □ 有，原因： 1. 2.
护士签名				
医师签名				

时间	诊疗第 11 次 （修复第 3 次）	诊疗第 12 次 （修复第 4 次）	诊疗第 13 次 （修复第 5 次）
主要诊疗工作	□ 试基台、内冠 □ 外冠于口内粘接 □ 二次取模	□ 再次试排牙	□ 戴牙 □ 曲面断层片 □ 牙片 □ 向患者和/或家属口头及书面交代术后注意事项 □ 预约复查时间
重点医嘱	临时医嘱： □ 下次就诊时间	临时医嘱： □ 下次就诊时间	长期医嘱： □ 口腔卫生维护 □ 咬合力控制 □ 定期复查 □ 不适随诊
主要护理工作	□ 配合临床操作 □ 模型盒保管交接	□ 配合临床操作 □ 模型盒保管交接	□ 配合临床操作 □ 配合口腔卫生宣教 □ 配合整理、保管患者相关资料
病情变异记录	□ 无　□ 有，原因： 1. 2.	□ 无　□ 有，原因： 1. 2.	□ 无　□ 有，原因： 1. 2.
护士签名			
医师签名			

附：原表单（2019 年版）

牙列缺失行种植体支持式可摘义齿修复临床路径表单

适用对象：第一诊断牙列缺失（ICD-10：K08.0，K80.1）

牙列缺失种植体支持式可摘义齿修复（ICD-9-CM-3：23.5x03）

患者姓名：	性别： 年龄：		门诊号：
初诊日期： 年 月 日	修复完成日期： 年 月 日		疗程：

时间	诊疗第 1 次 （初次门诊）	诊疗第 2 次 （术前准备第 1 次）	诊疗第 3 次 （术前准备第 2 次）
主要诊疗工作	□ 询问病史及体格检查 □ 完成病历书写 □ 影像学检查 □ 牙周检查 □ 颞下颌关节检查 □ 留存临床影像资料 □ 预约会诊（根据病情需要） □ 向患者交代诊疗过程和注意事项 □ 取研究模型 □ 确定𬌗关系 □ 咬𬌗记录	□ 确定手术方案和治疗计划 □ 术前讨论（视情况而定） □ 完成必要的相关科室会诊 □ 签署治疗计划和治疗费用知情同意书 □ 开术前实验室检查单 □ 预约手术日期 □ 模型分析 □ 制作外科引导模板 □ 制作过度义齿 □ 牙周治疗	□ 试戴外科引导模板 □ 试戴过度义齿 □ 确认实验室检查结果
重点医嘱	临时医嘱： □ 曲面断层片 □ 牙片 □ 牙科 CT（视情况而定）	临时医嘱： □ 血常规、凝血功能 □ 肝功能、肾功能、感染性疾病筛查 □ 术前口腔清洁 □ 牙周治疗	长期医嘱： 临时医嘱：
主要护理工作	□ 介绍门诊环境、设施及设备 □ 指导进行影像学检查 □ 配合口腔卫生宣教	□ 执行医嘱 □ 晨起空腹静脉取血	□ 指导饮食 □ 术前注意事项指导
病情变异记录	□ 无 □ 有，原因： 1. 2.	□ 无 □ 有，原因： 1. 2.	□ 无 □ 有，原因： 1. 2.
护士签名			
医师签名			

时间	诊疗第 4 次 （手术日）	诊疗第 5 次 （术后第 1 次） 术后 7 天	诊疗第 6 次 （术后第 2 次） 术后 30 天
主要诊疗工作	□ 完成手术 □ 向患者和/或家属口头及书面交代术后注意事项 □ 术者完成手术记录 □ 曲面断层片 □ 牙片 □ 牙科 CT（视情况而定）	□ 观察伤口及术区清洁情况 □ 检查伤口愈合情况 □ 病历记录	□ 观察伤口及术区清洁情况 □ 检查伤口愈合情况 □ 调改过度义齿 □ 病历记录
重点医嘱	**长期医嘱：** □ 饮食：普通饮食/半流质饮食/流质饮食 □ 抗菌药物 3~5 天 □ 漱口液含漱 **临时医嘱：** □ 种植术后护理常规 □ 曲面断层片 □ 牙片 □ 牙科 CT □ 抗菌药物：术前 30 分钟 □ 镇静药物	**长期医嘱：** □ 术后 1 个月复查	**长期医嘱：** □ 术后 3 个月复查 □ 预约二期手术
主要护理工作	□ 术前更衣，遵医嘱给药 □ 口腔清洁 □ 观察术后病情变化 □ 观察术后出血情况 □ 指导术后饮食	□ 指导饮食	□ 指导饮食
病情变异记录	□ 无 □ 有，原因： 1. 2.	□ 无 □ 有，原因： 1. 2.	□ 无 □ 有，原因： 1. 2.
护士签名			
医师签名			

时间	诊疗第7次 （二期手术） 上颌术后6个月 下颌术后3个月	诊疗第8次 （二期术后复查） 术后1周	诊疗第9次 （修复第1次）	诊疗第10次 （修复第2次）
主要诊疗工作	□ 检查种植区愈合情况 □ 种植体骨结合状况 □ 完成二期手术 □ 留存临床影像资料 □ 向患者和/或家属口头及书面交代术后注意事项 □ 术者完成手术记录 □ 病历记录	□ 检查种植区愈合情况 □ 种植体骨结合状况 □ 病历记录	□ 取印模 □ 颌位记录 □ 面弓转移，上𬤇架	□ 试排牙
重点医嘱	长期医嘱： □ 预约修复 □ 饮食：普通饮食/半流质饮食/流质饮食 □ 漱口液含漱 临时医嘱： □ 牙片 □ 曲面断层片 □ 牙科CT □ 术后护理常规	长期医嘱： □ 预约修复 临时医嘱： □ 曲面断层片 □ 牙片	临时医嘱： □ 下次就诊时间	临时医嘱： □ 下次就诊时间
主要护理工作	□ 术前更衣，遵医嘱给药 □ 口腔清洁 □ 观察术后病情变化 □ 观察术后出血情况 □ 指导术后饮食		□ 配合临床操作 □ 交接印模、设计单等资料	□ 配合临床操作 □ 模型盒保管交接
病情变异记录	□ 无　□ 有，原因： 1. 2.	□ 无　□ 有，原因： 1. 2.	□ 无　□ 有，原因： 1. 2.	□ 无　□ 有，原因： 1. 2.
护士签名				
医师签名				

时间	诊疗第 11 次 （修复第 3 次）	诊疗第 12 次 （修复第 4 次）	诊疗第 13~14 次 （修复第 5~6 次）
主要诊疗工作	□ 试基台、内冠 □ 外冠于口内粘接 □ 二次取模	□ 再次试排牙	□ 戴牙 □ 留存临床影像资料 □ 曲面断层片 □ 牙片 □ 向患者和/或家属口头及 　书面交代术后注意事项 □ 预约复查时间
重点医嘱	临时医嘱： □ 下次就诊时间	临时医嘱： □ 下次就诊时间	长期医嘱： □ 口腔卫生维护 □ 咬合力控制 □ 定期复查 □ 不适随诊
主要护理工作	□ 配合临床操作 □ 模型盒保管交接	□ 配合临床操作 □ 模型盒保管交接	□ 配合临床操作 □ 配合口腔卫生宣教 □ 配合整理、保管患者相关 　资料
病情变异记录	□ 无　□ 有，原因： 1. 2.	□ 无　□ 有，原因： 1. 2.	□ 无　□ 有，原因： 1. 2.
护士签名			
医师签名			

参考文献

[1] 中华医学会. 临床诊疗指南·口腔医学分册［M］. 北京：人民卫生出版社，2005.

[2] 中华口腔医学会. 临床诊疗指南·口腔医学分册（2016 修订版）［M］. 北京：人民卫生出版社，2016.

[3] 北京医师协会. 口腔科诊疗常规［M］. 北京：中国医药科技出版社，2012.

[4] 张震康，俞光岩，徐韬. 实用口腔科学（第 4 版）［M］. 北京：人民卫生出版社，2016.

[5] 张震康，俞光岩. 口腔颌面外科学（第 1 版）［M］. 北京：北京大学医学出版社，2007.

[6] 张震康，俞光岩. 口腔颌面外科学（第 2 版）［M］. 北京：北京大学医学出版社，2013.

[7] 张志愿，口腔颌面外科学（第 8 版）［M］. 北京：人民卫生出版社，2020.

[8] 李秀娥，王春丽. 实用口腔护理技术（第 1 版）［M］. 北京：人民卫生出版社，2016.

[9] 陈谦明. 口腔黏膜病学. 第 5 版［M］. 北京：人民卫生出版社，2020.

[10] 中华医学会. 临床技术操作规范·口腔医学分册［M］. 北京：人民军医出版社，2004.

[11] 中华口腔医学会. 临床技术操作规范·口腔医学分册（2017 修订版）［M］. 北京：人民卫生出版社，2017.

[12] 安金刚主译. 口腔颌面创伤（第 4 版）［M］. 北京：人民卫生出版社，2017.

[13] 张益，孙勇刚. 颌骨坚固内固定［M］. 北京：北京大学医学出版社，2003.

[14] 俞光岩，马大权. 唾液腺病学［M］. 第 2 版. 北京：人民卫生出版社，2014.

[15] 李秀娥. 实用口腔颌面外科护理及技术［M］. 北京：科学出版社，2008.

[16] 俞光岩. 口腔颌面外科手术精要与并发症［M］. 北京：北京大学医学出版社，2011.

[17] NCCN Clinical Practice Guideline in Oncology：Head and Neck Cancers. Version2. 2020，National Comprehensive Cancer Network ⓒ（NCCN ⓒ）.

[18] 华红，刘宏伟. 口腔黏膜病学［M］. 北京：北京大学医学出版社，2014.

[19] 中华医学会风湿病学分会. 白塞病诊断和治疗指南［J］. 中华风湿病学杂志，2011，15（5）：345-347.

[20] 《菌药物临床试验技术指导原则》写作组，国家食品药品监督管理总局药品审评中心. 抗菌药物临床试验技术指导原则［J］. 中国临床药理学杂志，2014，30（9），844-856.

[21] 中华口腔医学会口腔黏膜病专业委员会，周红梅. 口腔扁平苔藓诊疗指南［J］. 中华口腔医学杂志，2012，47（7）：399-401.

[22] Hasan Hoseinpour Jajarm，Reza Asadi，Erfan Bardideh，et al. The effects of photodynamic and low-level laser therapy for treatment of oral lichen planus-A systematic review and meta-analysis［J］. Photodiagnosis Photodyn Ther. 2018，23：254-260.

[23] Sroussi HY，Epstein JB，Bensadoun RJ，et al. Common oral complications of head and neck cancer radiation therapy：mucositis，infections，saliva change，fibrosis，sensory dysfunctions，dental caries，periodontal disease，and osteoradionecrosis［J］. Cancer Med. 2017，6（12）：2918-2931.

[24] Lalla RV，Bowen J，Barasch A，et al. MASCC/ISOO clinical practice guidelines for the management of mucositis secondary to cancer therapy［J］. Cancer. 2014，120（10）：1453-1461.

[25] Baharvand M，Jafari S，Mortazavi H. Herbs in Oral Mucositis［J］. J Clin Diagn Res. 2017，11

（3）：ZE05-ZE11.

［26］葛立宏．儿童口腔医学（2版）［M］．北京：北京大学医学出版社，2013.

［27］葛立宏．儿童口腔医学（4版）［M］．北京：人民卫生出版社，2012.

［28］葛立宏．儿童口腔医学（5版）［M］．北京：人民卫生出版社，2020.

［29］秦满，夏斌．儿童口腔医学（3版）［M］．北京：北京大学医学出版社，2020.

［30］高学军，岳林．牙体牙髓病学（第2版）［M］．北京：北京大学医学出版社，2013.

［31］周学东．牙体牙髓病学（第5版）［M］．北京：人民卫生出版社，2020.

［32］岳林，董艳梅．临床龋病学（第3版）［M］．北京：北京大学医学出版社，2021.

［33］秦满，赵玉鸣，葛立宏．儿童口腔科临床操作教程 一步一步教你做临床（第1版）［M］．北京：人民卫生出版社，2017.

［34］傅民魁，林久祥．口腔正畸学［M］．北京：北京大学医学出版社，2013.

附录1

腮腺多形性腺瘤临床路径病案质量监控表单

1. 进入临床路径标准

疾病诊断：腮腺多形性腺瘤（ICD-10：D11.001，M8940/0）

手术操作：腮腺肿物及浅叶切除+面神经解剖术（或部分腮腺切除术）（ICD-9-CM-3：26.29/ 26.31+04.07）

2. 病案质量监控表

监控项目 住院时间		评估要点		监控内容	分数	减分理由	备注
首页		主要诊断名称及编码		腮腺多形性腺瘤（ICD-10：D11.001，M8940/0）	5□ 4□ 3□ 1□ 0□		
		主要手术名称及编码		腮腺肿物及浅叶切除+面神经解剖术（或部分腮腺切除术）（ICD-9-CM-3：26.29/26.31+04.07）			
		其他诊断名称及编码		无遗漏，编码准确			
		其他项目		内容完整、准确、无遗漏	5□ 4□ 3□ 1□ 0□		
住院第1天	入院记录	现病史	主要症状	描述疾病特点：腮腺部位无痛性肿块，生长缓慢，常无自觉症状	5□ 4□ 3□ 1□ 0□		入院24小时内完成
			病情演变过程	肿块发现时间、生长速度、有无疼痛麻木等自觉症状	5□ 4□ 3□ 1□ 0□		

续 表

监控项目 / 监控重点 / 住院时间		评估要点		监控内容	分数	减分理由	备注
住院第 1 天	入院记录	现病史	其他伴随症状	腮腺肿大，伴发热、畏寒	5□ 4□ 3□ 1□ 0□		入院 24 小时内完成
			院外诊疗过程	有无院外手术史及 B 超、CT 等检查结果	5□ 4□ 3□ 1□ 0□		
		既往史 个人史 家族史		是否按照病历书写规范记录，并重点记录与疾病相关内容： 1. 30~50 岁多见，女性多于男性 2. 既往史：有无肿物治疗史，效果如何，是否进行过 B 超、CT 等检查	5□ 4□ 3□ 1□ 0□		
		体格检查		是否按照病历书写规范记录，并记录重要体征，无遗漏，如： 腮腺区肿块，质地中等，呈球状或分叶状，周界清楚，与周围组织无粘连 无面神经功能障碍 B 超或 CT 显示腮腺内有占位病变	5□ 4□ 3□ 1□ 0□		
		辅助检查		是否记录辅助检查结果	5□ 4□ 3□ 1□ 0□		
	首次病程记录	病例特点		是否简明扼要，重点突出，无遗漏： 1. 患者年龄 2. 发病时间 3. 肿瘤部位、大小、性质、边界，生长速度 4. 有无面神经功能障碍等情况 5. 患者全身情况 6. 影像学检查结果、病理及既往治疗情况	5□ 4□ 3□ 1□ 0□		入院 8 小时内完成

监控项目 / 监控重点 / 住院时间		评估要点	监控内容	分数	减分理由	备注
住院第1天	首次病程记录	初步诊断	第一诊断为：腮腺多形性腺瘤（ICD-10：D11.001，M8940/0）	5□ 4□ 3□ 1□ 0□		入院8小时内完成
		诊断依据	病史：腮腺部位无痛性肿块，生长缓慢，病史长 症状：常无自觉症状 体征：颌面部查体描述与疾病诊断及鉴别诊断有关的阳性、阴性体征 辅助检查：B超、CT显示腮腺内有占位病变	5□ 4□ 3□ 1□ 0□		
		鉴别诊断	1. 腮腺多形性腺瘤恶变 2. 腮腺沃辛瘤 3. 腮腺黏液表皮样癌 4. 腮腺腺样囊性癌	5□ 4□ 3□ 1□ 0□		
		诊疗计划	是否全面并具有个性化： 1. 完成必需的检查项目 （1）血常规、尿常规、大便常规 （2）肝功能、肾功能、血型、凝血功能、感染性疾病筛查 （3）正位X线胸片 （4）B超或CT 2. 评估是否可以手术 （1）术前检查排除手术禁忌证 （2）手术治疗：腮腺肿物及浅叶切除术或部分腮腺切除术+面神经解剖术	5□ 4□ 3□ 1□ 0□		
	病程记录	上级医师查房记录	是否有重点内容并结合本病例： 1. 补充病史和查体 2. 病情评估，诊断分析 3. 治疗方案分析，提出诊疗意见 4. 提示手术指征及手术禁忌证：为腮腺浅叶多形性腺瘤，患者无发热，全身状况可耐受手术	5□ 4□ 3□ 1□ 0□		入院48小时内完成
		住院医师查房记录	是否记录、分析全面： 1. 主要症状体征 2. 具体治疗措施和术前准备 3. 记录上级医师查房意见的执行情况 4. 知情告知情况，患者及家属意见	5□ 4□ 3□ 1□ 0□		

续　表

监控项目 住院时间　监控重点		评估要点	监控内容	分数	减分理由	备注
住院第 2 天	病程记录	住院医师查房记录	是否记录： 1. 患者入院后一般情况，如体温、有无感染 2. 术前准备工作完成情况 3. 术前检查项目是否完成，血常规、X 线胸片有无异常 4. 请相应科室会诊情况	5□ 4□ 3□ 1□ 0□		
		上级医师查房记录	是否记录： 1. 综合分析术前检查结果 2. 手术前评估及手术指征 3. 确定手术方案 4. 结合本病例提出手术风险及预防措施	5□ 4□ 3□ 1□ 0□		
	麻醉知情同意书		是否记录： 1. 一般项目 2. 术前诊断 3. 拟行手术方式 4. 拟行麻醉方式 5. 患者基础疾病及可能对麻醉产生影响的特殊情况 6. 麻醉中拟行的有创操作和监测 7. 麻醉风险，麻醉中及麻醉后可能发生的并发症及应对措施 8. 患者签署意见并签名，如为家属或代理人要有授权委托书 9. 麻醉医师签字，并写明日期、时间	5□ 4□ 3□ 1□ 0□		
	麻醉术前访视记录	麻醉医师	是否记录： 1. 患者自然信息 2. 患者一般情况 3. 简要病史 4. 与麻醉相关的辅助检查结果 5. 拟行手术方式 6. 拟行麻醉方式 7. 麻醉适应证 8. 麻醉风险及预防措施和麻醉中需注意的问题 9. 术前麻醉医嘱 10. 麻醉医师签字，并写明日期、时间	5□ 4□ 3□ 1□ 0□		术前完成

续　表

监控项目　监控重点　住院时间	评估要点	监控内容	分数	减分理由	备注
住院第2天	输血知情同意书		是否记录： 1. 一般项目 2. 输血指征 3. 拟输血成分 4. 输血前有关检查结果 5. 输血风险及可能产生的不良后果及应对措施 6. 患者签署意见并签名，如为家属或代理人要有授权书 7. 医师签名并填写日期	5□ 4□ 3□ 1□ 0□		
	手术知情同意书		是否记录： 1. 术前诊断 2. 手术名称 3. 术式选择及有可能改变的术式 4. 术中、术后可能出现的并发症应对措施 5. 手术风险 6. 患者签署意见并签名，如为家属或代理人要有授权委托书 7. 经治医师和术者签名	5□ 4□ 3□ 1□ 0□		
	术前小结	住院医师	是否记录： 1. 简要病情 2. 术前诊断及诊断依据 3. 手术指征 4. 拟行手术名称和方式 5. 拟行麻醉方式 6. 术前准备 7. 术中注意事项 8. 术后处置意见 9. 术者术前查看患者的情况	5□ 4□ 3□ 1□ 0□		
	术前讨论	住院医师	是否记录： 1. 讨论地点时间 2. 参加者及主持者的姓名、职称 3. 简要病情 4. 术前诊断及术前准备情况 5. 手术指征及手术方案 6. 可能出现的意外和防范措施 7. 具体讨论意见和主持人小结 8. 记录者签名	5□ 4□ 3□ 1□ 0□		

续　表

监控项目 监控重点 住院时间		评估要点	监控内容	分数	减分 理由	备注
住院第 3 天 （手术日）	麻醉记录单	麻醉医师	是否记录： 1. 一般项目 2. 患者一般情况和术前特殊情况 3. 麻醉前用药及效果 4. 术前及术中疾病诊断 5. 手术方式及日期 6. 麻醉方式 7. 麻醉诱导及各项操作开始及结束时间 8. 麻醉期间用药名称、方式及剂量 9. 麻醉期间特殊或突发情况及处理 10. 术中出血量、输血量、输液量等 11. 手术起止时间 12. 麻醉医师签名	5□ 4□ 3□ 1□ 0□		
	麻醉术后 访视记录	麻醉医师	是否记录： 1. 一般项目 2. 患者一般情况 3. 目前麻醉恢复情况，清醒时间 4. 术后医嘱、是否拔除气管插管等 5. 如有特殊情况应详细记录 6. 麻醉医师签字并填写日期	5□ 4□ 3□ 1□ 0□		麻醉后 24 小时 内完成
	手术记录		是否记录： 1. 一般项目 2. 手术日期 3. 术前及术中诊断 4. 手术名称 5. 手术医师术者及助手姓名 6. 护士姓名（分别记录刷手及巡回护士） 7. 输血量、特殊成分输血、输液量 8. 麻醉方法 9. 手术经过：麻醉是否成功、患者体位、手术体位、手术切口、解剖部位、术中出血量、手术结束前器械、纱布清点情况、术中意外情况的发生发展及处理情况 10. 患者是否回病房、监护室或麻醉恢复室 11. 各类手术应附有图示	5□ 4□ 3□ 1□ 0□		术后 24 小时内 完成

续　表

监控项目 / 监控重点 / 住院时间	评估要点	监控内容	分数	减分理由	备注
住院第3天（手术日）	手术安全核查记录		是否记录： 1. 手术安全核查记录单并且填写完整 2. 手术医师、麻醉医师和手术护士三方核对，并签字齐全	5□ 4□ 3□ 1□ 0□		
	手术清点记录		是否记录： 1. 一般项目 2. 术中所用各种器械和敷料数量的清点核对 3. 巡回护士和手术器械护士签名	5□ 4□ 3□ 1□ 0□		
	术后首次病程记录	由参加手术者书写	是否记录： 1. 手术时间 2. 术中诊断 3. 麻醉方式 4. 手术简要经过 5. 术后处理措施 6. 术后患者一般情况 7. 术后医嘱及应当特别注意观察的事项	5□ 4□ 3□ 1□ 0□		术后8小时内完成
住院第4天（术后第1天）	病程记录	住院医师查房记录	是否记录、分析如下内容： 1. 生命体征，术后病情变化 2. 记录引流量（视情况而定） 3. 患者禁食刺激性食物	5□ 4□ 3□ 1□ 0□		
		上级医师查房记录	是否记录术后病情评估： 1. 确定是否有术后并发症和手术切口感染 2. 术后需要注意的事项 3. 术后治疗方案 4. 补充、更改诊断分析和确定诊断分析	5□ 4□ 3□ 1□ 0□		

续　表

监控项目 / 住院时间	监控重点	评估要点	监控内容	分数	减分理由	备注
住院第5~7天（术后2~4天，出院日）	病程记录	住院医师查房记录	是否记录、分析： 1. 目前的症状体征，切口及换药情况 2. 撤除引流 3. 目前的治疗情况 4. 分析是否符合出院标准：生命体征平稳，手术切口无红、肿、热、痛等炎症表现，无新鲜渗血。伤口无明显渗漏等需要住院治疗的并发症	5□ 4□ 3□ 1□ 0□		
		上级医师查房记录	是否记录、分析： 1. 手术疗效评估，预期目标完成情况 2. 确定符合出院标准 3. 出院后治疗方案	5□ 4□ 3□ 1□ 0□		
	病程记录	住院医师查房记录	是否记录： 1. 目前症状及体征，手术评估分析符合出院标准 2. 实验室检查指标正常与否 3. 记录向患者及其家属交代出院后注意事项，预约复诊日期 4. 出院后需要注意的事项 5. 出院后的治疗方案	5□ 4□ 3□ 1□ 0□		
	出院记录		记录是否齐全，重要内容无遗漏，如： 1. 入院情况 2. 诊疗经过：麻醉、手术方式；术中特殊情况及处理；术后并发症等 3. 出院情况：症状体征、功能恢复、切口愈合情况及病理结果等 4. 出院医嘱：出院带药需写明药物名称、用量、服用方法，需要调整的药物要注明调整的方法；出院后患者需要注意的事项；门诊复查时间及项目等	5□ 4□ 3□ 1□ 0□		
	特殊检查、特殊治疗同意书的医学文书		内容包括：自然项目（非另页书写时可以不写），特殊检查、特殊治疗项目名称、目的、可能出现的并发症及风险，患者或家属签署是否同意检查或治疗，患者签名，医师签名等	5□ 4□ 3□ 1□ 0□		

续 表

监控项目 / 监控重点 / 住院时间	评估要点	监控内容	分数	减分理由	备注
	病危（重）通知书	自然项目（非另页书写时可以不写）、目前诊断、病情危重情况，患方签名、医师签名并填写日期	5□ 4□ 3□ 1□ 0□		
医嘱	住院第1天 长期医嘱	1. 三级护理 2. 普通饮食 3. 患者既往基础用药			
	住院第1天 临时医嘱	1. 血常规、尿常规、便常规、血型、凝血功能 2. 肝功能、肾功能、电解质、感染性疾病筛查 3. 胸部正位 X 线片 4. 心电图 5. 会诊（视情况而定） 6. B 超（视情况而定） 7. CT（视情况而定）			
	住院第2天 长期医嘱	1. 三级护理 2. 普通饮食	5□ 4□ 3□ 1□ 0□		
	住院第2天 临时医嘱	1. 拟明日全身或局部麻醉下行腮腺肿物及浅叶切除+面神经解剖术或部分腮腺切除术 2. 术前 6 小时禁食、禁水 3. 术前肠道准备 4. 耳后、发际上 3 寸备皮 5. 药物过敏试验（必要时） 6. 术前 30 分钟使用预防性抗菌药物 7. 术中冷冻活检 8. 患者既往基础用药			
	住院第3天 （术前准备日，手术日） 长期医嘱	1. 术后一级护理 2. 术后 6 小时进食，禁食刺激性食物			
	住院第3天 （术前准备日，手术日） 临时医嘱	1. 全身麻醉术后护理常规 2 小时 2. 持续低流量吸氧 2 小时 3. 心电监测 2 小时 4. 抗菌药物 5. 补液（根据需要计算输入量） 6. 雾化吸入 1 次 7. 记录引流量			

续 表

监控项目 住院时间 \ 监控重点		评估要点	监控内容	分数	减分理由	备注
医嘱	住院第4天（术后第1天）	长期医嘱	1. 三级护理 2. 普通饮食（禁食刺激性食物）	5□ 4□ 3□ 1□ 0□		
		临时医嘱	1. 雾化吸入 2. 局部换药 3. 抗菌药物（必要时） 4. 实验室检查（必要时）			
	住院第5~7天术后2~4天，出院日）	长期医嘱	1. 三级护理 2. 普通饮食（禁食刺激性食物）			
		临时医嘱	1. 明日出院（出院前1天） 2. 撤除负压引流局部创口纱布覆盖 3. 5~7天后拆线 4. 术后1年内每3个月复查1次 5. 出院带药： 口服抗菌药物 口服（小儿）解热镇痛类药物 止血药（必要时） 激素（必要时）			
一般书写规范		各项内容	完整、准确、清晰、签字	5□ 4□ 3□ 1□ 0□		
变异情况		变异条件及原因	有影响手术的全身疾病或合并症，需进行相关诊断和治疗 肿瘤位于腮腺深叶 肿瘤生长时间长，特别巨大（直径＞8cm），有生长迅速、疼痛、出现面瘫症状等恶变倾向时 复发性腮腺多形性腺瘤 出现以上变异，应及时、准确记录	5□ 4□ 3□ 1□ 0□		

附录 2

制定/修订《临床路径释义》的基本方法与程序

曾宪涛　蔡广研　陈香美　陈新石　葛立宏　高润霖　顾　晋　韩德民
贺大林　胡盛寿　黄晓军　霍　勇　李单青　林丽开　母义明　钱家鸣
任学群　申昆玲　石远凯　孙　琳　田　伟　王　杉　王行环　王宁利
王拥军　邢小平　徐英春　鱼　锋　张力伟　郑　捷　郎景和

中华人民共和国国家卫生和计划生育委员会采纳的临床路径（Clinical pathway）定义为针对某一疾病建立的一套标准化治疗模式与诊疗程序，以循证医学证据和指南为指导来促进治疗和疾病管理的方法，最终起到规范医疗行为，减少变异，降低成本，提高质量的作用。世界卫生组织（WHO）指出临床路径也应当是在循证医学方法指导下研发制定，其基本思路是结合诊疗实践的需求，提出关键问题，寻找每个关键问题的证据并给予评价，结合卫生经济学因素等，进行证据的整合，诊疗方案中的关键证据，通过专家委员会集体讨论，形成共识。可以看出，遵循循证医学是制定/修订临床路径的关键途径。

临床路径在我国已推行多年，但收效不甚理想。当前，在我国推广临床路径仍有一定难度，主要是因为缺少系统的方法论指导和医护人员循证医学理念薄弱[1]。此外，我国实施临床路径的医院数量少，地域分布不平衡，进入临床路径的病种数量相对较少，病种较单一；临床路径实施的持续时间较短[2]，各学科的临床路径实施情况也参差不齐。英国国家与卫生保健研究所（NICE）制定临床路径的循证方法学中明确指出要定期检索证据以确定是否有必要进行更新，要根据惯用流程和方法对临床路径进行更新。我国三级综合医院评审标准实施细则（2013 年版）中亦指出"根据卫生部《临床技术操作规范》《临床诊疗指南》《临床

路径管理指导原则（试行）》和卫生部各病种临床路径，遵循循证医学原则，结合本院实际筛选病种，制定本院临床路径实施方案"。我国医疗资源、医疗领域人才分布不均衡[3]，并且临床路径存在修订不及时和篇幅限制的问题，因此依照国家卫生和计划生育委员会颁发的临床路径为蓝本，采用循证医学的思路与方法，进行临床路径的释义能够为有效推广普及临床路径、适时优化临床路径起到至关重要的作用。

基于上述实际情况，为规范《临床路径释义》制定/修订的基本方法与程序，本团队使用循证医学[4]的思路与方法，参考循证临床实践的制定/修订的方法[5]制定本共识。

一、总则

1. 使用对象：本《制定/修订〈临床路径释义〉的基本方法与程序》适用于临床路径释义制定/修订的领导者、临床路径的管理参加者、评审者、所有关注临床路径制定/修订者，以及实际制定临床路径实施方案的人员。

2. 临床路径释义的定义：临床路径释义应是以国家卫生和计划生育委员会颁发的临床路径为蓝本，克服其篇幅有限和不能及时更新的不足，结合最新的循证医学证据和更新的临床实践指南，对临床路径进行解读；同时在此基础上，制定出独立的医师表单、护士表单、患者表单、临床药师表单，从而达到推广和不

断优化临床路径的目的。

3. 制定/修订必须采用的方法：制定/修订临床路径释义必须使用循证医学的原理及方法，更要结合我国的国情，注重应用我国本土的医学资料，整个过程避免偏倚，符合便于临床使用的需求。所有进入临床路径释义的内容均应基于对现有证据通过循证评价形成的证据以及对各种可选的干预方式进行利弊评价之后提出的最优指导意见。

4. 最终形成释义的要求：通过提供明晰的制定/修订程序，保证制定/修订临床路径释义的流程化、标准化，保证所有发布释义的规范性、时效性、可信性、可用性和可及性。

5. 临床路径释义的管理：所有临床路径的释义工作均由卫生和计划生育委员会相关部门统一管理，并委托相关学会、出版社进行制定/修订，涉及申报、备案、撰写、表决、发布、试用反馈、实施后评价等环节。

二、制定/修订的程序及方法

1. 启动与规划：临床路径释义制定/修订前应得到国家相关管理部门的授权。被授权单位应对已有资源进行评估，并明确制定/修订的目的、资金来源、使用者、受益者及时间安排等问题。应组建统一的指导委员会，并按照学科领域组建制定/修订指导专家委员会，确定首席专家及所属学科领域各病种的组长、编写秘书等。

2. 组建编写工作组：指导委员会应由国家相关管理部门的领导、临床路径所涉及的各个学科领域的专家、医学相关行业学会的领导、卫生经济学领域专家、循证医学领域专家、期刊编辑与传播领域专家、出版社领导、病案管理专家、信息部门专家、医院管理者等构成。按照学科组建编写工作小组，编写小组由首席专家、组长、编写秘书等人员组成，首席专家应由该学科领域具有权威性与号召力的专家担任，负责总体的设计和指导，并具体领导工作的开展。应为首席专家配备 1~2 名编写秘书，负责整个制定/修订过程的联络工作。按照领域疾病具体病种来遴选组长，再由组长遴选参与制定/修订的专家及秘书。例如，以消化系统疾病的临床路径释义为例，选定首席专家及编写秘书后，再分别确定肝硬化腹水临床路径释义、胆总管结石临床路径释义、胃十二指肠临床路径释义等的组长及组员。建议组员尽量是由具有丰富临床经验的年富力强的且具有较高编写水平及写作经验的一线临床专家组成。

3. 召开专题培训：制定/修订工作小组成立后，在开展释义制定/修订工作前，就流程及管理原则、意见征询反馈的流程、发布的注意事项、推广和实施后结局（效果）评价等方面，对工作小组全体成员进行专题培训。

4. 确定需要进行释义的位点：针对国家正式发布的临床路径，由各个专家组根据各级医疗机构的理解情况、需要进一步解释的知识点、当前相关临床研究及临床实践指南的进展进行讨论，确定需要进行释义的位点。

5. 证据的检索与重组：对于固定的知识点，如补充解释诊断的内容可以直接按照教科书、指南进行释义。诊断依据、治疗方案等内容，则需要检索行业指南、循证医学证据进行释义。与循证临床实践指南[5]类似，其证据检索是一个"从高到低"的逐级检索的过程。即从方法学质量高的证据向方法学质量低的证据的逐级检索。首先检索临床实践指南、系统评价/Meta 分析、卫生技术评估、卫生经济学研究。如果有指南、系统评价/Meta 分析则直接作为释义的证据。如果没有，则进一步检索是否有相关的随机对照试验（RCT），再通过 RCT 系统评价/Meta 分析的方法形成证据体作为证据。除临床大数据研究或因客观原因不能设计为 RCT 和诊断准确性试验外，不建议选择非随机对照试验作为释义的证据。

6. 证据的评价：若有质量较高、权威性较好的临床实践指南，则直接使用指南的内容；指南未涵盖的使用系统评价/Meta 分析、卫生技术评估及药物经济学研究证据作为补充。若无指南或指南未更新，则主要使用系统评价/Meta 分析、卫生技术评估及药物经济学研究作为证据。此处需注意系统评价/Meta 分析、卫生技术评估是否需要更新或重新制作，以及有无临床大数据研究的结果。需要采用 AGREE II 工具[5]对临床实践指南的方法学质量进行评估，使用 AMSTAR 工具或 ROBIS 工具评价系统评价/Meta 分析的方法学质量[6-7]，使用 Cochrane 风险偏倚评估工具评价 RCT 的方法学质量[7]，采用 QUADAS-2 工具评价诊断准确性试验的方法学质量[8]，采用 NICE 清单、SIGN 清单或 CASP 清单评价药物经济学研究的方法学质量[9]。

证据质量等级及推荐级别建议采用 GRADE 方法学体系或牛津大学循证医学中心（Oxford Centre for Evidence - Based Medicine, OCEBM）制定推出的证据评价和推荐强度体系[5]进行评价，亦可由临床路径释义编写工作组依据 OCEBM 标准结合实际情况进行修订并采用修订的标准。为确保整体工作的一致性和完整性，对于质量较高、权威性较好的临床实践指南，若其采用的证据质量等级及推荐级别与释义工作组相同，则直接使用；若不同，则重新进行评价。应优先选用基于我国人群的研究作为证据；若非基于我国人群的研究，在进行证据评价和推荐分级时，应由编写专家组制定适用性评价的标准，并依此进行证据的适用性评价。

7. 利益冲突说明：WHO 对利益冲突的定义为："任何可能或被认为会影响到专家提供给 WHO 建议的客观性和独立性的利益，会潜在地破坏或对 WHO 工作起负面作用的情况。"因此，其就是可能被认为会影响专家履行职责的任何利益。

因此，参考国际经验并结合国内情况，所有参与制定/修订的专家都必须声明与《临床路径释义》有关的利益关系。对利益冲突的声明，需要做到编写工作组全体成员被要求公开主要经济利益冲突（如收受资金以与相关产业协商）和主要学术利益冲突（如与推荐意见密切相关的原始资料的发表）。主要经济利益冲突的操作定义包括咨询服务、顾问委员会成员以及类似产业。主要学术利益冲突的操作定义包括与推荐意见直接相关的原始研究和同行评议基金的来源（政府、非营利组织）。工作小组的负责人应无重大的利益冲突。《临床路径释义》制定/修订过程中认为应对一些重大的冲突进行管理，相关措施包括对相关人员要求更为频繁的对公开信息进行更新，并且取消与冲突有关的各项活动。有重大利益冲突的相关人员，将不参与就推荐意见方向或强度进行制定的终审会议，亦不对存在利益冲突的推荐意见进行投票，但可参与讨论并就证据的解释提供他们的意见。

8. 研发相关表单：因临床路径表单主要针对医师，而整个临床路径的活动是由医师、护师、患者、药师和检验医师共同完成的。因此，需要由医师、护师和方法学家共同制定/修订医师表单、护士表单和患者表单，由医师、药师和方法学家共同制定/修订临床药师表单。

9. 形成初稿：在上述基础上，按照具体疾病的情况形成初稿，再汇总全部初稿形成总稿。初稿汇总后，进行相互审阅，并按照审阅意见进行修改。

10. 发布/出版：修改完成，形成最终的文稿，通过网站进行分享，或集结成专著出版发行。

11. 更新：修订《临床路径释义》可借鉴医院管理的 PDSA 循环原理［计划（plan），实施（do），学习（study）和处置（action）］对证据进行不断的评估和修订。因此，发布/出版后，各个编写小组应关注研究进展、读者反馈信息，适时的进行《临床路径释义》的更新。更新/修订包括对知识点的增删、框架的调改等。

三、编制说明

在制定/修订临床路径释义的同时，应起草《编制说明》，其内容应包括工作简况和制定/修订原则两大部分。

1. 工作简况：包括任务来源、经费来源、协作单位、主要工作过程、主要起草人及其所做工作等。

2. 制定/修订原则：包括以下内容：①文献检索策略、信息资源、检索内容及检索结果；②文献纳入、排除标准，论文质量评价表；③专家共识会议法的实施过程；④初稿征求意见的处理过程和依据：通过信函形式、发布平台、专家会议进行意见征询；⑤制定/修订小组应认真研究反馈意见，完成意见汇总，并对征询意见稿进行修改、完善，形成终稿；⑥上一版临床路径释义发布后试行的结果：对改变临床实践及临床路径执行的情况，患者层次、实施者层次和组织者层次的评价，以及药物经济学评价等。

参考文献

[1] 于秋红，白水平，栾玉杰，等．我国临床路径相关研究的文献回顾[J]．护理学杂志，2010，25（12）：85-87．

[2] 陶红兵，刘鹏珍，梁婧，等．实施临床路径的医院概况及其成因分析[J]．中国医院管理，2010，30（2）：28-30．

[3] 彭明强．临床路径的国内外研究进展[J]．中国循证医学杂志，2012，12（6）：626-630．

[4] 曾宪涛．再谈循证医学[J]．武警医学，2016，27（7）：649-654．

[5] 王行环．循证临床实践指南的研发与评价[M]．北京：中国协和医科大学出版社，2016：1-188．

[6] Whiting P, Savović J, Higgins JP, et al. RO-BIS：A new tool to assess risk of bias in systematic reviews was developed[J]．J Clin Epidemiol, 2016, 69：225-234.

[7] 曾宪涛，任学群．应用 STATA 做 Meta 分析[M]．北京：中国协和医科大学出版社，2017：17-24．

[8] 邬兰，张永，曾宪涛．QUADAS-2 在诊断准确性研究的质量评价工具中的应用[J]．湖北医药学院学报，2013，32（3）：201-208．

[9] 桂裕亮，韩晟，曾宪涛，等．卫生经济学评价研究方法学治疗评价工具简介[J]．河南大学学报（医学版），2017，36（2）：129-132．

DOI：10.3760/cma.j.issn.0376-2491.2017.40.004

基金项目：国家重点研发计划专项基金（2016YFC0106300）

作者单位：430071 武汉大学中南医院泌尿外科循证与转化医学中心（曾宪涛、王行环）；解放军总医院肾内科（蔡广研、陈香美），内分泌科（母义明）；《中华医学杂志》编辑部（陈新石）；北京大学口腔医学院（葛立宏）；中国医学科学院阜外医院（高润霖、胡盛寿）；北京大学首钢医院（顾晋）；首都医科大学附属北京同仁医院耳鼻咽喉头颈外科（韩德民），眼科中心（王宁利）；西安交通大学第一附属医院泌尿外科（贺大林）；北京大学人民医院血液科（黄晓军），胃肠外科（王杉）；北京大学第一医院心血管内科（霍勇）；中国医学科学院北京协和医院胸外科（李单青），消化内科（钱家鸣），内分泌科（邢小平），检验科（徐英春），妇产科（郎景和）；中国协和医科大学出版社临床规范诊疗编辑部（林丽开）；河南大学淮河医院普通外科（任学群）；首都医科大学附属北京儿童医院（申昆玲、孙琳）；中国医学科学院肿瘤医院（石远凯）；北京积水潭医院脊柱外科（田伟、鱼锋）；首都医科大学附属北京天坛医院（王拥军、张力伟）；上海交通大学医学院附属瑞金医院皮肤科（郑捷）

通信作者：郎景和，Email：langjh@hotmil.com